a nova meno pausa

Viva a fase da mudança hormonal com informação e autonomia

a nova menopausa

Mary Claire Haver

Tradução de
Débora Landsberg

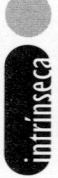

Nenhum livro substitui a experiência diagnóstica e o aconselhamento médico de um especialista confiável. Por favor, consulte seu médico antes de tomar qualquer decisão que afete sua saúde, especialmente se você sofre de algum problema médico ou apresenta quaisquer sintomas que possam exigir tratamento.

Copyright © 2024, Mary Claire Haver

Todos os direitos reservados, incluindo o direito de reprodução total ou parcial, em qualquer formato.

Este livro foi publicado mediante acordo com Harmony Books, um selo da Random House, divisão da Penguin Random House LLC

TÍTULO ORIGINAL
The New Menopause

PREPARAÇÃO
Ilana Goldfeld

REVISÃO
Juliana Souza
Mariana Gonçalves

REVISÃO TÉCNICA
Livia Penna Firme Rodrigues

DIAGRAMAÇÃO
Victor Gerhardt | CALLIOPE

DESIGN DE CAPA
Irene Ng

CIP-BRASIL. CATALOGAÇÃO NA PUBLICAÇÃO
SINDICATO NACIONAL DOS EDITORES DE LIVROS, RJ

H323n

    Haver, Mary Claire
       A nova menopausa : Viva a fase da mudança hormonal com informação e autonomia / Mary Claire Haver ; tradução Débora Landsberg. - 1. ed. -Rio de Janeiro : Intrínseca, 2025.
    336 p.

       Tradução de: The new menopause
       Apêndice
       Inclui bibliografia e índice
       ISBN 978-85-510-1397-7

       1. Ginecologia. 2. Menopausa. 3. Mulheres - Saúde e higiene. I. Landsberg, Débora. II. Título.

24-95657
                            CDD: 612.665
                            CDU: 618.173

Gabriela Faray Ferreira Lopes - Bibliotecária - CRB-7/6643

[2025]
Todos os direitos desta edição reservados à
EDITORA INTRÍNSECA LTDA.
Av. das Américas, 500, bloco 12, sala 303
22640-904 – Barra da Tijuca
Rio de Janeiro – RJ
Tel./Fax: (21) 3206-7400
www.intrinseca.com.br

ÀS MINHAS FILHAS KATHERINE E MADELINE HAVER.
QUE A MENOPAUSA AS CONDUZA À FASE MAIS VIBRANTE,
PRODUTIVA, SAUDÁVEL E LEGAL DE SUAS VIDAS.

ÀS MINHAS PACIENTES E A TODOS OS MEUS ALUNOS,
QUE TODOS OS DIAS ME INSPIRAM A OFERECER A MELHOR
ASSISTÊNCIA E SER A MELHOR PROFESSORA POSSÍVEL.

Sumário

CARTA À LEITORA   9

Parte Um: a história da medicina voltada para a menopausa

1: Não é tudo coisa da sua cabeça   15

2: O passado complicado e a natureza confusa do tratamento da menopausa   30

3: Acontece uma revolução   39

4: Juntas, estamos mudando a mudança   52

Parte Dois: conhecendo a menopausa
(Ou: tudo o que seu médico esqueceu de te contar a respeito)

5: As três fases finais da mudança reprodutiva: perimenopausa, menopausa e pós-menopausa   65

6: O que acontece com seu corpo durante a menopausa   83

7: Tudo o que você queria saber sobre a reposição hormonal   108

8: Preparação para a consulta com o médico   142

Parte Três: sintomas e soluções

9: Os hábitos diários que contribuem para a saúde na menopausa 165

10: A Caixa de Ferramentas da Menopausa: uma fonte de informações baseada em sintomas 177

FONTES DE INFORMAÇÕES SOBRE A MENOPAUSA 299

APÊNDICE A: DADOS E ESTATÍSTICAS ATUALIZADOS SOBRE O USO DA TERAPIA HORMONAL NA MENOPAUSA 300

APÊNDICE B: QUESTIONÁRIO SOBRE SINTOMAS DA MENOPAUSA (ESCALA DE GREENE) 303

APÊNDICE C: DIÁRIO DE ONDAS DE CALOR/DIÁRIO DE SINTOMAS 305

REFERÊNCIAS SELECIONADAS 307

AGRADECIMENTOS 325

ÍNDICE REMISSIVO 328

Carta à leitora

Querida leitora,

Como médica especialista em ginecologia e obstetrícia, já passei inúmeras horas em hospitais, maternidades, centros cirúrgicos e na minha clínica. Nesses ambientes, ouvi o choro aflito de mães parturientes e de recém-nascidos, e pormenores de sintomas confusos produzidos pelo aparelho reprodutor feminino, extremamente complexo e fascinante. Estudei por anos a fio, enfrentei a carga horária exaustiva da residência e dediquei mais de vinte anos à prática clínica para que, ao me especializar nesse aparelho, eu pudesse manter e promover a saúde feminina. Eu me orgulho do meu comprometimento com o tema e da minha capacidade de praticar a escuta ativa com as pacientes.

No entanto, só quando ingressei nas redes sociais eu descobri que multidões de mulheres reclamavam em alto e bom som havia anos, mas ninguém lhes dava ouvidos. Elas estavam desesperadas por ajuda. Eram mulheres na perimenopausa ou na menopausa, que se sentiam isoladas e sofriam com uma série de sintomas inquietantes. Em geral, não contavam com o apoio de cônjuges e amigos; e ainda pior era o fato de médicos e outros profissionais da área da saúde lhes negarem a legitimidade de seus sintomas. Todas essas mulheres acreditavam estar solitárias em sua falta de esperança.

Vou confessar que já fui uma profissional assim. Mas depois que eu mesma entrei na menopausa, *entendi*. Minha identificação não se deveu só à empatia, mas à experiência pessoal: minha vida também tinha sido seriamente abalada por noites insones em que ficava encharcada de suor, pelo ganho de peso irritante e nocivo, pela névoa mental frustrante também conhecida como *brain fog*, por uma perda acentuada de cabelo e pelo ressecamento da pele.

No meu caso, o uso de pílula anticoncepcional como contraceptivo e como tratamento para a síndrome do ovário policístico provavelmente postergou os sintomas da perimenopausa (a precursora da menopausa). Por volta dos 48 anos, no entanto, decidi junto ao meu médico que eu pararia de tomar pílula para "identificar onde eu estava em termos hormonais", ciente de que a menopausa estava para chegar. Naquela mesma época, Bob, meu irmão querido, estava com uma doença terminal e, na correria para cuidar dele, esqueci de cuidar de mim. Fiquei arrasada com a morte de Bob, e atribuí ao luto muitos dos meus sintomas físicos e emocionais — em especial o ganho de gordura abdominal e a falta de sono.

Assim, eu me esforcei para ser forte e aguentar firme. Porém, noites e mais noites de sono conturbado me fizeram mudar de ideia. Passei a tomar melatonina, praticar meditação e adotar uma rotina de higiene do sono, mas nada dava resultado. A dificuldade de dormir me deixava grogue e exausta durante o dia, e então eu ficava sem energia para me exercitar e acabava consumindo alimentos menos saudáveis. Era um círculo vicioso de letargia e mal-estar! Por fim, decidi começar a terapia de reposição hormonal, embora, por várias razões que hoje sei serem comuns (e um bocado equivocadas), eu acreditasse estar reconhecendo a derrota ao tomar essa atitude.

Por sorte, eu podia me autodiagnosticar e me tratar sozinha. Também tinha acesso a pesquisas e análises médicas que me ajudaram a fazer um planejamento abrangente para lidar com a minha saúde. Incluí estratégias nutricionais, exercícios físicos e técnicas de redução de estresse. Felizmente, essa abordagem integrada deu certo e comecei a me sentir melhor. É impossível expressar o tamanho do meu alívio quando voltei a me sentir eu mesma.

Pouco tempo depois, resolvi incluir os diversos aspectos dessa abordagem em um programa que chamei de Dieta Galveston. No início, ele era oferecido na minha clínica em Galveston, no Texas, e depois expandi seu alcance por meio de um livro (*A dieta Galveston*). Comecei a falar cada vez mais sobre menopausa nas redes sociais, e atingi quase 4 milhões de seguidores somando todos os canais.

Dizer que a resposta foi extraordinária é pouco. Era evidente que o programa abrangia as queixas de muitas mulheres e supria a necessidade que tinham de adotar um método realista e acessível para aplacar os sintomas da perimenopausa e da menopausa a partir de mudanças no estilo de vida e na nutrição. Sinto muito orgulho do programa e da quantidade de pessoas que ajudou e vai continuar ajudando.

Mas sempre vão existir outras mulheres a alcançar, a ajudar. Aliás, a população que está entrando nessa fase da vida não é apenas grande, é *enorme* — acredita-se que, até 2030, a população mundial de mulheres na menopausa ou pós-menopausa atingirá 1,2 bilhão, com 47 milhões de recém-chegadas por ano. Imagine a força de uma população de tais proporções se conseguíssemos nos unir para exigir melhorias constantes no modelo de assistência a mulheres nessa etapa da vida? Poderíamos nos organizar em torno do mantra que adotei para *A nova menopausa*: a menopausa é inevitável; sofrer com ela, não.

É óbvio que, apesar de estarmos no meio de um processo de mudança, esse barco é tão grande que fica difícil acertar seu rumo, e vamos precisar de muito tempo para que todos embarquem e para que ele siga na direção certa. Porém, o simples fato de você estar lendo isto já vai colocá-la na área de embarque: este livro lhe dará acesso a informações e estratégias comprovadas que podem melhorar sua qualidade de vida e aumentar sua longevidade.

Portanto, me permita dizer: eu te escuto. Eu te vejo. Este livro é para você e para as pessoas (companheiros, parentes, colegas de trabalho, qualquer um que faça parte da sua rede de apoio) que estão tentando entender melhor a transição para a menopausa e a vida depois que a capacidade reprodutiva termina. Minha expectativa é de que ele ajude a educar e empoderar as mulheres, incentivando-as a cuidar de si ou a ajudar outras pessoas a cuidarem delas com mais afinco no momento em que passam por essas mudanças e lidam com elas.

Um livro não pode substituir uma consulta com seu médico, mas as páginas a seguir são a oportunidade de um recomeço na forma como você vivencia a perimenopausa, a menopausa e a pós-menopausa, fazendo-a repensar em como lida com seu bem-estar durante essas fases da vida. Muitos vão argumentar que a menopausa é um processo natural e que deveríamos deixá-la seguir seu curso e permitir que nosso corpo faça o que se espera. Sim, o processo é natural, mas nem por isso ele deixa de provocar consequências negativas.

O que eu quero dizer com isso?

Ora, à medida que o corpo naturalmente produz menos estrogênio (o marco da "mudança"), aumenta o risco de desenvolver problemas graves de saúde, entre eles, diabetes, demência, Alzheimer, osteoporose e doenças cardiovasculares. Você pode optar por não fazer nenhuma mudança no seu estilo de vida ou nos níveis hormonais e lidar com o perigo de ter esses problemas graves, mas acredito veementemente que é necessário obter todas as informações sobre a série de riscos que se corre, bem como as alternativas disponíveis para amenizá-los. Para resumir, a perimenopausa e a menopausa acarretam mudanças relevantes na sua saúde, e você pode tomar uma decisão bem-fundamentada sobre o futuro dela. Este livro colocará esse poder nas suas mãos.

Mary Claire Haver

Incluí neste livro muitas histórias de pacientes e de seguidoras em minhas redes sociais. Não são as histórias típicas de antes e depois. Meu intuito é mostrar as diversas manifestações, às vezes surpreendentes, dos sintomas da menopausa. Ao compartilhar esses relatos, meu objetivo é fazer com que você enxergue a sua realidade no testemunho de outras mulheres e que isso valide você e a sua experiência.

Parte Um

A HISTÓRIA DA MEDICINA VOLTADA PARA A MENOPAUSA

CAPÍTULO 1

Não é tudo coisa da sua cabeça

"A gente conhece o próprio corpo: a gente sabe quando uma mudança física aconteceu."

"Aos 47 anos, ouvi de um ginecologista que a perimenopausa não existe e ele ainda me perguntou se eu já tinha ido ao psiquiatra."

"Meu ex-médico disse que as mulheres usam a menopausa como pretexto para ganhar peso e que ela não existe."

"Eu ouvi que era tudo coisa da minha cabeça."

"Bem-vinda ao novo normal da sua vida."

"É desanimador não ser levada a sério."

"Procurei a minha ginecologista obstetra e perguntei sobre perimenopausa e alterações de humor, sobre libido. Ela fez pouco caso e disse que eu era nova demais para estar na menopausa."

"As enxaquecas são um sintoma novo. Eu só tive algumas vezes, mas elas são incapacitantes. Meu médico falou para eu tomar Tylenol e me deitar. Eu preferiria tratar a causa e não só lidar com o sintoma."

"O doutor disse que não era perimenopausa se eu não estava tendo fogachos."

"Só depois de ir a um ginecologista obstetra e a três cardiologistas foi que achei alguém que acreditou em mim e concordava que poderia ter a ver com mudanças hormonais."

"Me mandaram fazer um exame de sangue completo e exame de tireoide. Como todos os exames estavam bons, minhas queixas foram ignoradas."

"Continuo sofrendo."

Essa é só uma pequena amostra dos comentários deixados nas minhas redes sociais e em uma pesquisa sobre a experiência das mulheres com os sintomas da menopausa. Essa investigação, publicada no *Journal of Women's Health* em 2023, buscava entender que tipo de apoio a paciente estava recebendo dos profissionais de saúde (e como esse suporte poderia ser melhorado). A maioria esmagadora das respostas revelou um tratamento precário e falta de assistência. Muitas pacientes sentiam como se suas queixas não fossem válidas ou relatavam não ter recebido nenhuma ajuda ou sequer acesso a informações que lhes permitiriam entender a causa de seus sintomas. Minha "sondagem" informal nos meus posts, dirigidos a pacientes ginecológicas, trouxe à tona impressões parecidas. As mulheres disseram coisas como "meu médico afirmou não acreditar em perimenopausa" e "ouvi que isso é parte natural do envelhecimento, que preciso ir me acostumando", e declararam ter se deparado com a postura médica de "bem-vinda ao seu novo normal". Infelizmente, esses casos não são a exceção, mas sim a regra. São tantas camadas problemáticas que nem sei por onde começar. No topo da lista, no entanto, está o fato de que essa recusa de cuidado e orientação pode ter sérias consequências médicas. Receber assistência médica de primeira qualidade na perimenopausa ou menopausa pode ser uma questão de vida ou morte para a paciente. Estou falando sério.

Explico: seus sintomas, dos quais dezenas (entre eles, as conhecidíssimas ondas de calor — ou fogachos — e o pouco conhecido "ombro congelado"), são uma consequência direta da queda nos níveis de estrogênio. Minhas pacientes, colegas e eu fomos pegas de surpresa pelas pesquisas recentes que investigam a relação entre a queda do estrogênio provocada pela menopausa e condições como tosse crônica, zumbido auditivo e vertigem posicional paroxística benigna — só para mencionar alguns. São questões que muitas pessoas atribuem a "ficar velha" enquanto lutam para que os outros acreditem nelas, para obter auxílio e para prosperar durante o que deveria ser um momento potente e empolgante da vida.

O estrogênio não é apenas o hormônio da beleza, fundamental para a capacidade reprodutiva: ele tem muitas outras funções. Quase todos os sistemas do nosso corpo têm receptores de estrogênio, e, à medida que o nível desse hormônio cai, essas células vão perdendo a capacidade de ajudar na manutenção da saúde em outras esferas, inclusive cardíaca, cognitiva, óssea e glicêmica.

A lista não termina aí, mas apenas nessas esferas já podemos encontrar algumas doenças que geralmente estão entre as dez principais causas de morte entre as mulheres: doenças cardíacas, derrame cerebral, Alzheimer e diabetes tipo 2. Embora a osteoporose não esteja na lista, ela ainda é motivo de preocupação, já que uma em cada duas mulheres vai quebrar um osso na vida por conta da perda de densidade óssea decorrente da doença, e as fraturas do quadril estão vinculadas a um aumento de 15% a 20% na taxa de mortalidade no primeiro ano após tais acidentes. Uso esses exemplos para explicitar como o estrogênio protege ampla e profundamente sua saúde, e sua menor liberação ao longo dos anos de perimenopausa e menopausa é extremamente significativa e deve ser tratada como tal.

Nas páginas a seguir, vamos investigar da cabeça aos pés o que fazer para priorizar o cuidado com a saúde durante essa fase *extremamente importante*. Mas, antes de falar de estratégias, quero dar um passo para trás e consolidar alguns dados fundamentais sobre as muitas formas assumidas pelas mudanças hormonais, além de explicar por que os sintomas e o sofrimento que causam são enfrentados de forma equivocada há tanto tempo.

Reposição de estrogênio e envelhecimento

A reposição hormonal pode prolongar a vida de uma pessoa. Um estudo publicado no periódico *Menopause* relatou que a expectativa de vida de mulheres que começam a tomar estrogênio aos 50 é dois anos maior em comparação com a daquelas que não tomam, e que, por ano, a reposição está ligada a uma queda de 20% a 50% de mortes por qualquer causa que seja.

Tantos sintomas, tão pouco amparo

Me interrompa caso nunca tenha ouvido isso antes: uma paciente entra no bar... não, na verdade é assim... uma paciente entra primeiro no consultório médico e *depois* no bar porque ouviu, *mais uma vez*, que os sintomas que sente há meses, talvez anos, são normais ou naturais, fazem parte do envelhecimento, são a manifestação de alterações de humor que ela precisa aguentar, ou ela ouviu algo que é até ofensivo: "É tudo coisa da sua cabeça." (Não surpreende que o índice de ingestão de álcool entre mulheres tenha aumentado, embora essa não seja uma tendência saudável.)

A realidade é que você deve ter não só ouvido uma história do tipo como passado por uma situação parecida. A pergunta é: por quê? Por que é comum ir a um médico em busca de ajuda, descrever o sintoma ou os sintomas que tem enfrentado e sair do consultório se sentindo desprezada, sem diagnóstico e sem esperança de melhora?

Na medicina, olhamos para essa questão em termos de acesso a cuidados. Ou seja, se existe uma experiência ideal para o paciente, quais barreiras o impedem de obtê-la (ou seja, o que impossibilita o paciente de sair do consultório se sentindo amparado e empoderado, munido de opções de tratamento). Vamos dar uma olhada nos obstáculos a esse tipo de experiência.

Falta de conhecimento

Uma das principais causas para o tratamento inadequado de quem está entrando ou já está na menopausa é a falta de compreensão do médico sobre as patologias da paciente, ou seja, como uma condição ou doença latente pode se apresentar por meio de sintomas. As alterações dos níveis hormonais podem causar diversos sintomas que se manifestam de formas únicas em cada paciente, o que dificulta seu reconhecimento, diagnóstico e tratamento.

Faria bem aos médicos — e às pacientes — conhecer a lista de possíveis sintomas, pois eles vão muito além das ondas de calor, do suor noturno, da perda de densidade óssea e dos sintomas geniturinários.

Aqui estão muitos dos sinais que podem ter relação com a perimenopausa ou a menopausa (no Capítulo 10, sobre a Caixa de Ferramentas, abordo as estratégias para lidar com esses sintomas).

- Acne
- Afinamento da pele
- Alterações de humor
- Alterações na composição corporal/gordura abdominal
- Alterações na tolerância ao álcool
- Alterações no ciclo menstrual
- Ansiedade
- Apneia do sono
- Artralgia (dor nas articulações)
- Artrite
- Asma
- Boca seca
- Coceira na pele
- Coceira nos ouvidos
- Colesterol alto/triglicerídeos alto
- Comichão na pele
- Crescimento de pelos indesejáveis (costeletas)
- Depressão
- Dificuldade de concentração
- Diminuição da libido
- Doença hepática gordurosa não alcoólica
- Doenças autoimunes (novas ou agravadas)
- Dor de cabeça
- Dor durante a penetração
- Dores musculares
- DTM (disfunção temporomandibular e dor orofacial)
- Eczema
- Enxaqueca
- Fadiga
- Fibromialgia
- Formigamento nas extremidades
- Ganho de peso
- Inchaço
- Incontinência urinária
- Infecções do trato urinário
- Irritabilidade
- Névoa mental/*Brain fog*
- Odor corporal
- Olhos secos ou irritados
- Ombro congelado
- Ondas de calor/fogacho
- Osteoporose
- Palpitações cardíacas

Pedra nos rins	Sensação de queimação na boca/língua
Pele seca	Sensibilidade/dor nos seios
Problemas de memória	Síndrome da fadiga crônica
Problemas odontológicos	Síndrome do intestino irritável
Transtornos de saúde mental	Síndrome geniturinária
Queda de cabelo	Suor noturno
Refluxo gastroesofágico (DRGE)	Tontura
Resistência à insulina	Transtornos do sono
Ressecamento vaginal	Unhas fracas
Rugas	Vertigem
Sarcopenia (perda de massa muscular)	Zumbido auditivo
Sensação de choque elétrico	

Só de olhar para o tamanho dessa lista já dá para perceber a enorme abrangência de sintomas que as mudanças hormonais podem causar. Se desde o início nenhum médico cogitar a queda de estrogênio como principal causa, uma paciente pode acabar se consultando com profissionais de quase todas as especialidades em busca de um diagnóstico. É também por isso que os sintomas da menopausa podem ser confundidos com os sintomas de outras doenças, ocasionando diagnósticos incorretos — e é possível haver sintomas semelhantes para mais de uma causa (hipotireoidismo e perimenopausa).

Falta de regularidade nos sintomas

Os profissionais de saúde amam regularidade, e a menopausa é uma inconformista rebelde cuja manifestação é extremamente individualizada. Embora as mudanças em termos endócrinos sejam relativamente semelhantes em todos os indivíduos, a experiência sintomática pode ser bastante diversa. Nem todas as mulheres sofrem de todos os sintomas que listei, mas a maioria lida com alguns deles. Também varia o *momento* em que a pessoa apresenta os sintomas. Eles podem começar durante a perimenopausa e se estender por décadas. Talvez você seja bombardeada por muitos deles durante a perimenopausa e sua pós-menopausa seja uma calmaria, ou talvez seja justamente o contrário.

Há um dito popular bastante repetido na medicina: se parece com um pato, nada como um pato e grasna como um pato, então provavelmente é um pato. Pois bem, que tipo de pato é a menopausa? Depende do dia e até da hora e, como demonstram os indícios cada vez mais numerosos, de muitos outros fatores. A manifestação da menopausa em cada corpo depende da genética; de aspectos do seu estilo de vida, como dieta, atividade física, tabagismo e histórico reprodutivo; e de fatores como peso/IMC, clima, status socioeconômico e até crenças culturais e postura em relação à menopausa.

Inexistência de exames ou critérios padronizados para o diagnóstico

Existe, sim, uma definição médica de menopausa: quando a pessoa completa doze meses sem ter um ciclo menstrual. Mas isso significa que você só sabe que chegou "lá" quando um ano já se passou. Antes disso — quando suas menstruações se tornam mais esporádicas (ou às vezes mais intensas e mais frequentes) —, a paciente fica no limbo, ciente de que algo está mudando, mas sem saber direito quanto tempo a transição vai durar. Essa é a fase da perimenopausa, mas ela é, em sua essência, *imprevisível*. Gosto de descrevê-la como a "fase do caos". E não há uma definição universalmente aceita ou critérios específicos que levem a seu diagnóstico; atualmente, não existe um tipo de exame de sangue consagrado, único, capaz de apontar em que etapa do processo a paciente está. A ampla gama de sintomas, que estão sempre em mudança, implica a inexistência de um diagnóstico distinto e específico de perimenopausa.

Também não existe um exame de rotina para as pacientes. Na medicina, há exames que detectam a presença de um distúrbio ou uma doença comum antes que os sintomas apareçam; assim, estratégias de prevenção e outras atitudes podem ser tomadas. Fazemos exames para diagnosticar pressão alta; alguns tipos de câncer, como o do colo do útero, de mama e de próstata; osteoporose; depressão; entre outros. Em geral, esses exames são conduzidos com o uso de certo tipo de ferramenta ou tecnologia médica, mas para alguns distúrbios, como a depressão, utiliza-se um questionário.

Não existe um exame de rastreamento para a perimenopausa, em certa medida por não existir cura nem prevenção para o que está por vir: é impossível evitar a menopausa. No entanto, sabemos que muitos dos distúrbios e doenças que surgem quando entramos na perimenopausa e continuam até a pós-menopausa são resultantes dos níveis decrescentes de estrogênio e de outros hormônios sexuais. Um exame adequado não só aliviaria os sintomas e a confusão, mas também possibilitaria a implementação de medidas preventivas individualizadas, capazes tanto de melhorar a saúde como aumentar o tempo de vida da paciente.

Viés de gênero e estereótipos

A menopausa só afeta as pessoas com órgãos reprodutivos femininos, por isso infelizmente ela costuma ser vista com condescendência como um "problema de mulher" e raramente é levada a sério por médicos ou pela nossa sociedade. Assim, sintomas genuínos, que alteram muito a vida e a saúde das mulheres, são interpretados como emocionais e psicológicos por natureza, ou são categoricamente ignorados, considerados alterações de humor que a paciente deve suportar ou enfrentar. Infelizmente, não se trata de uma tendência nova — na verdade, ela existe há séculos.

Na mitologia grega, as mulheres que agora sabemos que deviam estar vivenciando sintomas de menopausa eram descritas como acometidas por "melancolia uterina" ou uma forma distinta de loucura derivada do útero. Mais tarde, o médico grego Hipócrates cunhou o termo *histeria* para se referir a uma doença vaga que também se originaria no útero e que ele acreditava percorrer o corpo e causar sintomas como tremores e ansiedade por meio da liberação de substâncias tóxicas. Olha, eu bem que queria dizer que isso tudo é invenção minha. (Caso queira saber mais sobre a história da saúde feminina, procure *Unwell Women*, um livro fantástico escrito por Elinor Cleghorn.)

Apesar de Hipócrates ter exercido a medicina há cerca de 2.500 anos, suas teorias parecem ainda estar na mente de muitos profissionais da área influenciando a maneira como praticam medicina. Passada de geração em geração, a ideia de que os problemas de saúde de uma mulher são de natureza puramente emocional ou psicológica continua firme e forte e colabora para o que hoje chamamos de "diferença de gênero no tratamento da dor". O termo descreve uma realidade desconcertante: embora as mulheres tenham mais dores crônicas e mais doenças crônicas que os homens, é mais provável que a dor delas seja minimizada e tratada da forma errada. Se a mulher não é branca, então, ela é duplamente invisibilizada e é ainda menos provável que sua dor seja tratada do jeito certo.

Essa "diferença" não é apenas teórica: sua existência é comprovada. Estudos já demonstraram que pacientes mulheres, quando comparadas com homens com o mesmo grau severo de dor, esperam uma média de dezesseis minutos a mais para receber analgésicos em um pronto-socorro (se você já sentiu uma dor muito forte, sabe que dezesseis minutos é uma eternidade) e que é mais provável que receitem a elas sedativos ou antidepressivos em vez de analgésicos. Elas também esperam mais tempo pelo atendimento e têm menos tempo na consulta para relatar seus problemas do que os pacientes do sexo masculino.

Detesto ter que dizer isso, mas esses dados não me surpreendem nem um pouco, porque fui testemunha ocular desse tratamento diferenciado, e no começo da minha carreira como médica também cometi esse erro.

Quando estava na faculdade de medicina, e depois de formada, na década de 1990, fiquei sabendo que havia um tipo de paciente que as pessoas chamavam simplesmente de "MR". Em geral, essas pacientes chegavam descrevendo um conjunto de sintomas: ganho de peso, névoa mental/*brain fog*, irritabilidade, dores nas articulações, diminuição da libido, problemas de sono e fadiga. "Tem uma MR na sala de exames 3. Boa sorte aí", dizia um colega. O que significava, e sinto vergonha ao escrever isso, que eu estava prestes a lidar com uma "mulher reclamona". Aqui estamos nós, praticando a medicina moderna, e, no entanto, associando sintomas legítimos a emoções, igualzinho aos médicos da Antiguidade.

Na época, eu e meus colegas sabíamos que essas pacientes deviam estar entrando na menopausa, mas tínhamos pouco esclarecimento ou instrução quanto ao diagnóstico adequado, ao enfrentamento e ao tratamento da questão.

Além do mais, tinham nos ensinado que as mulheres tendem a reclamar e ter mais casos de somatização por insatisfação diante das circunstâncias e dos estresses da vida. O mantra médico "é tudo coisa da cabeça dela" estava vivo e muito presente. Caso ficasse comprovado que a paciente estava na pós-menopausa (de novo, o fato de ela não menstruar havia pelo menos doze meses confirmava o diagnóstico), podíamos propor a terapia de reposição hormonal e mandá-la para casa (isso antes da publicação dos resultados da Women's Health Initiative de 2002). Se estivesse chegando à menopausa, bem, aí não sugeríamos nada, insistindo que ela passasse doze meses sem menstruar para que pudéssemos intervir.

O resultado dessa ausência geral de reconhecimento e falta de diagnóstico dos sintomas da menopausa sem dúvida foi um sofrimento desnecessário às mulheres. Essa é uma realidade sobre a qual só tive plena consciência quando eu mesma comecei a sofrer dos sintomas. Tive dores fortes pelo corpo, noites de insônia em que ficava encharcada de suor, meu cabelo caiu bastante, ganhei peso e minhas habilidades cognitivas ficaram embotadas. Esses sintomas provocaram um grande impacto sobre a minha qualidade de vida, abalaram a confiança que eu tinha no meu talento profissional e me levaram a concluir que eu não estava dando uma boa assistência a pacientes com menopausa.

Quando ficou evidente que meus níveis hormonais irregulares e decrescentes eram os responsáveis pela forma como estava me sentindo, pensei nas pacientes que também haviam passado por aquilo e tinham procurado a ajuda de profissionais da saúde, mas não conseguiram obter o amparo de que precisavam. Senti culpa e vergonha por ter sido parte do problema.

A boa notícia é que o cuidado médico com as pacientes em menopausa vem melhorando, mas esse progresso pode estagnar se não reconhecermos e nos esforçarmos de modo ativo para derrubar o obstáculo substancial que é o viés de gênero. Na verdade, não admitir a existência dele serviria apenas para perpetuar o abuso psicológico e invalidar ainda mais a vivência de quem entrou no consultório médico ou no hospital com a esperança de obter ajuda e saiu se sentindo ainda pior, com uma receita de antidepressivos na mão.

Formação inadequada na faculdade de medicina e na residência

Com base no que acabou de ler, talvez você pense que os médicos são os culpados pela assistência insatisfatória e os diagnósticos constantemente equivocados de quem está entrando ou já entrou na menopausa — e sim, eles/nós temos certo grau de responsabilidade, ainda mais os que negaram ou continuam negando a existência ou a gravidade dos sintomas das pacientes. Mas colocar toda a culpa nos médicos é ver só as árvores e não enxergar a floresta. Questões muito maiores estão em jogo, sobretudo aquelas relativas ao que os estudantes de medicina aprendem na faculdade e à formação que os profissionais são obrigados a obter para se associar ao conselho regional. Jamais conseguiremos melhorar o tratamento da menopausa se não houver melhora na formação profissional.

A formação importa pelo seguinte: o pato. Lembra do pato? Os médicos gostam que o trajeto rumo ao diagnóstico seja o seguinte: aqui estão os sintomas; esses sintomas condizem com os diagnósticos X, Y ou Z. Se os exames excluem X e Y, a resposta deve ser Z. Esse é o seu pato: Z. (Não estou subestimando a vivência do paciente; apenas para servir como exemplo, estou só tentando simplificar o que pode ser um processo bastante demorado e intenso.)

Às vezes, o diagnóstico é assim, simples, mas nem sempre transcorre dessa maneira, e não existe nada de arbitrário nele. O médico está retomando conteúdos acadêmicos, se baseando em anos de estudos para ligar sintomas a possíveis causas e seguindo a medicina padrão para oferecer uma confirmação uma vez que é isso o que os médicos foram ensinados a fazer. A questão é que poucos médicos foram instruídos a exercer a medicina em casos de menopausa.

O que é ensinado nas faculdades de medicina e nos programas de residência é limitado em termos de escopo, pois só analisam os sintomas mais comuns de mudanças hormonais. Aprendi muitas coisas maravilhosas e relevantes na faculdade de medicina sobre obstetrícia, ginecologia geral, ginecologia pediátrica, ginecologia oncológica e cirurgia ginecológica. No entanto, a menopausa foi enfiada em uma caixa junto a "todo o resto" e recebeu apenas um mínimo de tempo e atenção. Na residência, por exemplo, aprendi que a menopausa é marcada por fogachos, ganho de peso, alterações de humor, sintomas geniturinários e problemas de sono. Só isso!

Precisei vivenciar a experiência de fato e passar centenas de horas estudando por conta própria (ou seja, uma dedicação que não foi exigida em provas nem necessária para que eu pudesse continuar exercendo o ofício) para entender que o envelhecimento endocrinológico se apresenta de forma muito mais complexa, que vai muito além desses cinco sintomas mais comuns. Sou ginecologista e obstetra: minha especialidade é tratar pacientes com ovários, as duas glândulas pequenas e ovaladas que produzem estrogênio, progesterona e testosterona, os hormônios essenciais ao ciclo menstrual, à fertilidade e à gravidez. E na minha formação não foi exigido que eu tivesse mais conhecimento sobre a natureza inevitavelmente decrescente dessa produção hormonal, ou compreendesse qual é seu vínculo com doenças cardiovasculares, doenças neurodegenerativas, certos tipos de câncer e a diminuição da qualidade de vida. Não considero isso certo.

Iniciei minha formação em ginecologia e obstetrícia há quase trinta anos, mas infelizmente hoje em dia os residentes dessas especialidades parecem não estar recebendo uma formação muito melhor quanto ao tema menopausa. Uma análise conduzida em 2013 por pesquisadores da Johns Hopkins revelou que quase 80% dos residentes de medicina se sentiam "meio desconfortáveis" ao discutir ou tratar a menopausa. Também foi revelado que apenas 20% das residências em ginecologia e obstetrícia ofereciam treinamento em menopausa.

Uma pesquisa posterior, publicada na *Mayo Clinic Proceedings*, mostrou estatísticas semelhantes coletadas de residentes de obstetrícia e ginecologia, de medicina de família e comunidade e de medicina interna. Os residentes que responderam à pesquisa exprimiram falta de confiança e competência em lidar com casos de menopausa e admitiram a necessidade e o desejo de aprender mais sobre o tema — quase 94% dos participantes declararam achar importante ou muito importante receber formação mais específica.

Diante dessas estatísticas, não é surpresa alguma que a maioria dos médicos não saiba conversar com a paciente, diagnosticá-la ou tratá-la da forma apropriada durante sua jornada pela menopausa. Eles não foram educados para isso. E é o que acontece, por mais que neste momento um terço das mulheres norte-americanas esteja em alguma fase da menopausa e 51% da população vá atravessar essa fase transformadora caso viva o suficiente para chegar lá.

Se outros médicos e diretores de faculdades de medicina estiverem lendo isto, deixo aqui a minha opinião: a comunidade médica como um todo deve tratar a menopausa com o merecido respeito e, para isso, deve priorizar investimentos em disciplinas que ensinem os médicos promissores de hoje a reconhecer e tratar a jornada da menopausa. Por enquanto, os médicos atuantes precisam ser proativos e buscar formação em organizações como a Menopause Society (antes chamada de North American Menopause Society), que oferece cursos livres e certificações em medicina da meia-idade. Também precisamos que os profissionais que entendem de menopausa tomem a iniciativa e ajudem os colegas médicos que desejem receber orientações. Nossas pacientes merecem ser mais bem-cuidadas, e isso virá na forma de reconhecimento e legitimação dos sintomas, além do tratamento da queda hormonal e dos problemas dela decorrentes.

Uma definição insatisfatória de envelhecimento

Uma das razões mais sutis para as mulheres não receberem uma boa assistência para lidar com a menopausa está ligada à maneira como a comunidade médica define o envelhecimento, relacionando-o basicamente à idade cronológica (ou seja, a idade da pessoa) em vez de considerar também a idade endocronológica do indivíduo: nossos ovários envelhecem duas vezes mais rápido do que todos os outros sistemas do corpo humano.

Assim como acontece com a idade cronológica, o envelhecimento endócrino é inevitável, mas, ao contrário da maioria dos casos de envelhecimento cronológico, temos acesso a intervenções médicas que podem reestabelecer níveis hormonais e amenizar os efeitos colaterais da queda hormonal. A intervenção primária se chama terapia de reposição hormonal (TRH), também conhecida como terapia hormonal (TH) ou terapia de reposição hormonal na menopausa (THM). Prefiro usar o termo THM. São nomes diferentes para um mesmo método, cujo propósito é bastante objetivo: repor ou reforçar os hormônios naturais que já não são mais produzidos pelo corpo para garantir que as funções desencadeadas e promovidas por esses hormônios ainda sejam executadas. Você pode pensar nela como uma forma de dizer "continuem fazendo seu trabalho, células do coração, neurônios, células da bexiga e das articulações".

Sei que a menção à terapia de reposição hormonal pode desencadear muitas emoções, inclusive o medo. É compreensível: a reposição tem o que alguns chamariam de um passado conturbado, e não é o procedimento adequado para todo mundo. Mas o que vou lhe oferecer neste livro, talvez não tenha conseguido no consultório do seu médico, e é algo que você merece: uma discussão abrangente sobre esse tratamento. Você tem direito a saber a verdade sobre as pesquisas que fizeram muitas pessoas terem medo da reposição e a ciência que avança e tem demonstrado que a reposição hormonal pode ser segura e eficaz na prevenção de doenças crônicas que começam a surgir quando o estrogênio entra em queda. Nem todo mundo vai optar pela terapia hormonal, mas todo mundo merece uma conversa instrutiva. Abordaremos isso no Capítulo 7.

Existem também outras estratégias que podem amparar a seu corpo e sua mente durante a transição para a menopausa e pós-menopausa. Estou animada para dividi-las com você e feliz que tenha confiado em mim para ajudá-la a se sentir melhor e a preservar a funcionalidade do seu corpo pelo máximo de tempo possível. Espero que se beneficie de tudo o que aprendi e desaprendi sobre os melhores métodos e táticas. Juntas, por meio da conscientização, da educação e de atitudes, podemos ser parte do movimento de derrubada dos obstáculos ao tratamento de qualidade para a menopausa. Ele começa aqui e agora!

CAPÍTULO 2

O passado complicado e a natureza confusa do tratamento da menopausa

Entrei oficialmente na menopausa em outubro de 2022, quando tinha 56 anos. Ao longo do ano anterior, eu vinha sentindo dores horríveis nas articulações apesar de estar no meu peso normal, saudável, seguir uma dieta anti-inflamatória e me exercitar algumas vezes por semana. Minha clínica geral pediu um monte de exames laboratoriais, inclusive testes de inflamação e de artrite reumatoide (os resultados não apontaram nada). Meu colesterol estava alto pela primeira vez na vida, e ela disse para "continuar melhorando" minha dieta já bastante saudável. Um cirurgião ortopédico com quem me consultei para falar das minhas dores articulares disse que eu "tinha azar" e pronto. Nenhum dos médicos cogitou que as dores articulares ou o colesterol alto pudessem ter algo a ver com a menopausa/falta de estrogênio.

— Beverly W.

No que diz respeito à excelência biológica, poucas coisas se comparam ao aparelho reprodutor feminino. Esse sistema é formado por uma equipe digna de confiança: a vagina, o colo do útero, o útero, os ovários e as trompas de Falópio, além de alguns companheiros de equipe secundários, porém igualmente essenciais, que promovem a menstruação, estimulam o desenvolvimento do embrião até ele virar um recém-nascido e constituem as partes da anatomia que nos concedem a dádiva do prazer sexual. Mesmo depois de vinte e seis anos dedicados à ginecologia e à obstetrícia, ainda fico maravilhada com a complexidade e a capacidade profundas de realizar façanhas aparentemente sobre-humanas em termos de força e resistência.

Vamos pensar no útero: um órgão muscular pequeno e oco, de várias camadas e expansível, podendo aumentar até quinhentas vezes seu tamanho durante a gravidez. Ou os ovários: duas glândulas do tamanho de amêndoas que no nascimento contêm entre um e dois milhões de oócitos, ou óvulos, que abrigam todo o nosso material genético único.

Esses são os mesmos ovários que vão produzir hormônios que regulam o ciclo menstrual e preservam a fertilidade, e são os órgãos centrais na produção de estrogênio. Devemos muito de nosso funcionamento ao estrogênio: ele é o hormônio responsável por boa parte do nosso trato reprodutivo, e é importante para a saúde de seios, pele, cabelo, coração e vasos sanguíneos, cérebro e outras partes do corpo. Os níveis de estrogênio oscilam ao longo da vida, aumentando e diminuindo sempre que menstruamos, se elevando durante a gravidez; em mulheres saudáveis, depois da puberdade, serão naturalmente suprimidos ou reduzidos apenas durante dois momentos ao longo da vida: no pós-parto e na menopausa.

É óbvio que esses dois momentos possuem motivos bem diferentes entre si para a baixa de estrogênio: o primeiro é para permitir a lactação, enquanto o segundo é o resultado do que na medicina chamamos de falência ovariana (soa pesado, eu sei, mas é uma descrição precisa do que acontece com a produção hormonal dos ovários). Mas ambas as ocasiões provocam alterações metabólicas bastante semelhantes. Sim, tanto as mães que estão amamentando quanto as mulheres em menopausa podem desfrutar das alegrias de noites insones, ondas de calor, ressecamento vaginal, ansiedade e névoa mental.

Sabemos que essas mudanças acontecem durante a lactação para que os cuidados com o outro ser humano sejam priorizados. A mãe lactante tem que acordar inúmeras vezes para amamentar, irradiar calor para aquecer o bebê e ficar em estado de alerta.

Já quando o estrogênio diminui, na fase pós-reprodutiva, ou seja, na menopausa, e todos esses sintomas surgem, qual é a justificativa? Existem algumas teorias (ver página 33), mas tenho uma opinião formada sobre essa fase transitória de nossa vida. Acho que deveríamos considerar esses sintomas como o sinal de que um ser vivo precisa de muitos cuidados. E esse ser vivo é VOCÊ. Você precisa de atenção, de amor, de apoio, e deve considerar aquele momento como o início de uma época inédita que demanda um autocuidado imprescindível.

O problema é que não existe uma definição simples e tangível do que constituiria apoio e cuidado durante esse período. E se você é a paciente, o tratamento recomendado ou prescrito pelo médico, se é que houve algum, foi inconsistente. Em certa medida, isso acontece porque as necessidades da pessoa em perimenopausa, menopausa e pós-menopausa não foram postas em primeiro lugar — nem na sociedade como um todo nem na medicina, uma vez que questões típicas das mulheres não recebem tanta atenção nem financiamento de pesquisas.

Os tratamentos também têm sido inconstantes porque nossa compreensão da melhor forma de lidar com os sintomas e reduzir os riscos à saúde decorrentes da menopausa passou por muitas reviravoltas drásticas. Assim, uma abordagem básica, consagrada, ainda não foi estabelecida. Embora a resposta tenha estado presente — ou não, literalmente! — o tempo todo: o estrogênio.

É importante parar e olhar para trás, ver como identificamos o estrogênio e seu papel na menopausa e como o conhecimento médico sobre ambos evoluiu com o tempo. O passado pode nos ensinar lições sobre como seguir adiante e nos ajudar a criar um futuro melhor para as próximas pessoas da fila, que em breve, quando seus sintomas e riscos à saúde estiverem surgindo, farão a pergunta: o que posso fazer quanto a isso?

A história do mistério

O termo "menopausa" foi cunhado em 1821, graças ao médico francês Charles-Pierre-Louis de Gardanne. Uma aglutinação de *meno*, que significa "mês" e também possui uma relação com a Lua como ferramenta para medição de tempo, e *pausis*, a interrupção de alguma coisa; ou seja, a palavra que significa literalmente o fim do ciclo mensal.

Muito antes de haver uma definição de menopausa, ela era fonte de bastante confusão. Os médicos gregos e romanos da Antiguidade achavam que a perda de sangue por meio da menstruação a cada mês era uma espécie de purgação de toxinas e venenos do corpo e que, quando a menstruação se encerrava, na menopausa, a incapacidade de expurgar as toxinas levava a mulher à loucura. Com o tempo, as formas de tratar a tal "loucura da menopausa" variavam de bizarras a desumanas e incluíam de tudo, do uso de sanguessugas para a extração das toxinas ao encarceramento de mulheres em manicômios.

A longa vida pós-menopausa: uma dor de cabeça para os estudiosos da biologia evolutiva

Como atualmente a expectativa de vida média das mulheres é 79 anos e a idade média para o início da menopausa é 51, as mulheres de hoje vivem pelo menos trinta anos após a perda da capacidade de gerar filhos. Somos uma das pouquíssimas espécies de animais com uma expectativa de vida tão longa após o período reprodutivo. Isso significa que basicamente ganhamos na loteria das espécies, mas esse fato também deixou os biólogos evolutivos perplexos e com uma dúvida: "Como a menopausa se alinha à sobrevivência dos mais aptos?"

A busca por respostas levou alguns a cogitarem que a menopausa seria uma adaptação que possibilitaria que as mulheres vivessem muito além de suas capacidades reprodutivas para dar apoio e cuidar das gerações futuras, aprimorando o sucesso genético: essa ideia é conhecida como a "hipótese da avó". Outros pesquisadores acreditam que estamos ultrapassando nossas reservas de óvulos graças ao estilo de vida moderno e civilizado. Em outras palavras, a menopausa está mais para um luxo moderno do que uma vantagem biológica, que de algum modo ajudou nossa espécie a progredir.

Desconfio de que jamais saberemos *por que* vivemos tantos anos após a menopausa, mas acho que a partir dessas teorias podemos vislumbrar algumas coisas dignas da nossa gratidão. Acima de tudo, temos que ser gratas pelo fato de que, apesar dos desafios que nos são impostos pela transição da menopausa, temos a sorte de estar aqui em uma época em que podemos viver décadas após o fim da menstruação (e podemos vivê-las com mais saúde do que nunca). Para nós, é também uma oportunidade para criarmos alguns dos melhores anos de nossa vida. E adivinhe quem é que decide se *melhores* significa dedicar nossa experiência, sabedoria e autoconfiança aos outros, mais jovens do que nós, celebrar o luxo de estarmos livres da menstruação ou fazer um pouquinho de cada coisa? VOCÊ. Porque seja graças à evolução ou não, você fez por merecer.

Durante muito tempo, os tratamentos para a menopausa foram tão diversos e ineficazes porque ninguém entendia o que acontecia no corpo (a falência ovariana) para causar o fim do ciclo da mulher e, na maioria dos casos, provocar sintomas. Foi só no final do século XIX e começo do século XX que os pesquisadores começaram a pensar que o sistema endócrino, principalmente os ovários, e a existência de hormônios poderiam explicar as origens da menopausa. Foi também por volta dessa época que as primeiras terapias orais, que eram formulações grosseiras elaboradas com tecido ovariano animal processado, foram empregadas na tentativa de tratar os sintomas da menopausa. Alguns desses tratamentos pareciam promissores em relação às ondas de calor e ao que já foi chamado de "disfunção sexual" (na medicina moderna, nos referimos a isso como transtorno do desejo sexual hipoativo — baixa libido — ou dor durante o sexo, ambos muito comuns na menopausa).

Em 1923, os químicos americanos Edgar Allen e Edward Doisy, este último tendo posteriormente ganhado o prêmio Nobel por sua pesquisa sobre a natureza química da vitamina K, tornaram-se os primeiros pesquisadores a isolar o principal hormônio produzido pelos ovários. Eles constataram que ele estimulava ações no aparelho reprodutivo relativas ao ciclo feminino; chamaram-no de hormônio ovariano principal. Alguns anos depois, ele passaria a ser chamado pelo nome que conhecemos tão bem, estrogênio, palavra formada pela junção de *estrus* e *gen*, significando a geração de um ciclo mensal.

(Você ainda está aí? Só queria dizer que sei que é mais fácil passar batido por todos esses detalhes históricos chatos. Mas essas descobertas literalmente estabeleceram os fundamentos para a compreensão moderna de como o estrogênio influencia a menstruação e a gravidez, e como sua relativa ausência dá início à menopausa. Continue lendo.)

Em 1933, o estrogênio já estava sendo fabricado e receitado nos Estados Unidos sob a marca registrada Emmenin. No começo, era produzido com extratos obtidos de placentas, depois a partir da urina de grávidas, e era usado para tratar dismenorreia, ou dor vinculada à menstruação, e sintomas de menopausa. Com o tempo, o produto foi reformulado e passou a ser feito com a urina de éguas prenhas e recebeu o nome comercial de Premarin, e a *Food and Drug Administration* (FDA) — Agência Federal do Departamento de Saúde e Serviços Humanos dos Estados Unidos —, equivalente à Anvisa no Brasil, liberou sua venda no país em 1942. (É importante frisar que agora existem várias opções de terapia hormonal produzidas sem o uso de matéria animal, e vamos abordar as versões modernas desse tratamento no Capítulo 7.) A inserção do Premarin na esfera da terapia hormonal marcaria o começo de várias décadas de vaivém entre opinião e ciência relativas ao tratamento baseado em hormônios para os sintomas da menopausa e os problemas provocados por ela.

A ascensão, a queda e a volta por cima da terapia de reposição hormonal

Depois que ficou evidente a necessidade de haver tratamentos para os sintomas da menopausa, as farmacêuticas puseram mãos à obra. E em 1947, apenas cinco anos depois do Premarin receber a aprovação da FDA, um total de 53 fórmulas vendidas por 23 empresas diferentes já estava no mercado. Nas décadas seguintes, a venda de remédios de reposição hormonal continuaria aumentando.

No momento em que o interesse pela terapia hormonal crescia, o best-seller americano *Feminine Forever* ("Para sempre feminina", em tradução livre) foi lançado. O livro, escrito pelo ginecologista Robert Wilson, de Nova York, e publicado em 1968, promovia a terapia de reposição de estrogênio como forma de preservar a "feminilidade" e evitar doenças. A obra foi referência na época, embora não faltassem motivos para que causasse desprezo, como o finalzinho do subtítulo, que diz "Agora quase toda mulher, tenha a idade que for, pode ter segurança para manter uma vida sexual plena pelo resto de seus dias". Entende o que estou querendo dizer? *Eca*. Não que uma vida sexual plena não deva estar ao alcance de todas as mulheres, mas não acho que a ideia de *Feminine Forever* era mirar no desejo feminino: o restabelecimento da feminilidade prometido pelo livro de Wilson era promovido como uma espécie de movimento de "recupere sua esposa", e nesse marketing a prioridade era o desejo masculino e a disposição da mulher a saciá-lo. *Eca*.

Nesse caso, *eram* os anos 1960, e sexo vende. O livro de Wilson sem dúvida aumentou a popularidade da reposição hormonal. Em 1975, fórmulas com estrogênio estavam em quinto lugar entre os remédios mais prescritos nos Estados Unidos, com trinta milhões de receitas distribuídas.

Então, em dezembro do mesmo ano, outros pesquisadores publicaram no *New England Journal of Medicine* os resultados de seus estudos sobre mulheres com útero em menopausa ou pós-menopausa, algumas delas usuárias de estrogênio sem oposição (isto é, sem progesterona). Ao comparar as mulheres expostas à reposição de estrogênio àquelas que não o tomavam, a conclusão do estudo apontou que as primeiras corriam um risco maior de desenvolver câncer de endométrio. Isso fez com que muitas mulheres parassem de tomar estrogênio e levou os produtos baseados em estrogênio, como a terapia de reposição hormonal e as pílulas anticoncepcionais, a serem vendidos com avisos de risco de câncer.

Algumas definições úteis de terapia de reposição hormonal na menopausa

No Capítulo 7, vou apresentar todos os detalhes essenciais para lhe ajudar a reconhecer suas necessidades de reposição hormonal, e vou discutir inclusive como ter essa conversa com seu médico (mesmo que ele faça pouco caso da reposição ou não saiba muito sobre o assunto). Por enquanto, quero lhe apresentar algumas definições:

Estrogênio equino conjugado: uma fórmula feita de dez tipos de estrogênio, extraídos da urina de éguas prenhas. Nome comercial: Menoprin (entre outros similares).

Acetato de medroxiprogesterona: uma progesterona sintética (também chamada de progestina) totalmente produzida em laboratório. Nome comercial: Contracep (entre outros similares).

Entre outros tipos de progestinas sintéticas, temos a didrogesterona, a noretisterona e o levonorgestrel.

Nós, médicos, somos instruídos a refletir se os possíveis riscos do uso de uma medicação superam os benefícios esperados dela. Nesse caso, os riscos de avarias no endométrio eram sérios, porém os benefícios continuavam existindo — a diminuição dos fogachos e do ressecamento vaginal, além do possível vínculo promissor com a prevenção da perda de densidade óssea e da osteoporose. Com isso, investiu-se em pesquisas para que fosse verificado se haveria uma maneira de amenizar o risco de câncer de endométrio, e surgiram indícios de que o acréscimo da progestina, uma forma de progesterona, neutralizaria as mudanças induzidas pelo estrogênio no revestimento endometrial. O número de prescrições dessa nova terapia conjugada — o estrogênio e uma progestina — aumentou, e, em 1992, o remédio Prempro (feito de estrogênios equinos conjugados e acetato de medroxiprogesterona) se tornou um dos mais receitados dos Estados Unidos.

Nos anos seguintes, pesquisas que confirmavam os possíveis benefícios da terapia de reposição de estrogênio começaram a ser publicadas, e organizações influentes apoiaram o uso da reposição. Os National Institutes of Health divulgaram a declaração de que o uso de estrogênio era a melhor forma de prevenir a perda de densidade óssea em mulheres na menopausa, e houve diversas pesquisas que indicavam o papel do estrogênio como protetor cardíaco. Seria possível que a terapia de reposição hormonal prolongasse a vida da mulher? Algumas investigações sugeriam que sim, era bastante provável que esse fosse o caso. Um estudo empírico mostrou que mulheres que usavam estrogênio tinham 33%

menos doenças cardíacas fatais do que as que não usavam. O American College of Physicians propôs que todas as mulheres em pós-menopausa, de qualquer idade e independentemente dos fatores de risco preexistentes que tivessem, considerassem a terapia de reposição hormonal, dada a probabilidade de que ela evitasse doenças crônicas. Em meados dos anos 1990, 38% das mulheres entre 50 e 75 anos faziam uso dessa terapia. Mas pouco depois a balança voltaria a pender para o outro lado.

A terapia de reposição hormonal é posta à prova

Havia um bocado de estudos muito bem conduzidos sendo publicados para corroborar o uso geral da terapia, mas ela ainda não tinha sido testada em um estudo clínico randomizado controlado, o padrão ouro dos métodos de pesquisa. Nesse tipo de estudo, os participantes são alocados arbitrariamente no grupo experimental ou no grupo de controle. Quem faz parte do grupo experimental recebe a medicação ou o protocolo que está em teste e quem faz parte do grupo de controle recebe um placebo, um tratamento falso que parece verdadeiro. Todos os participantes pensam estar tomando a substância verdadeira, e todos são tratados e observados da mesmíssima forma. Esse tipo de estudo é considerado o melhor que existe, pois viabiliza aos pesquisadores obter o resultado mais objetivo possível (é essencialmente o contrário de uma opinião).

Em 1998, a Women's Health Initiative (WHI) iniciou pesquisas com a terapia de reposição hormonal, enfim colocando em prática esse padrão ouro de testagem para avaliar a terapia e seu impacto sobre doenças cardiovasculares e câncer em mulheres na pós-menopausa. Com 27 mil participantes e duração planejada de quinze anos, o ensaio clínico fazia parte do "maior estudo de prevenção de problemas de saúde femininos do mundo".

O que aconteceria logo depois mudaria mais uma vez os rumos do uso da terapia de reposição hormonal e transformaria a vida de um número incalculável de mulheres na menopausa. O resultado foi tão espetacular que merece um capítulo à parte, portanto continue lendo!

CAPÍTULO 3

Acontece uma revolução

Sou farmacêutica clínica e iniciei minha carreira antes da publicação do WHI [o relatório sobre os ensaios clínicos da Women's Health Initiative]. Na época, os médicos se recusavam a adotar a reposição hormonal ou impediam as mulheres de continuarem com o tratamento. As pacientes diziam: "Nem pense em tirar meus hormônios!" Eu não entendia por que elas eram tão veementemente contra a interrupção. AGORA EU ENTENDO. Os probleminhas que eu não atribuía à perimenopausa quando tinha quarenta e tantos anos, agora sei que tinham tudo a ver. Sofria de um nível de ansiedade e de irritação que não eram proporcionais às situações que eu vivia. Tive ondas de calor e insônia por meses a fio, que me faziam acordar entre 3 e 5 horas da manhã e me causavam fadiga, irritação durante o dia, névoa mental (e eu era uma farmacêutica tentando tomar decisões cruciais para os pacientes). Sentia dor nas articulações, palpitação, minhas roupas ficavam encharcadas de suor (atravessavam até o jaleco) e eu sentia um calor incômodo o tempo todo! Fui à minha última consulta ginecológica pronta para defender a terapia de reposição hormonal. Fiquei aliviada quando a médica disse: "Vou te ajudar." Ainda preciso aumentar a dosagem, mas não tenho dúvidas de que já estou melhor. Nem pense em tirar meus hormônios!

— Katie G.

Em 1998, quando começou o estudo clínico da reposição hormonal conduzido pela Women's Health Initiative, eu estava no último ano do curso de Medicina do Louisiana State University Medical Center. Em 2002, quando o estudo foi interrompido e os resultados preliminares divulgados, estava nos últimos meses da residência em ginecologia e obstetrícia no departamento de Medicina da Universidade do Texas. Eu me lembro muito bem de quando a notícia saiu. Estava na reunião clínica da especialidade e ouvi meus professores aos cochichos acalorados, discutindo "riscos de câncer de mama" e "telefonemas de pacientes desesperadas". Os resultados tinham sido divulgados por veículos de imprensa nacional antes de serem publicados em forma de artigos acadêmicos. As pacientes estavam atentas às reportagens e ligavam para seus médicos em pânico. Praticamente da noite para o dia, 80% das receitas de reposição hormonal foram suspensas em todo o país, e dali em diante poucas pacientes seriam apresentadas à alternativa da terapia hormonal para os sintomas da menopausa. Na época, eu não fazia ideia de que esse momento memorável e grandioso traria, anos depois, uma nova paixão e propósito para a minha carreira.

A metodologia da Women's Health Initiative (WHI)

O início do estudo da WHI sobre o uso da terapia de reposição hormonal foi rodeado por muito otimismo. Sabia-se que a terapia aliviava certos sintomas, como fogachos e suor noturnos, e prevenia contra a osteoporose e a atrofia vaginal como parte da síndrome geniturinária da menopausa (que consiste em uma série de sintomas e mudanças físicas nos genitais e no trato urinário que muitas mulheres vivenciam durante e após a menopausa). Diversos estudos empíricos sugeriam que as usuárias da terapia hormonal corriam menos risco de ter doenças arteriais coronarianas e doenças neurodegenerativas, tais como demência e Alzheimer. Muitas pessoas acreditavam que o estudo da WHI renderia uma prova objetiva de que a terapia hormonal era o modelo definitivo de cuidado preventivo para ossos, corações e mentes na fase pós-menopausa.

Tenho certeza de que o mero fato de o estudo *acontecer* já gerou muita empolgação. Mulheres maduras recebendo atenção! E financiamento de pesquisa! E tempo! Os pesquisadores levaram cinco anos só para recrutar participantes, e então ainda mais tempo e dinheiro seriam investidos no estudo das mulheres em menopausa. Chegar à linha de partida já parecia uma enorme vitória.

Para entender o contexto, vamos dar uma olhada em alguns detalhes desse começo. Quem estava lá? Por que estavam lá? Entender alguns pontos essenciais sobre a elaboração do estudo vai dar mais sentido a seus resultados.

Objetivo: os ensaios clínicos da Women's Health Initiative tinham o intuito de revelar os riscos e benefícios da terapia de reposição hormonal para mulheres em pós-menopausa no que dizia respeito à prevenção de doenças crônicas, como doenças cardiovasculares e câncer.

Participantes: elas foram divididas em dois grupos: o Grupo 1 era formado por 16.608 mulheres com útero. O Grupo 2 contava com 10.739 mulheres sem útero (devido à histerectomia).

Intervenções: o Grupo 1 recebeu estrogênio e uma progestina (para proteger o revestimento endometrial do útero contra o câncer) ou placebo. O Grupo 2 recebeu apenas o estrogênio, também chamado de estrogênio sem oposição, ou placebo.

Duração: os pesquisadores pretendiam acompanhar as participantes por 8,5 anos.

Resultado: em julho de 2002, uma consulta de acompanhamento do Grupo 1 revelou um ligeiro aumento do risco de câncer de mama. Nesse grupo, também houve *redução* da incidência de câncer de cólon e de fraturas causadas por osteoporose, mas, por conta do risco de câncer de mama, a parte do estudo que abarcava a prescrição de estrogênio e progestina foi encerrada antes do previsto.

Alguns anos depois, as pesquisas com o segundo grupo, em que as participantes tomavam apenas estrogênio ou placebo, também teriam seu fim antecipado por conta de indícios de um leve aumento do risco de derrame. Observe que as mulheres desse grupo não apresentaram um risco maior de câncer de mama ou doenças cardíacas e também se mostraram menos propensas a fraturas e ao câncer de cólon.

Os resultados ouvidos mundo afora

À primeira vista, esta pode parecer uma história bastante objetiva, com um resultado inesperadamente dramático, mas um exame mais aprofundado revela que na verdade ela é muito complexa (e nem tão dramática assim). Infelizmente, a única coisa que o público ganhou foi drama em forma de reportagens imprecisas e manchetes alarmistas, que no mundo inteiro reduziam as descobertas a "estrogênio provoca câncer de mama".

A imprensa repetiu tanto a mensagem, e com tanta ênfase, que o estudo da WHI se tornou o principal tema médico de 2002. O resultado, como já mencionei acima: mulheres de todos os lugares de repente suspenderam o uso da terapia hormonal, e entre 70% e 80% das que já tomavam hormônios paravam de pedir novas receitas para o tratamento. Isso significa que milhões de mulheres tinham deixado de encontrar alívio para os sintomas da menopausa, e inúmeras deixaram de colher os benefícios preventivos da terapia hormonal.

Sei qual é a pergunta que você vai fazer agora: *mas e o risco de câncer?* Ora, é aí que entra a complexidade, e vou fazer o possível para responder da forma mais didática possível, pois sei que os riscos associados a esse estudo são muito reais (e sei que a associação que as pessoas fazem entre terapia de reposição hormonal e câncer é tão persistente e resistente quanto os pelos que surgem no queixo durante a menopausa).

Elucidando os riscos da terapia hormonal

A primeira coisa a se saber sobre os resultados do estudo da WHI é que, embora o risco de câncer de mama e de derrame exista, não é tão significativo ou sério quanto se divulgou a princípio, e é bem provável que tenha sido superestimado e exageradamente ressaltado pela imprensa. Nos últimos vinte anos, os pesquisadores e outros membros da WHI vieram a público elucidar os dados sobre risco de câncer. E, em 2018, o dr. Avrum Bluming e Carol Tavris lançaram *Estrogen Matters* ("Estrogênio importa", em tradução livre), um dos livros mais importantes sobre a WHI e a interpretação equivocada que levou as matérias enganosas a dizer que o estrogênio provocava câncer de mama. Embora informações atualizadas estivessem disponíveis, elas não ganharam tanta atenção, e a opinião pública sobre a terapia de reposição hormonal e os riscos sérios que representa à saúde continuou inabalada. Então acho que chegou a hora de darmos a devida atenção aos detalhes. Nem todo mundo vai querer ler os pormenores que explicarei a seguir. Mas todo santo dia eu ouço perguntas sobre reposição hormonal e risco de câncer, e esta é a minha oportunidade para oferecer uma posição detalhada sobre a ciência que plantou essa relação na cabeça das pessoas. Vou dizer com todas as palavras: minha intenção não é convencê-la de que a terapia hormonal é a solução para você — essa decisão é pessoal, e vamos abordar suas minúcias no Capítulo 7 —, e sim compartilhar mais informações para que sua decisão seja baseada na verdade, não no medo.

Listo abaixo alguns dos dados do estudo da WHI que são dignos de atenção:

Tipo de risco (do ponto de vista estatístico)

O foco das reportagens sobre o estudo da WHI era o risco. Por exemplo, "percebeu-se um risco maior de câncer de mama em mulheres que fazem terapia de reposição hormonal". O que a imprensa nunca mencionava era a que tipo de risco essa mensagem se relacionava, embora o tipo de risco seja bastante relevante — e na verdade mude por completo a história do estudo da WHI.

A imprensa volta e meia cria manchetes baseadas no que chamamos de risco relativo em vez de risco absoluto, mas esse último é o que mais representa o risco genuíno. Para chegar a uma conclusão mais certeira sobre os riscos verdadeiros da terapia hormonal, precisamos examinar o valor absoluto.

No ensaio clínico da WHI, a chance de uma mulher desenvolver câncer de mama era de quatro em cada mil por ano dentre as que tomavam placebo. Quando havia acréscimo de estrogênio e progestina, o risco subia para cinco em cada mil mulheres por ano. Quando esses números são calculados como risco relativo, o que existe é um aumento de 25%. Mas, quando os dados são calculados como risco absoluto, o aumento é de 0,08%. Caso não tenha notado, a diferença entre os dois é gritante. Um aumento de 25% é alarmante, gera inquietação. Mas um aumento de 0,08%? Digamos apenas que não teria provocado cochichos desesperados dos meus professores da residência em ginecologia e obstetrícia naquele fatídico dia de 2002.

Aqui, quero destacar que a consideração sobre os tipos de risco provocados pela terapia de reposição hormonal não é algo que existe à margem da questão, longe disso. Em 2022, uma declaração da Menopause Society sobre a reposição hormonal dizia que "riscos absolutos são mais úteis para avaliar os riscos e benefícios no âmbito clínico". O grupo também ressaltou a necessidade de os profissionais de saúde "entenderem os conceitos básicos de risco relativo e risco absoluto para explicar os possíveis benefícios e riscos da reposição hormonal e de outras terapias", especialmente ao lidarem com mulheres na menopausa.

Posso afirmar agora, com base apenas no número de comentários e reclamações que recebo nas redes sociais, que a maioria dos médicos, entre eles os que lidam com mulheres na menopausa, ainda não entendeu esse recado. Caso eles tivessem entendido, não continuariam negando categoricamente às pacientes a opção da terapia hormonal devido à relação de risco relativo que ela tem com o câncer.

Também é importante observar que não houve aumento do risco de câncer de mama durante os primeiros cinco anos de tratamento em nenhum dos grupos.

O que isso significa para você: desde 2002, a reanálise dos dados da WHI levou à publicação de centenas de estudos, muitos dos quais reconhecem a abordagem errada da imprensa e o exagero quanto aos riscos gerados pela avaliação inicial. Nenhuma dessas análises recebeu nem metade da atenção que o relatório original ganhou, e por isso a opinião do público e dos profissionais da medicina sobre a reposição hormonal mudou pouco em vinte anos. Precisamos redefinir, para as pacientes e os seus médicos, a percepção dos riscos associados à terapia de reposição hormonal. Em muitos casos, os possíveis benefícios superam os riscos, e todas as mulheres merecem ter acesso a essa discussão.

Formulação de remédios

Uma das maiores falhas no estudo da WHI foi o uso de uma única fórmula de reposição hormonal. Como já mencionei, o grupo 1 (o que apresentou um risco maior de manifestar câncer) recebeu uma combinação de estrogênio e progestina. Para sermos mais específicos, a fórmula era de estrogênio equino conjugado e acetato de medroxiprogesterona, que, por sua vez, é uma versão sintética da progesterona. O grupo 2 só recebeu o estrogênio equino conjugado; neste grupo, não foi constatado qualquer aumento no risco de câncer.

Isso é elemento relevante do estudo por vários motivos. O primeiro é que existe a possibilidade de o tipo de progesterona usado no estudo, e não o estrogênio, ter correlação com o risco de câncer, como foi divulgado. De novo, o risco de ter câncer de mama não foi maior entre as participantes que tomaram apenas o estrogênio; na verdade, percebeu-se um risco 30% menor do que no grupo que tomou placebo. Esse dado sugere que o estrogênio isolado não favoreceria o câncer, e sim protegeria suas usuárias contra ele — uma baita reviravolta!

O outro motivo pelo qual é importante examinar a composição dos medicamentos é que uma fórmula não representa todas as formas de terapia de reposição hormonal disponíveis, e *talvez* algumas sejam mais seguras que outras. Tanto o estrogênio equino conjugado quanto o acetato de medroxiprogesterona são tipos de terapia hormonal e diferem das alternativas modernas *bioidênticas* geralmente sugeridas hoje em dia. O acetato de medroxiprogesterona, em específico, é pouquíssimo usado para reposição hormonal, já que a maioria dos médicos bem-informados prefere progesteronas como as que são encontradas no que os profissionais chamam de cápsulas de progesterona micronizada no Brasil, a mais comum é a GynPro.

O que isso significa para você: nem todas as fórmulas de terapia hormonal são iguais. Caso esteja cogitando experimentar, veja o Capítulo 7 para analisar os tipos disponíveis (e também para saber o que quero dizer com *bioidêntico*), que diferem em termos de como chegam ao organismo (isto é, se através da pele [via transdérmica], pela boca [ingestão oral] etc.), de como são produzidos e de dados disponíveis quanto a segurança e eficácia.

Idade para começar a reposição hormonal (timing/hipótese das células saudáveis)

Uma análise posterior dos dados da WHI revelou algo crucial: as participantes do estudo tinham em média 63 anos, bem mais do que 51, a idade média da menopausa. A probabilidade de esse fator por si só já deturpar negativamente os resultados era altíssima. Pessoas de idade mais avançada já são mais propensas a uma incidência maior de doenças, entre elas o câncer de mama e doenças cardíacas, com ou sem a introdução da reposição hormonal ou qualquer outro medicamento. Mulheres mais novas, mais próximas do começo da menopausa, provavelmente obteriam os maiores benefícios dos aspectos cardioprotetores, neuroprotetores e musculoesqueléticos da terapia de reposição hormonal. Mas elas *não foram* maioria entre as principais participantes do ensaio clínico da WHI.

Essa constatação se transformou no que chamamos atualmente, nos círculos científicos, de *hipótese do timing* ou *hipótese das células saudáveis*. Segundo essa teoria, existe um período terapêutico crítico em que os benefícios cardiovasculares e para a saúde em geral trazidos pela reposição hormonal podem ser potencializados. Hoje, acredita-se que a principal janela de oportunidade para doenças cardiovasculares seja de dez anos após o início da menopausa, ou seja, se a paciente começar a usar a reposição hormonal antes de se passarem dez anos desde sua última menstruação, os possíveis benefícios serão maiores. E eles podem ser enormes: há um risco menor de falecimento devido a qualquer causa e menos casos de doenças cardíacas e infarto. Em geral, a hipótese das células saudáveis leva à teoria de que o estrogênio é melhor para manter as células saudáveis, e que sua falta prejudica a célula — o que sugere que o estrogênio talvez seja melhor para a prevenção do que para a cura. Veremos exemplos disso ao longo do livro.

É evidente que o propósito do estudo da WHI era indicar se a reposição hormonal ofereceria uma proteção contra o desenvolvimento de doenças cardíacas. E, embora a análise inicial dos dados desse a entender que o efeito era neutro, a hipótese do timing nos permite ver o potencial que ela tem se, bem, se o timing for certeiro.

No ensaio clínico da WHI, por exemplo, num subgrupo de mulheres com idade de 50 a 59 anos, o risco de infarto do miocárdio (ataque cardíaco) nas usuárias da reposição de estrogênio era 40% mais baixo do que o risco entre as mulheres que recebiam placebo. Por outro lado, a reposição hormonal *iniciada* por mulheres pelo menos dez anos depois do começo da menopausa mostrou-se ligada a uma leve alta no risco de doenças cardiovasculares, mas não relevante do ponto de vista estatístico; com a adoção da terapia de reposição hormonal mais de vinte anos depois do começo da menopausa, o risco torna-se estatisticamente relevante. Isso demonstra que a terapia de reposição de estrogênio (por meio de seu impacto sobre a formação do óxido nítrico) pode piorar uma doença arterial coronária preexistente. O que podemos aprender com isso, uma cortesia da American Heart Association (AHA), é que o estrogênio atua melhor na prevenção da doença arterial coronária do que em contê-la depois que ela já se instalou (a hipótese das células saudáveis em ação).

Precisamos levar muito a sério as questões do coração e da saúde feminina. As cardiopatias ainda são as principais causas de morte entre as mulheres, *mesmo após o diagnóstico de câncer de mama*, e os sinais de saúde cardíaca em queda, como dislipidemia e aterosclerose, podem ser resultantes da perda de estrogênio na menopausa. A falta de estrogênio é indício de perda de resistência contra essas doenças. Segundo uma declaração revolucionária feita pela AHA em 2020, a transição da menopausa é *um fator mais relevante do que o envelhecimento* no desencadeamento de "aumento de lipídios, riscos de síndrome metabólica e remodelamento vascular" (e esse não é um remodelamento bom). Mais uma razão pela qual devemos usar a idade da menopausa para decidir qual é a candidata ideal para a terapia hormonal: no que diz respeito à saúde cardíaca e à reposição, se trata de uma luta contra o relógio.

Na mesma declaração, a AHA cita diversos estudos que também indicam que mulheres no início da menopausa podem obter benefícios preventivos significativos da reposição hormonal. Em um exemplo, os pesquisadores que analisaram os resultados de dezenove estudos clínicos controlados randomizados descobriram que em mulheres que começavam a terapia hormonal por volta dos 60 anos (ou menos de dez anos após a menopausa) os riscos de doenças cardiovasculares caíam basicamente pela metade.

O que isso significa para você: caso você seja candidata à terapia hormonal, um número cada vez maior de estudos científicos mostra que esse tratamento possui enorme potencial para lhe trazer benefícios preventivos. Isso quer dizer que documentar a idade em que você entrou na menopausa é importante, assim como ter uma conversa sobre reposição hormonal com um profissional de saúde *bem-informado* (veja no Capítulo 8 como achá-lo). Você não precisa esperar para ter essa conversa — caso desconfie de que está na perimenopausa, o conhecimento acumulado agora não será desperdiçado. Veja o Teste de Sintomas da Menopausa no Apêndice B para ver se o que tem sentido pode ter a ver com a perimenopausa.

> Todas as mulheres acima dos 60 anos deveriam evitar a reposição hormonal?

Diante da hipótese do timing, uma questão crucial vem à tona: a reposição hormonal após os 60 anos de idade (ou mais de dez anos após a menopausa) faz mais mal do que bem?

Minha resposta é que depende. Se a mulher faz reposição hormonal desde o começo da menopausa, sem aumento nos seus fatores de risco de doença cardiovascular (como uma pontuação elevada no escore de cálcio coronariano, Apo B aumentado e/ou hipertensão descontrolada), e ela quiser continuar, eu não me oporia, mas ainda acho que precisamos de mais pesquisas nessa área para que isso tenha uma aplicação mais ampla. Se a mulher tem 60 anos ou mais de dez anos pós-menopausa e ainda não usou a terapia hormonal, começá-la é uma questão repleta de nuances e exige uma avaliação minuciosa dos possíveis benefícios e riscos. Na coluna dos benefícios, poderíamos elencar a proteção aos ossos e a redução dos sintomas geniturinários e das ondas de calor. Quanto aos riscos: se a pessoa já tiver uma doença arterial coronariana ou demência em algum grau, a reposição hormonal pode colaborar para o avanço das doenças em vez de contribuir para sua prevenção.

Quando atendo a uma paciente acima dos 60 anos ou que esteja no final da menopausa, que nunca fez reposição hormonal e tem risco elevado de manifestar doença arterial coronariana, peço seu escore de cálcio coronariano (veja na página 94 o que mais isso acarreta e quem deveria fazê-lo), vejo o histórico familiar de Alzheimer e demência, e avalio sua saúde de modo geral. Apenas se a análise indicar um risco baixo, se ela não tiver outros fatores de risco relevantes para doenças cardiovasculares, não apresentar histórico familiar de doenças neurodegenerativas e sua saúde estiver boa é que poderemos pensar em fazer reposição hormonal.

Você merece coisa melhor do que uma orientação médica desatualizada

É justo se perguntar por que, diante de tanto respaldo científico sobre a eficiência da reposição hormonal, tantos profissionais da saúde continuam sem oferecê-la às pacientes porque a associam a um risco maior de câncer. Ora, conforme já mencionei, a medicina é um navio que se desloca devagarinho — leva um bom tempo para corrigir seu rumo —, e essa demora em aplicar uma compreensão proveniente de estudos em situações na vida real é bastante comum.

> ### Uma nova fronteira para as "curas" fajutas para a menopausa

Como já comentei, as notícias sobre o estudo da WHI deixaram muitas mulheres apavoradas com o tratamento no qual se fiavam para o alívio dos sintomas da menopausa, fazendo-as procurar alternativas. Uma reação perfeitamente compreensível. Afinal, os sintomas continuavam presentes, ainda que seu tratamento preferido não fosse mais viável, e elas precisavam de ajuda. A necessidade de alternativas abriria o mercado para métodos não testados e abriria caminho para uma série de opções questionáveis e até perigosas promovidas como "curas" para a menopausa.

Antes das redes sociais, era preciso algum esforço para que as pessoas encontrassem métodos alternativos. Depois das redes sociais, bom... tente se esconder das propagandas que prometem a perda de 15 a 20 quilos, a cura para o problema da libido, o fim da névoa mental, tudo com uma só vitamina, e depois me conte se conseguiu. Quase todos os dias, recebo mensagem de alguma seguidora me perguntando: "Isso é verdade?" As mulheres estão tão ávidas por soluções que são capazes de tentar praticamente qualquer coisa, sobretudo porque não encontram amparo no consultório médico.

Muitos produtos anunciados como cura/tratamento dos sintomas da menopausa *não* são baseados em evidência. Veja na Caixa de Ferramentas as estratégias baseadas em evidências para lidar com sintomas da menopausa.

Grande parte do problema é a incapacidade de incluir uma matéria sobre a menopausa no processo de recertificação do conselho de medicina. A recertificação sempre exige uma revisão de atualizações acadêmicas — e que o médico comprove que compreende o tema —, mas as que focam na menopausa simplesmente não recebem prioridade — mesmo na área de ginecologia e obstetrícia, especialidade que aborda o aparelho reprodutivo feminino. Tenho muito a dizer sobre isso, mas digamos que não seria de bom tom em um livro.

Como a vasta maioria dos programas de formação em medicina atuais não está colocando esses artigos na frente dos médicos, aqueles que querem ser "versados" em menopausa precisam procurar e interpretar as pesquisas mais atuais por conta própria. E têm que fazer isso enquanto conciliam os estudos com consultas sucessivas, ao mesmo tempo em que preenchem papeladas das empresas de plano de saúde, contando com uma equipe cada vez menor — e correndo para fazer partos e passar noites em claro nos plantões. (Não é fácil ser paciente hoje em dia, mas os médicos também têm seus percalços.)

Minha vida era assim quando eu trabalhava como ginecologista e obstetra. Era uma luta me manter a par de todas as diretrizes relativas ao assunto, porém a demanda de cuidados com a menopausa só crescia. A certa altura, precisei tomar uma decisão: continuar atuando como médica em todos os aspectos da saúde feminina — ginecologia, pediatria, obstetrícia, cirurgia, oncoginecologia e menopausa — ou me concentrar apenas na fase pós-reprodutiva da vida? O sistema não era e continua não sendo feito para que o médico seja bem-sucedido em todas essas subespecialidades que ficam sob o guarda-chuva gigantesco da saúde feminina.

Em última análise, qualquer médico que queira se promover como especialista em saúde da mulher deve saber travar uma discussão embasada sobre a menopausa. Uma discussão que não apresente um retrato fidedigno dos prós e contras da reposição hormonal não pode ser levada em conta — é um beco sem saída, e as mulheres merecem mais que isso. Os médicos, por sua vez, também precisam de mais respaldo e mais foco na menopausa durante a educação continuada e, no contexto dos Estados Unidos, de mais pesquisas da American Board of Obstetrics and Gynecology.

A boa notícia é que, hoje, aqueles que estão recebendo treinamento para se tornarem médicos formarão a primeira geração de médicos residentes a aprender que a terapia de reposição hormonal é segura e deve ser considerada. Como talvez seja necessário mais uma geração antes que isso vire uma prática generalizada, eu a incentivo a ser uma paciente proativa. Veja bem... talvez você acabe tendo a oportunidade de se tornar uma educadora. Em thepauselife.com (site em inglês), temos links para artigos atuais em periódicos de medicina que discutem a segurança da reposição, e você pode imprimi-los e mostrá-los a seu médico.

CAPÍTULO 4

Juntas, estamos mudando a mudança

Minha jornada pela menopausa me levou da escuridão ao empoderamento e à esperança conforme fui aprofundando meus conhecimentos. Como enfermeira diplomada há mais de trinta e cinco anos, eu deveria entender o que é menopausa. Mas, na verdade, não fui instruída sobre o assunto. Eu sabia que ondas de calor frequentes eram parte do processo, mas fui acometida por vários outros sintomas. Noites de insônia, articulações e músculos doloridos e palpitações cardíacas me impediam de aproveitar a vida. Tive consultas frequentes para tratar infecções urinárias, e muitas vezes eu só ouvia instruções de como fazer a higiene adequada. Cheguei a chorar com minha ginecologista ao relatar que comecei a sentir muita dor durante o sexo. O ganho de peso e sua redistribuição foram deprimentes, e sofri de um caso tão intenso de névoa mental que tinha dificuldade de lembrar as palavras que queria falar. Sinceramente, achei que estava à beira da morte. Mas fico feliz em dividir que conhecimento é poder!

— Sandy M.

Um montante ínfimo de financiamento é dedicado às pesquisas sobre saúde feminina, e só um tiquinho dessa quantia já minúscula é investido em investigações sobre menopausa. Em 2021, os National Institutes of Health informaram que cerca de 5 bilhões de dólares dos fundos federais dos Estados Unidos foram destinados a estudos na área da saúde feminina. Desse valor, as pesquisas sobre menopausa receberam menos 15 milhões, ou seja, 0,003% de todo o fundo federal foi concedido às pesquisas sobre saúde feminina. É, você leu direito: a menopausa recebeu menos de 0,5%.

Esse é o tipo de coisa que me deixa consternada. Não se trata de um detalhe irrelevante que acontece nos bastidores, tampouco de uma questão de má gestão de fundos: a falta de financiamento causa um impacto direto no tipo de cuidado a que as pacientes têm acesso na transição da menopausa e ao longo da fase subsequente. Se você teve dificuldade de conseguir apoio e orientação de médicos, provavelmente foi por causa dessas deficiências sistêmicas.

Felizmente, não sou a única revoltada diante da situação, e a frustração coletiva está alimentando a ação coletiva, ajudando a criar uma série de mudanças. Estamos testemunhando um montante inédito de investimento empresarial em pesquisas focadas na menopausa, em tecnologia médica e em desenvolvimento de produto. A maré *está* virando. Graças a você, a mim e a muitas pacientes, médicas, líderes inovadoras e celebridades que estão criando e exigindo mudanças, finalmente estamos obtendo conhecimento científico e respaldo para revelar (ou relembrar) quais são os melhores métodos, assim como os mais seguros, para uma menopausa saudável. Ainda temos um longo caminho pela frente, e para de fato mudar a forma como somos tratadas nessa etapa da vida precisamos de um compromisso de longo prazo, e não da mera curiosidade passageira de quem surfa na onda das tendências, ávido para se aproveitar do marketing em torno da menopausa (e seus benefícios financeiros). Mas estamos vendo sinais promissores de avanço nos âmbitos que listo a seguir.

Ciência e pesquisas

Durante muito tempo, as pesquisas científicas sobre menopausa foram raras ou inexistentes. Depois, as pesquisas começaram, mas se concentravam apenas em alguns sintomas, como irregularidades menstruais, ondas de calor, suor noturno e sintomas geniturinários, bem como em riscos à saúde, como a redução da densidade óssea. Esses temas são importantes, mas são apenas as questões mais óbvias. Por sorte, a ciência moderna ampliou seu escopo e agora os pesquisadores investigam muitos assuntos relativos à menopausa, como opções de tratamento, alterações de humor, mudanças cognitivas (névoa mental), aumento de risco de doenças cardiovasculares, resistência à insulina/aumento do risco de diabetes, problemas nas articulações musculoesqueléticas e questões dermatológicas. Existe também um foco inédito em como definir e tratar a transição da menopausa, conhecida como perimenopausa, uma vez que para algumas mulheres essa época da vida pode ser mais tumultuada mental e fisicamente do que a pós-menopausa.

Grupos influentes também estão incentivando avanços nesse campo. A Menopause Society, por exemplo, promove pesquisas inovadoras sobre tratamentos e oferece treinamento e certificação em assistência à menopausa. Também conta com uma lista em constante expansão de profissionais de saúde certificados no site da instituição (sugiro evitar profissionais que não tenham certificação; veja na página 149 as perguntas que sugiro que você faça antes de marcar uma consulta).

O poder legislativo dos Estados Unidos também está pressionando o governo americano para fazer mais em prol da menopausa. Um projeto de lei apresentado em 2023 recomenda que os National Institutes of Health (NIH) sejam obrigados a se atualizar nas pesquisas sobre menopausa, o que inclui a identificação de quaisquer lacunas e o cálculo da quantia total de financiamento que os NIH destinaram nos últimos cinco anos à menopausa e à saúde das mulheres na meia-idade.

Outras associações de médicos, como a American Heart Association (AHA), estão reconhecendo a importância da transição da menopausa e seu papel na piora de doenças, em especial no âmbito cardiovascular. Mencionei no capítulo anterior o artigo revolucionário publicado pela AHA em 2020, que aborda as alterações hormonais que ocorrem na meia-idade (ou antes) e ressalta seu vínculo com mudanças na saúde cardiometabólica, como o aumento do colesterol total, LDL-C e níveis de Apolipoproteína B, que aumentam o risco de doenças cardíacas. A AHA também reconheceu os benefícios cardioprotetores do estrogênio e observou que o timing (ou momento) do início da terapia de reposição hormonal provavelmente é relevante para os benefícios relativos ao coração. (Reveja a página 46 para saber mais sobre a hipótese do timing.)

Também estamos começando a ver o crescimento da equipe de pesquisadores sensacionais dedicados ao estudo da menopausa. Na área da saúde cognitiva, temos pessoas como a dra. Lisa Mosconi, professora adjunta de neurociência no departamento de Neurologia e Radiologia da Weill Cornell Medicine, diretora do Alzheimer's Prevention Program do WCM/New York–Presbyterian Hospital e autora de *The XX Brain* ("O cérebro XX", em tradução livre) e *O cérebro e a menopausa*. O trabalho da dra. Mosconi é voltado para a detecção precoce e a prevenção do envelhecimento cognitivo e do Alzheimer em pessoas que correm o risco de tê-los, sobretudo mulheres.

Ela tem focado em uma estatística que pode surpreender muita gente: dois terços das pessoas que sofrem de Alzheimer são mulheres pós-menopausa. *Nossa*. Talvez ainda mais inquietante seja sua observação de que faz muito tempo que essa discrepância é considerada inevitável pelo simples fato de as mulheres viverem mais do que os homens. Em outras palavras, a suposição geral é de que devemos apenas aceitar essa realidade e seguir em frente. Segundo a dra. Mosconi, no entanto, a maior incidência do Alzheimer em mulheres não é uma conclusão compulsória nem um destino inevitável.

O trabalho dela, conduzido em equipe na Weill Cornell, revelou que o envelhecimento endócrino e as mudanças hormonais associadas a ele, como a queda abrupta de estrogênio durante a perimenopausa e a menopausa, podem acelerar o envelhecimento cronológico do cérebro feminino. E isso, por sua vez, pode significar um risco maior de Alzheimer à medida que as mulheres sofrem as alterações da menopausa. Essa parece ser uma notícia ruim, mas na verdade é boa por sugerir a possibilidade de haver um momento certo para iniciar intervenções terapêuticas, como a reposição hormonal, a fim de proteger e preservar a saúde cognitiva.

Mais artigos demonstram o potencial da intervenção precoce. Em janeiro de 2023, uma pesquisa publicada na *Alzheimer's Research and Therapy* mostrou que a terapia de reposição hormonal tem benefícios cognitivos em mulheres com o gene APOE4, cujos portadores têm um risco mais elevado de desenvolver a doença de Alzheimer. A memória de evocação tardia e uma parte maior das áreas do cérebro importantes para o processamento de informações e para a memória das usuárias de terapia de reposição hormonal ficaram melhores do que as de mulheres que não fizeram reposição.

Trata-se de um tipo de ciência que é uma "nova fronteira", voltada mais para a prevenção do que para a aceitação passiva. Não sabemos direito quais protocolos vão funcionar melhor para a proteção dos cérebros femininos que estão chegando à menopausa, mas sabemos que pesquisadores têm se dedicado muito a descobrir a resposta.

Na área da saúde ovariana, pessoas como a dra. Daisy Robinton, bióloga molecular com doutorado em Harvard, são pioneiras. A dra. Robinton é CEO e cofundadora da Oviva, empresa voltada para o desenvolvimento de métodos para protelar o declínio dos ovários e as consequências nocivas que isso acarreta para a saúde e a qualidade de vida.

Aumento da acessibilidade

Se muitas pessoas têm dificuldades de achar médicos e outros profissionais de saúde que lhes deem opções efetivas de tratamento para a menopausa, pior ainda é achar quem reconheça que seus sintomas possam ter a ver com as mudanças nos níveis de estrogênio causadas pela perimenopausa e a menopausa. A boa notícia é que agora há muito mais opções no mercado, e não tenho dúvidas de que o acesso à assistência médica de qualidade para essas mulheres só vai aumentar com o tempo.

Caso esteja procurando por um médico para avaliar os sintomas que acredite serem decorrentes da perimenopausa ou da menopausa, comece olhando no site (em inglês) da Menopause Society a lista de profissionais certificados. Eu também mantenho uma lista de profissionais que me foram recomendados por seguidoras em thepauselife.com (em inglês).

Caso descubra defasagens na assistência médica da sua região, uma das melhores formas de contornar o problema é dar uma chance à telemedicina e conversar com um médico que atenda à distância. Mas é óbvio que nem todas as opções de telemedicina serão ideais, e muitas mulheres acham importante ter um entrosamento com o médico no modo presencial.

Opções de produtos e oportunidades para startups

O número de produtos no mercado que tratam os sintomas da menopausa explodiu nos últimos anos. Antigamente, as mulheres não achavam nada que as ajudasse; agora, é quase impossível escapar das propagandas que anunciam os mais recentes e mais promissores lançamentos. Temos desde os que alegam tratar a queda de cabelo, a pele ressecada, a dor durante o sexo, até os que prometem equilibrar os hormônios etc. Eu gostaria de dizer que esse é um problema bom para se ter: excesso de opções! Mas recomendo que você encare essa escolha com um otimismo cauteloso.

Mesmo levando em consideração o aumento recente do espaço dedicado à menopausa, fontes internas do mundo empresarial admitem que ainda existe muito mais margem de crescimento e estão convidando outras pessoas a inovarem. Isso é bom para nós, já que a competição provavelmente vai instigar o aceleramento do progresso e aumentar nosso acesso a ele.

Economia em despesas com saúde

Já ouvi muitas histórias pessoais das minhas pacientes e de seguidoras nas redes sociais sobre as buscas infrutíferas, longas e dispendiosas que foram incentivadas a fazer na tentativa de entender a origem de seus sintomas. Elas recebem várias indicações, vão a dezenas de consultas (e pagam as coparticipações que vão se acumulando) e suportam, entre outras coisas, exames de sangue, do coração e da tireoide. Compram os remédios ineficazes prescritos, suprimentos caros e inúmeras caixas de lenços de papel para secar as lágrimas quando, depois de todo o empenho, continuam sem diagnóstico e sem uma opção sequer de tratamento bem-sucedido.

Sei que é frustrante à beça... mas o futuro é mais promissor. À medida que as informações sobre a menopausa e o acesso à assistência vão aumentando, mais mulheres vão ouvir que aquilo que sentem deve ser resultado da perimenopausa ou da menopausa, e espero que sejam apresentadas a todas as alternativas possíveis de terapia, inclusive a hormonal.

Esses dois avanços levarão à redução dos gastos com saúde: primeiro porque não haverá necessidade de procurar inúmeros médicos e fazer um monte de exames sem sentido, e segundo porque mulheres que acabaram recebendo reposição hormonal tiveram uma redução significativa nas despesas totais com assistência médica após o início do tratamento se comparadas àquelas em pós-menopausa sem tratamento.

O custo-benefício também será percebido por quem precisa lidar com os sintomas com outros métodos que não a reposição hormonal (sim, existem outras opções farmacológicas, de venda livre, de nutrição e de suplementação acessíveis para aliviar os sintomas e promover a saúde — vou falar de todas na Caixa de Ferramentas). Ter a confirmação de que seus hormônios são os responsáveis já vai cortar gastos com a tentativa de obter um diagnóstico.

Amparo no ambiente de trabalho

Muitas mulheres declararam que a menopausa abala a capacidade de trabalhar. Em uma pesquisa de 2019 com mil mulheres acima dos 45 anos, conduzida no Reino Unido, sintomas como ondas de calor, desânimo, problemas de concentração e de memória, tendência maior à depressão e ansiedade e falta de autoconfiança foram mencionados como fatores que contribuíram para que cometessem mais erros, perdessem promoções no trabalho e até fossem demitidas. Pesquisas feitas nos Estados Unidos chegaram a conclusões semelhantes, e uma delas revelou que basicamente uma em cada cinco mulheres se demitiu ou cogitou se demitir por conta dos sintomas.

Se você já trabalhou apesar dos sintomas de perimenopausa ou menopausa, estou falando de uma coisa da qual você está bem ciente: concluir as tarefas durante essa época da vida é mais sofrido do que nunca. E esse fato sem dúvida é dificultado ainda mais pela sensação implacável de que é preciso guardar para si os motivos de seu tormento: muitas das participantes das pesquisas afirmaram não ficar à vontade para falar com o patrão ou o gestor sobre os sintomas de menopausa, e, pelo menos nos Estados Unidos, as mulheres justificaram isso por temerem sofrer discriminação.

As respostas dadas pelas participantes dos Estados Unidos e do Reino Unido são uma prova cabal de que todas que estão na menopausa precisam de mais amparo dos chefes. Quando a coach de liderança e carreira Caroline Castrillon escreveu sobre o assunto a pedido da revista *Forbes*, ela deu algumas sugestões astutas sobre como estimular esse amparo: treinamento em menopausa para gestores, acesso a informações sobre menopausa, estabelecimento de diretrizes corporativas para lidar com a menopausa e incentivo a conversas francas que reduzam o estigma que silencia tantas mulheres. As funcionárias dizem querer flexibilidade, o que inclui a possibilidade de trabalho remoto, o controle da temperatura dos ambientes, além de compaixão e gentileza (imagine só!).

É do interesse do mundo corporativo implementar mudanças como essas, já que se estima que questões relativas à menopausa geraram um prejuízo global de mais de 150 bilhões de dólares por perda de produtividade. Alguns relatórios mostraram que o número de patrões que oferecem benefícios ligados à menopausa está aumentando. Como o que está em jogo é o corte de despesas, tomara que as empresas continuem a agir e ofereçam mais apoio nos anos que vêm pela frente.

Imprensa e cultura popular: a normalização da conversa

A explosão das redes sociais na última década parece ter estimulado as mulheres com sintomas de mudanças hormonais a dividir suas experiências com ouvintes mais empáticas: outras mulheres que estavam na mesma situação. Avessa a aceitar o status quo e sofrer em silêncio, essa geração de mulheres em menopausa está compartilhando sintomas, nomes de profissionais de saúde prestativos e estratégias funcionais para lidar com essa fase da vida. Elas já chegam às consultas médicas munidas de pesquisas, listas e fontes de informação para dividir com os profissionais a fim de conseguir a assistência que merecem.

Figuras ilustres e celebridades como Naomi Watts, Oprah Winfrey, Angelina Jolie, Michelle Obama, Viola Davis, Brooke Shields e Salma Hayek discutem abertamente como viveram a menopausa, ajudando a acabar com o sigilo, a vergonha e o tabu que cercam essa fase. Jornalistas como Susan Dominus, do *New York Times*, escrevem artigos que lançam luz sobre o tema, incentivando leitoras a questionar os modelos vigentes de assistência e exigir tratamentos melhores. Especialistas em menopausa, como a dra. Louise Newson, a dra. Sharon Malone, a dra. Vonda Wright, a dra. Suzanne Gilberg-Lenz e a dra. Heather Hirsch estão escrevendo livros e travando conversas importantes nas redes sociais, e suas centenas de milhares de seguidoras adoram isso. Quando resolvi usar as redes sociais para compartilhar minha experiência com a menopausa, a conversa explodiu entre as minhas mais de 3,5 milhões de seguidoras no TikTok, Instagram, YouTube e Facebook. Elas ficaram ávidas por participar, dividir suas jornadas e pedir conselhos.

Unidas, podemos garantir que o progresso continue

O progresso que está acontecendo é nada mais nada menos que incrível, porém ainda temos muito o que fazer. A profusão de histórias de frustração, diagnósticos incorretos, abuso psicológico e confusão levou muitos profissionais da saúde a perceberem que existe um problema sistêmico na nossa forma de prover assistência básica a mulheres na menopausa, na formação e no treinamento dos profissionais que cuidam dessas pacientes e ainda no modo como a nossa sociedade enxerga e as trata de modo geral. Juntas, nós, profissionais da saúde, podemos continuar reforçando os alicerces de um novo futuro para a menopausa nos comprometendo a tomar os seguintes passos:

- melhorar a formação de nossos estudantes de medicina, médicos residentes, enfermeiros e assistentes de médicos, bem como oferecer educação continuada em menopausa aos profissionais de saúde mais experientes.

- se aprofundar sobre os processos fisiológicos de todas as fases da menopausa.

- aprender a defender os próprios interesses.

- dividir este livro com mulheres mais jovens.

- exigir novas pesquisas e mais financiamento na área da menopausa.

- fomentar o interesse e exigir mais opções de tratamento baseados em evidências.

Você consegue. Você não está sozinha. Você não tem como evitar essa fase da vida, então vamos enfrentá-la juntas.

Parte Dois

CONHECENDO A MENOPAUSA (OU: TUDO O QUE SEU MÉDICO ESQUECEU DE TE CONTAR A RESPEITO)

Embora a menopausa se manifeste de formas diferentes na vida de cada pessoa, existem certos fatos e definições que a maioria delas deveria entender. Nesta parte do livro, vou me concentrar neles a fim de garantir que todas usemos as mesmas informações como base. Gosto de pensar nesta sessão como uma espécie de centro de comando estabilizador: sempre que você se perguntar "que cargas-d'água está acontecendo?", pode recorrer a essas páginas para obter conhecimento e, espero, dados reconfortantes e que farão a diferença, do tipo que dividimos com as amigas e levamos ao médico quando precisamos defender nossos interesses.

CAPÍTULO 5

As três fases finais da mudança reprodutiva: perimenopausa, menopausa e pós-menopausa

Para falar a verdade, achei que estava enlouquecendo. Sabia das ondas de calor, mas nunca tinha ouvido falar sobre os outros sintomas. Não conseguia dormir por causa dos episódios de suor noturno, o que me deixava irritada, com ansiedade e com pensamentos paranoicos. Eu estava me transformando numa pessoa da qual não gostava e da qual tinha um pouco de medo porque era incapaz de controlar minhas emoções e entender de onde elas vinham. Mas felizmente agora eu sei que não sou louca, sou normal. A gente fala de menstruação e de educação sexual quando é mais nova, mas a menopausa precisava ser incluída nesse pacote. Ter informações sobre isso e conseguir discutir o assunto teria tornado a entrada nesta fase menos traumática para mim (e para outras mulheres também, sem dúvida).

— Susan P.

A imensa maioria das mulheres que buscam um médico para falar da menopausa, cerca de 90%, procuram-nos com perguntas sobre como lidar com os sintomas. Muitas saem da consulta sem diagnóstico e sem uma sugestão de tratamento para que se sintam melhor, e então elas buscam na internet ou em outros cantos genéricos fontes que lhes tragam esclarecimentos. O que espero oferecer neste capítulo é uma versão concisa e confiável dessas explicações tão desejadas. Aqui você talvez entenda melhor o panorama da menopausa — e isso é essencial, porque você está passando por uma transformação biológica natural — não desbravando um planeta inexplorado —, e eu tenho o mapa para conduzi-la por essa jornada.

A primeira informação crucial que você deve saber é que a nomenclatura da menopausa é confusa e enganosa. Embora chamemos a transição inteira de "menopausa" e digamos que uma mulher é "menopáusica", em termos médicos, a menopausa dura apenas um dia na vida da mulher: o dia exato em que se completa um ano de sua última menstruação, representando o fim de suas funções reprodutivas.

O climatério da mulher é formado por três etapas médicas distintas: perimenopausa, menopausa e pós-menopausa. Essas são, por natureza, fases diferentes, mas em termos de experiência podem ser bem parecidas. A razão por que os sintomas podem ser semelhantes ao longo das fases da menopausa está no fato de todos serem causados pela falta de hormônios sexuais (estrogênio, testosterona, progesterona) decorrente do declínio e do encerramento da função ovariana. Geralmente é a gravidade dos sintomas, não os sintomas em si, que varia conforme passamos da perimenopausa para a menopausa e então para a pós-menopausa.

A duração total de toda essa transição varia de pessoa para pessoa, mas pesquisas com mulheres que relatam sofrer de fogachos revelaram que a duração média da fase sintomática é de quase sete anos e meio, e essa média sobe para quase doze anos em mulheres que declararam sofrer de fogachos principalmente no começo da menopausa. É preciso observar que essas cronologias são baseadas em um entendimento limitado dos sintomas da menopausa e provavelmente vão se expandir com a realização de mais pesquisas e o avanço da ciência.

Embora a experiência de cada pessoa seja diferente, alguns sintomas são mais frequentes do que outros. Faz bastante tempo que um dos mais relatados é o fogacho, com ou sem suor noturno, mas volta e meia me pergunto se ele não é o mais comum só porque as mulheres sabem que isso tem a ver com a menopausa — elas não sabem que a lista de possíveis sintomas é muito, muito maior.

Quando a Midi Health, uma empresa de telemedicina voltada para a assistência a mulheres na menopausa, fez uma pesquisa com suas 22 mil assistidas, os cinco principais sintomas citados foram: ganho de peso/mudança na composição corporal, névoa mental/problemas de memória, ansiedade/depressão, problemas de sono e ondas de calor. Os sintomas que minhas pacientes mais mencionam espelham a maioria desses. Espero que, à medida que as informações sobre menopausa forem veiculadas para o público, a compreensão das diversas manifestações desse processo ajude um número cada vez maior de mulheres a ligarem os pontos e se sentir à vontade para procurar assistência.

Existe algum exame que diagnostique a perimenopausa?

Não existe dado que embase o uso de um exame pontual de sangue, urina ou saliva como forma definitiva para diagnosticar a perimenopausa; como nossos níveis hormonais nessa época da vida oscilam muito, é raro que os resultados sejam conclusivos. Nem mesmo o exame DUTCH — um teste popular nos Estados Unidos e disponível no Brasil que gera resultados com base nos metabólitos urinários — é comprovadamente útil para confirmar se a paciente está ou não na perimenopausa. Não existe dado que respalde a legitimidade desse exame, e nenhuma associação de médicos o recomenda.

No entanto, a boa notícia é que existe uma nova forma serial de exame de urina que tem se mostrado promissora para essa detecção. Requer cinco testes a serem completados com alguns dias de distância e vem com um aplicativo que inclui um questionário sobre o perfil sintomático e o histórico menstrual da mulher. Ele gera um relatório que pode ser entregue ao médico, e contém não só os resultados como links para os dados médicos que embasam as conclusões do exame. Como muitos clínicos não estão atualizados sobre a menopausa nem recebem treinamento sobre o assunto, esse exame confere poder às pacientes.

Mesmo sem um exame médico, um bom clínico informado sobre o tema deve ser capaz de diagnosticar a perimenopausa conversando com a paciente, *levando em conta o que ela diz*, sem desprezar automaticamente suas preocupações com a desculpa de serem pelo mero fruto do envelhecimento ou então uma questão psicológica. Esse profissional também pode solicitar exames de sangue para descartar outras doenças com sintomas semelhantes, como hipotireoidismo, doenças autoimunes, anemia e outras, e então começar a planejar o tratamento lançando mão de decisões conjuntas (você deve decidir junto ao médico qual é o melhor caminho a adotar, depois de discutir seus desejos pessoais, necessidades, sintomas, riscos e benefícios).

Agora, vamos conferir algumas das características que distinguem as diferentes fases da menopausa e em seguida quais fatores podem influenciar seu cronograma.

Perimenopausa

A perimenopausa é o começo do fim da atividade ovariana. É muito comum que essa etapa passe despercebida, mas, depois que ela termina, conseguimos identificar com precisão o seu início.

DEFINIÇÃO	Período transicional extenso que ocorre antes da menopausa. É desencadeada pela oscilação dos níveis hormonais, em especial o estrogênio e a progesterona.
CARACTERÍSTICA DIFERENCIADORA	É marcada por menstruações irregulares (mais longas ou mais curtas).
IDADE MÉDIA DA PACIENTE	A entrada na perimenopausa pode começar na faixa dos 40 anos ou até a partir dos 35.
DURAÇÃO MÉDIA	Os dados sobre o assunto variam, mas a média parece ser de quatro anos, podendo ser de dois a dez anos.

Às vezes é difícil diagnosticar a perimenopausa. Isso acontece porque (1) existe um amplo leque de sintomas e complicações, (2) não há uma idade fixa para seu início e (3) não há um método consagrado nem um exame baseado em evidências ao qual os médicos possam recorrer para detectá-la. Por essas razões, e pelas muitas outras que já mencionei (a formação inadequada dos profissionais e a escassez de financiamento de pesquisas, o longo histórico de menosprezo pelas queixas das pacientes, e assim por diante), é possível que o médico nem cogite a hipótese de ser perimenopausa e faça a paciente passar por um périplo em busca de uma explicação para os sintomas. Aliás, uma pesquisa com 5 mil mulheres conduzida pela Newson Health Research and Education revelou que um terço das mulheres só consegue ser corretamente diagnosticada depois de três anos, e mais 18% só conseguem a assistência necessária após seis consultas médicas.

Quando uma paciente chega relatando sintomas que desconfio terem a ver com a perimenopausa, sigo uma espécie de árvore diagnóstica (ver a próxima página) que me ajuda a eliminar outras possíveis condições médicas. Por meio dessa "árvore", é possível observar como auxilio pacientes que me procuram com alguma das queixas listadas. Os sintomas à esquerda, a começar pelas "ondas de calor", são aqueles que sabemos que podem ser tratados com a terapia de reposição hormonal; os listados à direita são os que achamos que podem ser amenizados com a reposição hormonal. Cada paciente é um mundo diferente, mas em geral as perguntas feitas para chegar a um diagnóstico são as mesmas. Como os níveis hormonais oscilam muito na perimenopausa, não existe um exame pontual de sangue, urina ou saliva capaz de diagnosticá-la (e muitas vezes o exame de sangue desconsidera outras possibilidades que trariam os mesmos sintomas). Na medicina, damos a isso o nome de diagnóstico de exclusão.

Lembre-se do pato do Capítulo 1: esse é o trabalho necessário para diagnosticar a pessoa em qualquer etapa da menopausa, e é um processo que exige tempo, atenção e esforço por parte do médico!

Árvore da decisão clínica sobre a menopausa
SINTOMAS

Ondas de calor (fogachos)	Mudanças na saúde mental
Suor noturno	Névoa mental/*brain fog*
Menstruação irregular	Transtornos de humor
Diminuição da libido	Problemas de sono
Ganho de gordura visceral	Mudanças em pele/cabelo/unhas
Dor durante o sexo	Ganho de peso
Sintomas geniturinários	Dor muscular/articular
Queda de cabelo	Fadiga
Perda de massa muscular	Zumbido no ouvido/vertigem
Perda de densidade óssea	Mudanças gastrointestinais
	Queimação na língua

⬇

Avaliar sintomas, cronicidade, rever diário de sintomas, triagem de funções sexuais

⬇

Excluir sintomas em comum com outros diagnósticos

⬇

TRATAR DE ACORDO +

Avaliação da tireoide	Pernas inquietas
Avaliação de anemia	Insônia
Avaliação da resistência à insulina	Quadro grave de depressão
Avaliação nutricional	Doença autoimune
Marcadores de inflamação	Doença de Alzheimer
Outros conforme o necessário	

+ **TRATAR DE ACORDO**

⬇

Decisão tomada em conjunto

Terapia hormonal (mais eficaz)	Terapia hormonal (possivelmente eficaz)
Alternativas não hormonais	Alternativas não hormonais
Recomendações nutricionais	Recomendações nutricionais
Exercícios físicos	Exercícios físicos
Suplementação	Suplementação
Priorização do sono	Priorização do sono
Redução de estresse	Redução de estresse

Menopausa

Embora a menopausa seja um grande mistério para muitas pessoas, essa é fase mais reconhecível e específica das três.

DEFINIÇÃO	A paciente chega à menopausa quando completa doze meses desde a última menstruação. Essa data marca o fim de seus ciclos menstruais e de sua capacidade reprodutiva.
CARACTERÍSTICA DIFERENCIADORA	A menopausa é definida por uma data no calendário e não por sinais e sintomas específicos.
IDADE MÉDIA DA PACIENTE	A idade média da menopausa é de 51 anos, mas é comum que aconteça entre os 45 e 55 anos de idade. A menopausa precoce é definida como a menopausa que acontece antes dos 45 anos de idade, e a prematura antes dos 40 anos.
DURAÇÃO MÉDIA	A menopausa é um momento específico que acontece quando se completam doze meses desde a última menstruação.

É importante prestar atenção na sua idade ao se aproximar e entrar de fato na menopausa, pois esse dado não tem a ver somente com o envelhecimento reprodutivo. A menopausa acelera o envelhecimento celular e está vinculada ao declínio da saúde em geral. Segundo uma declaração emitida pela American Heart Association (AHA) em 2020, é por isso que o início natural da menopausa em idade mais avançada está ligado a uma expectativa de vida maior, à maior densidade óssea e a um risco menor de fraturas e de desenvolver doenças cardíacas. Isso faz sentido quando pensamos no papel protetor do estrogênio: sua diminuição implica em consequências biológicas. Ou seja, é mais uma razão para você prestar atenção nas mudanças do seu ciclo menstrual e em qualquer agravamento de sintoma que possa ter a ver com a perimenopausa, e para que seja proativa no tratamento desses sintomas caso apareçam antes do esperado.

Pós-menopausa

Seria ótimo se as mulheres atravessassem a menopausa por completo e alguém lhes entregasse uma recompensa por terem chegado tão longe (eu gostaria de um jogo de cama que promete não esquentar tanto quanto o normal — e que cumpre o prometido —, por favor)... mas a única coisa que você ganha é, bom, o prêmio da pós-menopausa. Essa fase é o divisor de águas que marca o começo do resto da sua vida: uma etapa que possivelmente aliviará a sua necessidade de administrar ou planejar a vida de acordo com seu ciclo menstrual e que traz uma liberdade inesperada (caso você esteja disposta a abraçá-la). Minhas pacientes e seguidoras nas redes sociais dizem que é nesse momento que elas acionam o botão de ligar "o F" e aprendem a impor limites e se priorizar em vez de colocar o parceiro, os filhos, o trabalho, os pais ou os irmãos acima de tudo. Também é nessa época que você deve ser mais gentil, mais amorosa e mais generosa consigo mesma.

DEFINIÇÃO	A paciente se encontra na pós-menopausa depois de chegar ao momento da menopausa — ou melhor, quando se completam doze meses desde que menstruou pela última vez.
CARACTERÍSTICA DIFERENCIADORA	A predominância de sintomas vasomotores — como ondas de calor (fogacho), palpitações cardíacas e suor — pode ocorrer nessa fase, isso é, depois do último período menstrual.
IDADE MÉDIA DA PACIENTE	A pós-menopausa inclui o resto da sua vida após a menopausa.
DURAÇÃO MÉDIA	Embora a paciente fique na pós-menopausa pelo restante da vida, segundo relatos, os sintomas comuns duram entre 4,5 e 9,5 anos após o último período menstrual.

Fatores que influenciam o momento do início natural da menopausa

Nada pode prever exatamente quando você vai entrar na perimenopausa ou chegar à menopausa (e, portanto, começar sua fase pós-menopausa), mas certos fatores podem influenciar a cronologia dessas etapas. Embora a maioria desses fatores seja fixa — é impossível não passar por eles —, saber se você corre um risco alto de ter menopausa prematura ou precoce é importante, já que essa possibilidade pode inspirá-la a tomar certas atitudes.

Genética

Inúmeros estudos mostram que a principal influência sobre a idade da menopausa é o histórico familiar. Portanto, seu processo de menopausa pode ser parecido com o de sua mãe ou parentes próximas. Embora seus genes não determinem totalmente seu destino menopáusico, é bem provável que eles desempenhem um papel relevante.

Outras pesquisas revelaram que as variantes genéticas ligadas à menopausa tardia também estão vinculadas a uma vida mais longa, o que valida ainda mais a atual compreensão de que o envelhecimento endócrino durante a menopausa pode desencadear o envelhecimento sistêmico que vem logo depois.

Histórico reprodutivo e especificidades do ciclo menstrual

Mulheres que nunca deram à luz são mais propensas a ter uma menopausa prematura ou precoce. Isso também é verdade para quem teve o primeiro período menstrual até os 11 anos. Quando esses fatores estão presentes simultaneamente, isto é, quando a mulher nunca pariu *e* teve sua menarca bem jovem, a paciente tem cinco vezes mais chances de ter menopausa prematura e duas vezes mais chances de ter menopausa precoce. O curioso é que o número de partos também pode agravar os sintomas da menopausa, pois as pesquisas mostram que mulheres que passaram por três partos ou mais são mais propensas a ter sintomas mais graves.

A duração do ciclo também pode influenciar o período de início da menopausa. Para ser mais específica, quem tem um ciclo de menos de 26 dias pode chegar à menopausa cerca de um ano e meio antes do que as mulheres com ciclos mais longos. Ciclos irregulares, no entanto, parecem não interferir na cronologia da menopausa.

Faz sentido que seu histórico reprodutivo e seu ciclo menstrual influenciem no momento da chegada da menopausa. Quando você começa a menstruar, começa também a ovular, processo através do qual há a liberação de óvulos do seu estoque limitado (vou dar mais detalhes desse processo no próximo capítulo). A não ser por conta de algum acontecimento anormal ou da interrupção devido a alguma doença ou a algum outro problema de saúde, você passa a ovular uma vez por mês (mais ou menos) ao longo dos trinta e cinco anos seguintes. Caso tenha começado a menstruar mais cedo ou tenha tido ciclos menores, é provável que esgote sua reserva de óvulos, ou seja, chegue à menopausa, mais cedo. Se esteve grávida pelo menos uma vez, você pulou alguns meses de ovulação (e mais alguns caso tenha amamentado) e reteve óvulos que, caso contrário, teriam sido liberados, o que essencialmente adia o começo da menopausa. Apesar dessa lógica, é importante lembrar que esses não são os únicos fatores que interferem na cronologia da menopausa.

Raça/Etnia

Em um estudo sobre idade da menopausa e etnia, feito nos Estados Unidos, tanto mulheres indígenas norte-americanas quanto mulheres negras foram as primeiras a entrar na menopausa, depois foi a vez das brancas não latinas e por fim as mulheres com ascendência japonesa. Tem quem avente a hipótese de que a idade das participantes tenha relação com o fator genético da idade do início da menopausa, mas é difícil isolá-lo de questões socioeconômicas, sociais e de estilo de vida que também podem exercer variados graus de influência sobre o início da menopausa.

Quando os pesquisadores analisaram os dados que comparavam a experiência da menopausa especificamente das mulheres negras em relação à das brancas, descobriram que elementos do racismo estrutural, evidentes nas diferenças no acesso à saúde e à qualidade da assistência, contribuíam para aumentar as disparidades entre os dois grupos em termos de incidência de problemas de saúde que predispõem as mulheres negras à menopausa precoce e provavelmente têm relação com o fato de as negras entrarem na menopausa 8,5 meses antes das brancas. As mulheres negras também sentem mais ondas de calor e experimentam mais episódios de depressão, e é menos provável que recebam opções de tratamento.

Não temos como mudar a influência que a genética vai ter sobre a cronologia de sua menopausa, mas podemos e *precisamos* nos esforçar para superar as disparidades que existem em consequência de fatores controláveis através da igualdade nas condições de acesso a uma assistência de qualidade a mulheres em menopausa, o que inclui o debate sobre opções de tratamento. Não é só uma questão de garantir que todo mundo tenha a chance de melhorar sua qualidade de vida durante a menopausa: é questão de talvez igualar a expectativa de vida que terão. Já está confirmado que a maior incidência de ondas de calor está relacionada a um risco maior de demência, derrame e doenças cardíacas, o que significa que um número desmedido de mulheres negras está prestes a ser afetado por essas doenças. Felizmente, as informações e o acesso estão aumentando devido ao foco na muito esperada e crucial inclusão.

Peso e massa corporal

Pesquisas mostram que o peso corporal pode interferir na idade em que a mulher chega à menopausa naturalmente. Existe um risco elevado de menopausa precoce em quem está abaixo do peso normal ou teve um baixo IMC no começo da vida adulta ou na meia-idade; já a menopausa tardia é mais comum em mulheres com peso ou IMC mais alto. À primeira vista, pode parecer que o peso corporal mais elevado traz benefícios, visto que a menopausa tardia prolonga a exposição ao estrogênio e a seus efeitos protetivos. No entanto, o sobrepeso, principalmente na região abdominal, pode neutralizar as vantagens do adiamento da menopausa e das mudanças hormonais por aumentar o risco de doenças cardíacas como hiperlipidemia (colesterol alto), problemas glicêmicos e inflamação. Então, o que tudo isso significa? Que ter uma dieta saudável — não estar nem abaixo nem acima do peso — é o que mais deve trazer benefícios nos setores da saúde reprodutiva e de modo geral.

Saúde cardiovascular pré-menopausa

Ter tido algum problema cardíaco, como um infarto ou derrame, antes dos 35 anos, ou ainda problemas como colesterol alto, hipertensão, diabetes e obesidade, dobra as chances de que a mulher entre na menopausa mais cedo. Uma teoria é de que esses fatores de risco causam um acúmulo de plaquetas nas artérias (aterosclerose), reduzindo o fluxo de sangue para o corpo. Para os ovários, isso significa que as células e os tecidos necessários para os hormônios reprodutivos serão danificadas. Isso pode acelerar o processo em que os folículos (as estruturas que contêm óvulos) não se desenvolvem direito, causando a menopausa precoce. Resumindo, os fatores de risco das doenças cardíacas podem estimular a menopausa precoce, pois afeta o fluxo de sangue e as funções reprodutivas dos ovários.

Exercícios físicos, dieta e consumo de álcool

Já é de conhecimento geral que exercícios regulares, uma dieta equilibrada e a ingestão limitada ou inexistente de bebida alcoólica são hábitos bons para a saúde. Mas será que esses aspectos do estilo de vida exercem algum impacto sobre o início da menopausa? Não há dados conclusivos que digam que sim, e a verdade é que precisamos de muito mais pesquisas nessa área. No entanto, sabemos que esses bons hábitos trazem enormes benefícios durante a perimenopausa e a pós-menopausa (entrarei em detalhes na Caixa de Ferramentas) e, dada a relação que tais fatores têm com a saúde cardíaca, podem proteger o organismo como um todo.

Tabagismo

Pesquisas confirmam a ligação entre o tabagismo e a menopausa precoce, já que fumantes entram na menopausa cerca de um ano antes das não fumantes. Quanto mais longo e mais intenso o tabagismo, maior o risco de menopausa prematura, e isso vale tanto para mulheres que ainda fumam quanto para as que já foram fumantes.

Histórico de abusos

Um estudo publicado em 2022 no periódico *Menopause* revelou uma conexão alarmante entre abuso intergeracional e início da menopausa. O artigo mostrou especificamente que mães que sofreram abusos físicos e cujos filhos sofreram abusos sexuais com regularidade chegam à menopausa nove anos antes do previsto. Embora não exista uma explicação definitiva, os pesquisadores acreditam que isso se deva ao impacto cumulativo da reação do corpo ao trauma, que gera uma enxurrada frequente de hormônios do estresse que suprime o sistema imunológico e acelera o envelhecimento reprodutivo. Conforme houver mais pesquisas sobre os impactos do trauma, imagino que veremos o efeito destrutivo que ele pode ter sobre a saúde como um todo.

Supressão da ovulação por meio de contraceptivos orais

Os ovários contêm óvulos imaturos chamados de oócitos, recrutados e usados basicamente durante a ovulação. Existe a teoria de que, como o uso de contraceptivos orais pode reduzir o recrutamento de oócitos, ele poderia retardar a menopausa. Essa hipótese, chamada de "economia de oócitos", não tem embasamento científico suficiente para justificar a recomendação do uso de contraceptivos orais como forma de prevenir a menopausa precoce. Entretanto, existem alguns indícios de que a idade da mulher ao começar o uso de contraceptivos orais pode interferir na chegada da menopausa. Em pelo menos dois estudos de confiança, pesquisadores descobriram que as mulheres que começaram a tomar contraceptivos orais entre os 25 e os 30 anos correm um risco significativamente menor de ter menopausa precoce.

Outros fatores que podem determinar o início da menopausa

Algumas mulheres perdem as funções ovarianas antes do tempo. Em geral, isso acontece devido a retirada cirúrgica dos ovários antes da menopausa natural, quimioterapia ou radiação como tratamento para alguma doença potencialmente letal ou insuficiência ovariana prematura — a seguir dou uma breve explicação sobre cada um desses casos, mas já adianto que todos levam à perda de nossos hormônios antes de sua data de validade natural — o que acelera certos sintomas e riscos à saúde associados a essa perda.

Histerectomia

Ainda que os ovários sejam poupados durante uma histerectomia, a circulação de sangue colateral para os ovários é prejudicada, e pode-se esperar que a menopausa comece 4,4 anos antes do que em mulheres que não passaram por esse procedimento.

Retirada de um ovário

Existem diversas razões para que uma paciente seja submetida a uma cirurgia de retirada de um ou dois ovários: um cisto ovariano, abcesso ou a presença de um câncer, por exemplo. Caso os dois ovários sejam removidos (ooforectomia bilateral, ver a seguir), a mulher será imediatamente lançada na menopausa. A retirada de um dos ovários é chamada de ooforectomia unilateral. Quando a operação é realizada nos anos pré-menopausa, em geral provoca a chegada da menopausa 1,8 ano antes do esperado. E, quanto mais jovem for a paciente na data do procedimento, mais adiantada será sua menopausa. A perda de um dos ovários pode causar menopausa precoce, visto que temos uma reserva limitada de óvulos e perdemos metade do estoque quando um ovário é extraído.

Menopausa induzida cirurgicamente

A menopausa induzida cirurgicamente é abrupta e permanente, provocada pela ooforectomia bilateral, isto é, a remoção cirúrgica dos dois ovários. O procedimento pode ser parte do tratamento de câncer de ovário, para tumores benignos, ou de endometriose. A mulher também pode decidir fazer a ooforectomia bilateral caso tenha herdado um risco alto de ter câncer de ovário ou de mama, ou caso tenha mutações genéticas como BRCA1, BRCA2 ou HNPCC.

Esse tipo de menopausa também causa mudanças súbitas e drásticas nos hormônios que podem ter consequências graves se não forem tratadas e também geram um aumento de 28% no índice de mortalidade geral, 33% na incidência de doenças cardíacas, 62% no risco de derrame, 60% no risco de declínio cognitivo, 54% no risco de transtornos do humor e 50% no risco de osteoporose e fraturas ósseas.

Isso significa que, caso chegue a um estado de enfermidade ou desconforto que exija a retirada dos ovários antes da menopausa, você deve se certificar de que seu médico está seguro de que esse é o melhor e único caminho e de que tem um plano para tratar sua menopausa de forma proativa e agressiva — sobretudo se a proposta for uma ooforectomia eletiva (remoção de ovários saudáveis) durante uma histerectomia (retirada do útero) como procedimento meramente preventivo. Esse método é antiquado, e agora sabemos que, na maioria dos casos, os benefícios para a saúde de se manter os ovários superam o risco de um possível câncer de ovário. É óbvio que a situação de cada paciente é única, e é preciso avaliar objetivamente os benefícios e os riscos. Se sua vida estiver em jogo, a pergunta já está respondida. Mas outras situações talvez apresentem mais nuances, e aconselho que todas as opções sejam consideradas antes que você concorde em fazer uma ooforectomia bilateral.

Caso já tenha feito esse procedimento ou descubra que vai precisar fazê-lo antes da menopausa, é essencial conversar com seu médico sobre a opção da terapia de reposição hormonal. Estudos mostram que a reposição hormonal pode eliminar o risco de doença cardiovascular em mulheres com ooforectomia bilateral pré-menopáusica, provavelmente por retardar a chegada da aterosclerose, acelerada pela perda repentina de estrogênio que acontece após a retirada dos ovários. Pesquisas também mostram que, quando a terapia de reposição hormonal é iniciada até cinco anos após a menopausa e usada durante pelo menos dez anos, a redução do declínio cognitivo é significativa (falo mais sobre o assunto no Capítulo 6).

Menopausa induzida quimicamente

A menopausa induzida quimicamente pode ser motivada pela quimioterapia, pela radioterapia ou pela terapia de supressão hormonal. Esse tipo de menopausa pode ser temporária ou permanente, a depender de diversos fatores, como a idade da paciente, a intensidade e duração do tratamento e/ou o tipo de medicamento usado.

Mais uma vez, é essencial que você discuta com seu médico a opção da terapia de reposição hormonal e qualquer outra alternativa de tratamento proativo para prevenir a síndrome geniturinária da menopausa e a osteoporose, e verifique quais são suas opções de tratamento sintomático das ondas de calor, do suor noturno e dos problemas do sono. Vamos falar deles na Caixa de Ferramentas.

Insuficiência ovariana prematura (IOP)

Ocorre quando os ovários param de funcionar antes dos 40 anos de idade. Essa condição também pode ser chamada de IOP idiopática ou espontânea ou de falência ovariana prematura, mas *insuficiência* é um termo mais preciso porque essa condição pode tornar intermitente a produção de estrogênio e a ovulação. Deste modo, do ponto de vista técnico, não se trata de uma "falência". A IOP é causada pela depleção ou disfunção folicular, e pode gerar os mesmos sintomas que a menopausa: ondas de calor e suor noturno, dor durante o sexo, insônia, transtornos do humor e melancolia. Pessoas diagnosticadas com IOP podem sofrer de sintomas emocionais e psicológicos intensos, já que esses sintomas geralmente se misturam à confusão e ao choque de precisar lidar com uma disfunção reprodutiva e hormonal crônica antes dos 40 anos. Esses sentimentos se potencializam em mulheres que recebem o diagnóstico de IOP depois de enfrentar dificuldades para conceber um filho.

Ainda são necessárias muitas pesquisas para que possamos entender completamente o que faz os folículos apresentarem falhas prematuramente, mas a ciência atual mostra que a IOP pode ter origem genética. Ela também pode ser provocada por:

- quimioterapia e radioterapia.

- doenças autoimunes, como doenças da tireoide, doença de Addison e artrite reumatoide.

- doenças genéticas, como síndrome de Turner ou síndrome do X frágil.

- baixa contagem de folículos.

- doenças metabólicas.

- exposição a toxinas, como fumaça de cigarro, substâncias químicas ou pesticidas.

A realidade é que a IOP causa a perda de estrogênio e de seus efeitos protetivos precocemente. Isso pode levar a um risco maior de doença cardíaca, osteoporose e declínio cognitivo. É crucial que as mulheres com IOP encontrem um médico que lhes deem apoio e sejam proativos, capazes de criar um plano de tratamento que ajude a minimizar os riscos à saúde. Um plano adequado inclui:

- terapia de reposição hormonal, se a paciente estiver apta a ministrá-la.

- exercícios frequentes, dando preferência a treinos de resistência, para combater a perda de massa muscular, uma consequência bem conhecida da IOP.

- apoio psicológico, isto é, com terapeutas especializados em fertilidade e questões relativas à saúde reprodutiva.

- amparo social de grupos de apoio presenciais ou on-line.

- consulta com um médico especialista em infertilidade, caso necessário, para discutir formas de engravidar, que podem incluir o uso de um óvulo doado.

Mesmo que perca sua função ovariana antes do tempo, é essencial que você se lembre de que somos muito mais do que nossos ovários e os hormônios produzidos por eles. Você merece cuidado e orientações preventivas assim como qualquer paciente.

Um mapa da menopausa

Toda pessoa que nasceu com o aparelho reprodutor feminino um dia vai chegar à menopausa. Os caminhos podem parecer diversos, mas ninguém deve se sentir perdido. Espero que compreender as fases da sua transição menopáusica e os fatores que podem influenciar a cronologia da sua jornada ajude a lançar luz sobre a sua trajetória.

CAPÍTULO 6

O que acontece com seu corpo durante a menopausa

> Comecei a ter sintomas de menopausa por volta dos 52 anos e parei de menstruar aos 55, mas esses três anos foram horríveis. Tive sintomas tão fortes que procurei cardiologista, reumatologista, ginecologista e urologista. Meu clínico geral, um homem, queria que eu passasse a tomar um antidepressivo e parecia não saber nada de nada sobre menopausa. Por fim, fui a uma especialista em menopausa e comecei a terapia de reposição hormonal. Para ser mais específica, passei a usar adesivo de estradiol e a tomar progesterona por via oral. Isso salvou a minha vida, sem exagero. Em uma semana, eu já não tinha ondas de calor, suor noturno, palpitações nem dor nas articulações, e minhas mudanças de humor diminuíram, passei a ter menos fadiga e mais energia, e minha insônia acabou. Minha qualidade de vida melhorou 1000%. Toda mulher merece saber a verdade sobre o que a falta de estrogênio faz com o corpo. A perda desse hormônio é prejudicial à saúde.
>
> — Karen M.

A menopausa evoca muitas emoções diferentes. Algumas mulheres ficam em êxtase com a ideia de nunca mais menstruar — chega de absorventes, tampões, TPM, cólicas ou do risco de engravidar! Outras sentem o exato oposto — lamentam a perda dos anos reprodutivos, ficam abaladas por esse evidente sinal de envelhecimento e sentem saudade da juventude.

E existem mulheres mais ambivalentes. Você sabe de quem estou falando: a mulher que ama dizer "as coisas são como são" o tempo todo!

Detesto dizer isso, mas essa amiga que faz você revirar os olhos ou ranger os dentes tem razão: as coisas *são* como são. Nosso corpo é finito, assim como nossa fase reprodutiva: ter raiva dessa realidade é inútil. O que não é inútil é obter conhecimento sobre as mudanças que estão acontecendo e então tomar atitudes e criar hábitos que ajudem a proteger você e talvez prolongar sua vida apesar dessas transformações.

Você não precisa saber tudo sobre a menopausa para conseguir a assistência necessária, mas vai ser bastante útil ter uma compreensão razoavelmente detalhada das mudanças que ocorrem no sistema endócrino, bem como do impacto significativo que elas podem ter sobre o corpo. Muitos médicos usam a complexidade do assunto e a falta geral de conhecimento para ir logo varrendo os sintomas para debaixo do tapete sem oferecer possíveis soluções.

Já ouvi inúmeros relatos de variações da mesma experiência como paciente: a mulher vai ao ginecologista com sintomas novos e perturbadores, provavelmente indicativos de perimenopausa. Esse é o mesmo médico que cuidou muito bem da paciente durante seus anos reprodutivos, fazendo exames de Papanicolau, receitando contraceptivos, talvez oferecendo amparo durante a gravidez e o parto, depois uma ou outra cirurgia. Mas os sintomas que a levaram ao consultório desta vez não recebem o mesmo tipo de cuidado, e então ela é dispensada e ouve o médico dizer que não tem como ajudá-la: ela vai ter que ser forte e aguentar firme. Como os sintomas persistem, ela procura outro médico, que é gentil e lhe dá ouvidos, mas, em vez de diagnosticar a perimenopausa — o pato —, ele declara que ela está com fadiga adrenal, infecções parasitárias, déficit de vitaminas, hipertireoidismo subclínico, acúmulo de toxinas ou outro diagnóstico qualquer! Ele receita, então, uma série de suplementos ou um "programa de desintoxicação" que promete equilibrar os hormônios a um custo alto por mês, no mínimo. Não que déficit de vitaminas e hipertireoidismo não existam, mas são raros e, em geral, surgem por erros de diagnóstico. Então, depois de gastar uma pequena fortuna e ainda sofrendo dos sintomas, a mulher se sente ainda pior por não ter melhorado e começa a questionar a própria sanidade — *deve ser tudo coisa da minha cabeça.*

Se você não passou por isso, deu sorte. Infelizmente, é muito comum.

Então o que podemos fazer para garantir que você não enfrente essa situação ou pelo menos não passe por ela mais uma vez? Podemos trabalhar juntas e, posso assegurar que você terá acesso a informações essenciais. A informação é o pé que você enfia na porta antes que outro médico a feche para evitar suas perguntas. Use o que aprender aqui para lutar tanto pelos seus interesses quanto por sua saúde e fazer escolhas fundamentadas visando o melhor para o seu corpo durante a menopausa.

COMO OS OVÁRIOS FUNCIONAM

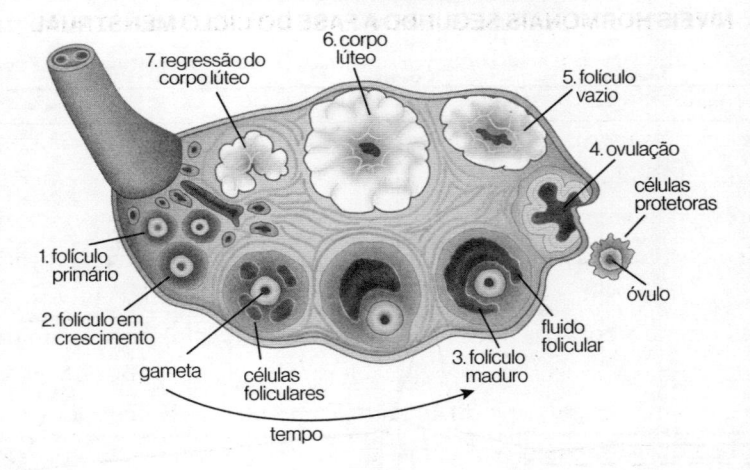

(Diagrama de um ovário com as seguintes legendas: 1. folículo primário; 2. folículo em crescimento; 3. folículo maduro; 4. ovulação; 5. folículo vazio; 6. corpo lúteo; 7. regressão do corpo lúteo; gameta; células foliculares; células protetoras; óvulo; fluido folicular; tempo)

Os ovários

Os ovários são glândulas em formato de amêndoas. Nascemos com duas, e elas já veem com nossa reserva vitalícia de oócitos, ou óvulos imaturos, que em geral somam algo entre um e dois milhões. Ao chegar à puberdade, essa reserva já diminuiu, chegando a um número entre 300 mil e 400 mil oócitos. Esses pequenos oócitos ficam dentro de bolsas cheias de fluido chamadas de folículos até serem recrutados durante o ciclo menstrual e talvez convocados a serem o folículo dominante do mês.

Fases do ciclo menstrual

O ciclo menstrual é formado por quatro fases que mês após mês preparam o corpo para a gravidez: a menstruação, a fase folicular, a ovulação e a fase lútea. O processo todo é de alta complexidade e, assim como uma sinfonia, requer que muitos músicos toquem todas as notas com perfeição para que o espetáculo seja um sucesso (veja abaixo uma representação visual disso). Entender como esse processo funciona durante seus anos reprodutivos pode ajudá-la a identificar o que está acontecendo quando você estiver entrando na perimenopausa e em sua fase pós-reprodutiva.

NÍVEIS HORMONAIS SEGUNDO A FASE DO CICLO MENSTRUAL

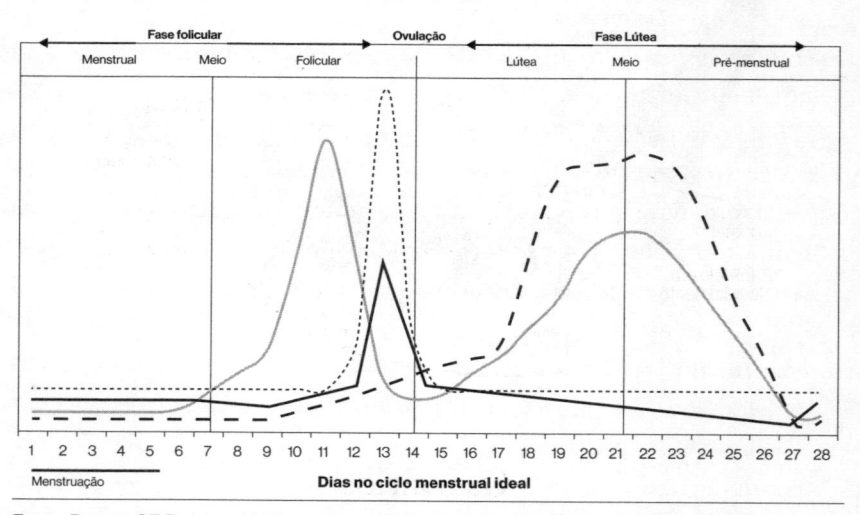

Fonte: Draper CF, Duisters K, Weger B, et al. *Menstrual cycle rhytmicity: metabolic patterns in healthy women*. Science Reports 2018 ;8 :14568. doi: 10.1038/s41598-018-32647-0.

1. ***Menstruação (dias 1-5):*** o ciclo menstrual começa com o sangramento, que é a maneira de o corpo eliminar o tecido, o sangue e o muco que formam o revestimento uterino espesso todos os meses. A menstruação é um sinal de que a ovulação do mês anterior não resultou em gestação e, como os níveis de estrogênio e progesterona

que preparariam o corpo para a gravidez não são necessários, eles caem durante essa primeira fase.

2. **Fase folicular (dias 6-14):** nesse momento, o corpo inicia um novo processo de preparação para a gravidez. Os ovários liberam estrogênio para ajudar a espessar o revestimento do útero, providência necessária caso a mulher engravide. Em seguida, a glândula pituitária libera o hormônio folículo-estimulante (FSH) para desencadear o crescimento dos folículos dentro dos ovários. Apenas um certo grupo de folículos vai crescer, e só um dos folículos desse grupo (a não ser que se trate do que viria a ser uma gravidez de gêmeos) emerge como folículo dominante que vira um óvulo maduro. Certas células do folículo, as da granulosa e da teca, ajudam a desencadear o crescimento ao excretar estrogênio e testosterona.

3. **Ovulação (por volta do dia 14):** o aumento de um hormônio chamado hormônio luteinizante (LH) — de novo graças à glândula pituitária — aciona o folículo dominante para que ele libere o óvulo maduro num processo conhecido como ovulação. O folículo vazio então se encolhe e forma um corpo lúteo, ou corpo amarelo. A glândula endócrina temporária, que é o próprio corpo lúteo, produz estrogênio e progesterona para ajudar a engrossar mais o revestimento uterino.

4. **Fase lútea (dias 15-28):** o óvulo maduro passa por uma das trompas de Falópio e desce até o útero, onde pode ser fertilizado por esperma. Se o óvulo for fertilizado e se fixar na parede uterina viscosa e grossa, a mulher engravida. Caso isso não aconteça, as células do corpo lúteo começam a se desintegrar e os níveis de progesterona e estrogênio caem para que o revestimento uterino possa se afinar e, pouco depois, recomeçar a fase menstrual. A queda dos hormônios nesse momento pode causar sintomas de tensão pré-menstrual (TPM).

Esse ciclo complexo e incrível se repete ao longo de cerca de 30 ou 35 anos, a não ser que você engravide ou seu ciclo seja interrompido por algum problema de saúde.

Como os ovários param de funcionar

À medida que o envelhecimento cronológico ocorre, acontece também o envelhecimento reprodutivo. Conforme a mulher menstrua e ovula no decorrer desse tempo, vai perdendo folículos, e a cada ano que passa a qualidade de seus óvulos decai. A capacidade funcional dos ovários também começa a minguar, resultando em uma produção hormonal menos confiável e em uma reatividade menor aos sinais emitidos pelos hormônios. Essa queda funcional vai continuar, provocando interrupções do ciclo e criando sintomas de baixa hormonal, que podem ser um indício da entrada na transição menopáusica (ou seja, de perimenopausa) e levar a irregularidade menstrual, ondas de calor, aumento da ansiedade, palpitações cardíacas e outros problemas.

A versão resumida do que acontece depois é a seguinte: a função ovariana continua perdendo força, aumentam e se prolongam as interrupções do ciclo menstrual, os sintomas se intensificam, e assim por diante até a mulher atingir a falência ovariana. Ao chegar nesse ponto, as ovulações mensais e a produção de hormônios sexuais decorrente delas se interrompe para sempre. E, com o fim da função ovariana, a pessoa terá entrado na menopausa.

Do ponto de vista hormonal, são tantas as coisas acontecendo quando o sistema reprodutivo começa a se aposentar que seria impossível detalhar tudo nestas páginas. Mas acho que ter uma ideia geral do caos hormonal em andamento pode eliminar parte do mistério que ronda a experiência sintomática da menopausa. Esse "Fluxograma (já sem fluxo)" demonstra a progressão.

- As oscilações hormonais começam quando os óvulos começam a se esgotar. Menos óvulos significam menos células foliculares em volta, o que equivale à queda da produção de estrogênio, progesterona e de uma parte da testosterona.

- O hipotálamo, região do cérebro que controla a produção hormonal, percebe o nível mais baixo de estrogênio na corrente sanguínea e reage soltando mais hormônio liberador de gonadotrofina (GnRH).

- Esse hormônio, por sua vez, estimula a glândula pituitária a produzir mais hormônio folículo-estimulante (FSH) e hormônio luteinizante (LH) para promover o crescimento folicular e a ovulação.

- Caso os níveis de estrogênio e progesterona continuem baixos, como acontece quando a função ovariana está declinando, os níveis de FSH e LH continuam a subir (é como quando ligamos para alguém sem parar, na esperança de que a pessoa atenda: *Eu sei que ela está lá, então por que ela não atende?*).

- Seu corpo está tentando encontrar um jeito de produzir estrogênio, mas não há muito o que fazer nessa situação. O número de folículos nos ovários não para de cair, e os que restam se tornam cada vez menos reativos aos hormônios estimulantes conforme envelhecem.

- Quedas drásticas do estrogênio causam ondas de calor e saltos nas ovulações e outros sintomas imprevisíveis se manifestam.

A verdade sobre "dominância de estrogênio" e "desequilíbrio hormonal"

Alguns dos praticantes da medicina integrativa usam os termos "dominância de estrogênio" e "desequilíbrio hormonal" para simplificar demais o que está acontecendo quando a ovulação da paciente é imprevisível ou ela apresenta outros sintomas. Usam essa terminologia porque as oscilações hormonais, mesmo as que ocorrem durante um ciclo menstrual saudável, são complicadas e difíceis de explicar. Mas entenda o seguinte: seus níveis de estrogênio *não estão* elevados, como o termo dá a entender. Na verdade, eles apenas não estão sendo "combatidos" com o contrabalanceamento da progesterona. Como posso explicar isso de outra forma? Sua produção de estrogênio é alta *em comparação com* a de progesterona. Também é importante observar que "dominância de estrogênio" e "desequilíbrio hormonal" não são termos reconhecidos ou usados por todos os profissionais da medicina. São vagos e imprecisos demais para serem empregados em diagnósticos clínicos ou usados pelo médico para criar um plano de tratamento, e não são indicativos da raiz do problema.

Se você entrasse no meu consultório com sintomas que sugerissem uma disfunção ou um desequilíbrio hormonal, a lista de possíveis diagnósticos poderia incluir síndrome do ovário policístico (SOP), endometriose, doenças da tireoide, menopausa, entre outros. E eu investigaria as possíveis causas de predisposição genética, além de fatores ambientais e/ou de estilo de vida, e o envelhecimento reprodutivo (no caso da menopausa). Em cada caso, com a ajuda da paciente, eu descartaria problemas médicos subjacentes. Jamais concluiria de cara que seu caso é um simples desequilíbrio hormonal.

Sei que isso pode ser confuso dado o número escandaloso de produtos e serviços disponíveis e anunciados como cura para o desequilíbrio hormonal e sintomas como fadiga, ganho de peso, mudanças de humor e libido baixa. A verdade é que a maioria desses produtos não é regulamentada, e nada do que eles prometem precisa ser respaldado por estudos clínicos para que sejam comercializados; a maioria, se não todos, é provavelmente ineficaz e cara, e existe o risco de não serem seguros. Recomendo manter distância e procurar um médico especializado em menopausa para saber como lidar com a questão.

Os riscos da menopausa à saúde

Conforme já mencionei, a perda da função ovariana e os possíveis sintomas incômodos que acompanham a menopausa (sintomas de que vamos falar na Parte Três) são *naturais*, mas não são os únicos "efeitos colaterais" da falência ovariana que exigem atenção: a menopausa, tendo você sintomas ou não, gera uma série aterrorizante de doenças e problemas cujos riscos são exacerbados. Os riscos começam a aumentar quando o nível de estrogênio começa a cair (e esses riscos se somam àqueles já trazidos pelo envelhecimento e que talvez já estivessem presentes).

O estrogênio é um hormônio que nos oferece uma proteção inacreditável, e quando sua quantidade diminui na menopausa, perdemos grande parte de suas defesas. Com a ausência do estrogênio, os hormônios do estresse, como o cortisol e outros agentes pró-inflamatórios, se tornam mais ativos e destrutivos — a ponto de alguns pesquisadores chamarem a transição menopáusica de "evento inflamatório". Esse acontecimento estabelece uma tendência interna à inflamação sistêmica crônica, que pode afetar muitos sistemas do organismo e é um fator relevante no aumento dos riscos à saúde que acompanham a menopausa. Como resultado da menopausa, você corre um risco maior de:

- osteoporose.

- doença arterial coronariana.

- resistência à insulina e pré-diabetes.

- neuroinflamação.

- ganho de gordura visceral.

- sarcopenia (perda de massa muscular).

Estou pensando sobretudo nessa lista de problemas graves quando ressalto a importância de se discutir a terapia de reposição hormonal com seu médico. A reposição de estrogênio pode ajudar nesses casos. Sim, o controle dos sintomas é o que pode levá-la a cogitar a reposição, mas as implicações mais amplas para sua saúde deveriam ser uma razão igualmente convincente, se não um peso maior, para você descobrir se pode usá-la.

Vamos dar uma olhada mais aprofundada em cada um desses problemas.

Osteoporose

A osteoporose é uma doença óssea progressiva caracterizada por ossos frágeis, quebradiços.

Sua densidade óssea se deteriora naturalmente com o tempo, mas quando você é jovem, seu corpo luta cotidianamente contra esse processo, renovando a força de seus ossos e mantendo a massa existente. À medida que você envelhece, a renovação desacelera, mas a degeneração não, e, com isso, é possível acabar desenvolvendo osteoporose, principalmente se outros fatores de risco estiverem presentes. Ter osteoporose torna a pessoa mais suscetível a fraturar os ossos e quebrar a bacia, a coluna ou o punho. Essas lesões são apenas inconvenientes para uma pessoa jovem, mas são debilitantes e perigosas quando se tem uma idade mais avançada. As fraturas do quadril são as mais preocupantes: uma pesquisa publicada no *Journal of Internal Medicine* revelou que um em cada três adultos acima dos 65 anos falecem até doze meses após fraturarem a bacia.

As mulheres têm uma propensão à osteoporose quatro vezes maior do que os homens, e a perda de estrogênio na menopausa é a causa mais comum. Isso acontece porque o estrogênio cumpre a importante função de desacelerar a deterioração dos ossos. Os tecidos ósseos possuem receptores de estrogênio que ativam a formação e aumentam a produção segundo as ordens dele. Quando os níveis de estrogênio despencam na menopausa, a perda osteoporótica aumenta e o resultado pode ser a fraqueza óssea. Das mulheres na pós-menopausa, entre 40% e 50% delas sofrem alguma fratura relacionada à osteoporose. Estudos também revelam que existe ligação entre sintomas vasomotores, como ondas de calor e suor noturno, e baixa densidade mineral óssea, osteoporose e até fraturas ósseas.

ENTENDA OS RISCOS

Há várias medidas que você pode tomar para prevenir a osteoporose ou se proteger caso desenvolva essa doença óssea tão grave. O passo mais importante é verificar se você tem osteoporose caso já tenha fraturado quadril, vértebras, ombro, pélvis ou punho, ou caso manifeste algum outro fator de risco. Alguns dos principais fatores de risco são o físico de pequenas proporções (pesar 57 quilos ou menos); a menopausa precoce; histórico de tabagismo e/ou de consumo excessivo de álcool (isto é, no mínimo duas doses por dia); uso diário de corticosteroide, remédio para tireoide, varfarina ou outros medicamentos imunossupressores; cirurgia bariátrica; e alguns problemas de saúde crônicos, como insuficiência renal, artrite reumatoide e doença hepática.

ENTENDA OS NÚMEROS

O exame de triagem mais comum para detectar a osteoporose é a densitometria óssea ou DEXA. E ainda que seu plano não cubra o custo, recomendo bastante que você pague do próprio bolso. (Um bônus do DEXA: ele mede a massa muscular e a gordura visceral — veja a seção sobre ganho de gordura visceral na página 102). Caso sua densidade óssea esteja baixa, quanto antes ela for identificada, melhor, pois assim você pode agir para reduzir a perda óssea e se proteger de fraturas, que podem ser tão debilitantes e onerosas que você deve evitá-las a qualquer custo!

COMO A REPOSIÇÃO HORMONAL PODE AJUDAR

Vou abordar a prevenção e as estratégias terapêuticas para a osteoporose na Caixa de Ferramentas, mas acho que vale a pena frisar que existem evidências de que a terapia de reposição hormonal ajuda a proteger a saúde óssea durante a menopausa. Uma pesquisa publicada em 2021 divulgou que a reposição de estrogênio pode prevenir a perda de massa óssea e reduzir o risco de fraturas entre 20% a 40%, e que seu efeito protetivo parece atingir seu potencial máximo quando a reposição é iniciada até dez anos depois da menopausa. Além do mais, a reposição de testosterona também pode ser importante, pois já foi comprovado que o nível desse hormônio apresenta uma correlação positiva com a densidade mineral óssea em mulheres na perimenopausa e no começo da menopausa (precisamos de mais pesquisas nessa área). No próximo capítulo, vou discutir como descobrir se você é uma boa candidata à reposição hormonal e como ter essa conversa com seu médico.

Doença arterial coronariana

A doença arterial coronariana é um tipo específico de cardiopatia que ocorre quando a plaqueta composta por colesterol e gorduras se acumula nas artérias, reduzindo o fluxo do sangue, repleto de oxigênio, que segue em direção ao coração. Esse baixo fluxo pode ser nocivo ao funcionamento do coração e aumentar o risco de coágulos e infarte.

A doença arterial coronariana é a principal causa de morte das mulheres, e nosso risco de desenvolvê-la aumenta por volta dos 55 anos, idade em que a maioria das mulheres já está na pós-menopausa ou está prestes a chegar lá. A sobreposição de risco aumentado e do momento da menopausa não é coincidência, pois sabe-se que a menopausa causa a elevação do colesterol total, do LDL e dos triglicerídeos, fatores já reconhecidos como de risco para doenças cardíacas. (Se você se espantou com o salto do seu nível de colesterol durante a transição da menopausa, saiba que não foi a única!)

Durante a menopausa, existe também um conjunto de mudanças decorrentes da diminuição dos níveis de estrogênio e progesterona que pode ter um efeito negativo sobre o funcionamento dos vasos sanguíneos. Quando o estrogênio e a progesterona caem, os vasos se contraem mais: o fígado começa a produzir uma quantidade exagerada das proteínas que coagulam o sangue, aumentando as chances de formação de coágulos; e as células endoteliais, que forram os vasos sanguíneos, produzem um número menor dos hormônios que ajudam o sistema vascular a relaxar e permitem um fluxo de sangue regular. Esses fatores se combinam e criam uma grave ameaça à saúde do coração.

ENTENDA OS RISCOS

Você corre um risco maior de doença arterial coronariana nos seguintes casos:

- se tem histórico familiar de doenças cardíacas.

- se tem colesterol alto, diabetes ou pressão alta.

- se é ou já foi fumante ou se foi fumante passivo por muito tempo.

- se sofreu uma exposição prolongada à poluição do ar ou a outras toxinas ambientais.

- se está com sobrepeso ou tem obesidade.

- se é sedentária.

Existem também fatores relacionados à menopausa que já são conhecidos por possuírem ligação com o aumento do risco. Caso você tenha vivido a menopausa antes dos 45 anos, corre um risco bem maior de desenvolver doenças cardíacas em comparação com mulheres que entraram na menopausa após essa idade. O risco também é maior em casos de menopausa cirúrgica ou de sintomas fortes na menopausa, como ondas de calor e suor noturno.

ENTENDA OS NÚMEROS

O aspecto mais preocupante da doença arterial coronariana é que (1) nem sempre ela provoca sintomas antes de haver uma ruptura ou se tornar grave a ponto de obstruir o fluxo de sangue, e (2) não existem bons exames de triagem. Isso não significa que não existe exame nenhum: um check-up anual deve incluir a verificação da pressão, do peso e dos níveis de colesterol, todos fatores que, quando elevados, aumentam o risco de doença coronariana. Mas não existem exames de triagem *excelentes* porque eles não proporcionam um retrato detalhado do que está acontecendo nas suas artérias. Um exame melhor para esse intuito é o escore de cálcio coronariano, uma tomografia computadorizada que vê o grau de acúmulo de cálcio ou plaquetas que pode haver nas artérias coronarianas. Ele revela a existência ou o risco de doença arterial coronariana.

Caso você tenha mais de 40 anos e esteja cogitando fazer reposição hormonal pela primeira vez, tenha em mente que ele acarreta vários fatores de risco para doença arterial coronária, eu acredito que seja importante fazer o exame de escore de cálcio coronariano antes de começar a usar qualquer medicação.

COMO A REPOSIÇÃO HORMONAL PODE AJUDAR

Já foi comprovado nunca é demais repetir que a terapia de reposição hormonal causa a redução significativa das doenças cardiovasculares e de mortes por todas as causas quando usada por mulheres abaixo dos 60 anos que estão na menopausa ou quase lá (não mais que dez anos após a menopausa). Por outro lado, se a reposição hormonal começar mais de dez anos depois da menopausa, *talvez* haja um risco maior de doenças cardiovasculares, e esse risco sobe ainda mais depois de vinte anos. Essa divergência extraordinária faz parte da hipótese do timing, que sugere que o momento do início da terapia de reposição hormonal faz toda a diferença (volte à página 46, no Capítulo 3, para ler mais sobre o assunto). A conclusão principal é de que a terapia de reposição hormonal parece funcionar melhor quando usada para prevenir várias doenças, sobretudo a arterial coronariana.

Resistência à insulina

A insulina é um hormônio produzido pelo pâncreas que possibilita que as células do corpo usem os alimentos como combustível; é o que há de mais essencial no que diz respeito ao funcionamento metabólico e basicamente mantém o motor do corpo ativo. Em pleno funcionamento, seu metabolismo é mais ou menos assim:

- Você come e seu estômago e seu intestino delgado convertem o alimento em glicose (açúcar no sangue).

- O pâncreas libera a insulina para sinalizar às células que elas devem usar a glicose como combustível.

- As células captam o sinal e liberam o combustível para ser usado, retirando a glicose da corrente sanguínea.

- O pâncreas suspende a produção de insulina até a próxima vez que você se alimentar ou beber alguma coisa.

Esse processo todo pode ser interrompido caso as células se tornem menos sensíveis à insulina, o que acontece se a resistência à insulina se desenvolver. Com essa resistência, as células do corpo se tornam menos reativas ao hormônio, elevando o nível de açúcar no sangue. Se o nível de açúcar continuar alto por muito tempo, pode ocorrer uma inflamação crônica de baixo grau.

Gosto de dizer que a resistência à insulina é a primeira parada do trem da disfunção metabólica, e é por isso que temos que levá-la a sério. Descontrolada, a resistência à insulina gera o risco de pré-diabetes e depois de diabetes tipo 2. Também é o que chamamos de uma via de acesso à síndrome metabólica, um conjunto de problemas que aumentam consideravelmente seu risco não só de ter diabetes tipo 2, mas de doença arterial coronariana e de derrame. A síndrome metabólica pode incluir um nível elevado de glicose no sangue, triglicerídeos elevados, um valor baixo de lipoproteínas de alta densidade (HDL) e pressão alta.

Como o nível de estrogênio cai durante a transição da menopausa, nesse período as mulheres se tornam mais suscetíveis a criar resistência à insulina. O estrogênio tem um papel importante no metabolismo da glicose e sua ausência pode contribuir para a disfunção metabólica. O risco de resistência à insulina devido à queda do estrogênio ocorre independentemente da idade, ou seja, até mulheres mais jovens que têm menopausa precoce correm o risco de desenvolvê-la.

Acredite se quiser, mas acho que resistência à insulina oferece uma oportunidade única de correção metabólica: é muito mais fácil recuperar a sensibilidade insulínica nessa "fase" metabólica, antes que a pré-diabetes ou a diabetes tipo 2, que são mais graves, se desenvolvam.

ENTENDA OS RISCOS

A obesidade abdominal (gordura visceral) e o sedentarismo são os principais fatores de risco para o desenvolvimento da resistência à insulina. O risco também é mais alto em pacientes com síndrome do ovário policístico, apneia do sono ou doença hepática gordurosa não alcoólica. Alguns remédios, como os indicados para pressão alta, esteroides e aqueles usados para tratar transtornos psiquiátricos ou HIV aumentam a propensão à resistência insulínica. Problemas de saúde como a síndrome de Cushing e o hipotireoidismo também.

ENTENDA OS NÚMEROS

O exame de sangue padrão não revela se você tem resistência à insulina, e os sintomas iniciais talvez não sejam evidentes. No entanto, caso seu pâncreas tenha chegado ao ponto de precisar bombear mais insulina devido à resistência e o nível de insulina continue alto, você pode acabar tendo triglicerídeos elevado e pressão alta. Se tiver algum desses problemas e/ou colesterol HDL baixo, você tem no mínimo uma característica da síndrome metabólica, e é provável que apresente um nível elevado de insulina. Nesse caso, fique atenta e verifique o nível de açúcar no seu sangue. No meu consultório, avalio a glicemia em jejum e a hemoglobina glicada de todas as pacientes, e se certos fatores de risco estiverem presentes, testo a insulina em jejum e calculo o índice de homeostase da resistência à insulina (HOMA-IR) antes de seguir em frente. A avaliação da HOMA é calculada a partir da glicemia em jejum e do nível de glicose. Caso considere ter risco de criar resistência à insulina, aconselho que você arregace as mangas e peça a seu médico que solicite esse exame.

COMO A REPOSIÇÃO HORMONAL PODE AJUDAR

Embora as pesquisas nessa área ainda estejam em andamento, estudos recentes demonstram que a reposição de estrogênio pode evitar a resistência à insulina em mulheres pós-menopausa. Outras investigações científicas revelam que a incidência de diabetes tipo 2 em usuárias de terapia de reposição hormonal é 20% mais baixa do que em mulheres que não fazem esse tratamento. Entretanto, acredito que ainda precisamos de mais pesquisas para usar amplamente a terapia de reposição hormonal com o objetivo específico de reduzir a resistência à insulina e outros distúrbios metabólicos. Por enquanto, é muito importante que o risco da resistência à insulina seja revertido ou reduzido por meio de mudanças no estilo de vida. Sempre incentivo minhas pacientes a prestarem atenção também na alimentação e fazerem exercícios físicos, mas abordo esses assuntos com mais detalhes na Caixa de Ferramentas.

Neuroinflamação

Trata-se de uma inflamação que ocorre no cérebro ou na medula espinhal e pode causar danos aos neurônios essenciais às funções cognitivas. Quando se torna crônica, os repetidos danos podem embaralhar as linhas de comunicação do cérebro e levar à formação do tipo de placa associado à doença de Alzheimer.

A probabilidade de desenvolver Alzheimer é duas vezes maior nas mulheres, e faz muito tempo que esse número é atribuído ao fato de as mulheres viverem mais do que os homens e de o risco de Alzheimer aumentar com a idade. Mas novas pesquisas indicam que existe mais um fator em jogo: as drásticas mudanças hormonais que vivemos durante a transição da menopausa. Sobretudo a perda do estrogênio pode aumentar a neuroinflamação e, segundo a neurocientista Lisa Mosconi (diretora da Women's Brain Initiative e do Alzheimer's Prevention Program de Weill Cornell Medicine/New York–Presbyterian Hospital) —, acelerar o envelhecimento cronológico do cérebro feminino. Este último pode implicar no aumento do risco de Alzheimer no momento em que as mulheres passam pela menopausa.

É possível que a queda do estrogênio também explique por que somos muito mais afetadas por outros distúrbios e doenças ligados à cognição, como a esclerose múltipla (a doença autoimune que ataca o cérebro e a medula espinhal), a enxaqueca e o transtorno depressivo maior.

ENTENDA OS RISCOS

Você corre um risco alto de neuroinflamação se tiver pressão alta, colesterol alto, doenças cardíacas e/ou diabetes tipo 2. Essas doenças promovem a inflamação e podem afetar diretamente a saúde do coração e dos vasos sanguíneos, responsáveis pelo transporte do oxigênio essencial ao cérebro.

O risco de Alzheimer, especificamente, aumenta com a idade e é maior em quem tem irmãos, o pai ou a mãe diagnosticados com a doença. Latinas e afro-americanas também apresentam um risco mais elevado de ter Alzheimer.

ENTENDA OS NÚMEROS

Quase todo mundo que passa pela transição da menopausa experimenta um aumento inflamatório, inclusive na região do cérebro. Trata-se de uma consequência inevitável da queda do estrogênio, que, como já ressaltei, exerce um papel crucial na regulação inflamatória. O estrogênio também é essencial para a gestão de certas funções neurológicas. Não é de espantar que a menopausa afete a clareza dos pensamentos, a concentração, a serenidade e outras habilidades e comportamentos ligados ao cérebro.

Infelizmente, não há nenhum exame oficial que verifique a neuroinflamação, mas conseguimos fazer uma medição não científica da reação cognitiva aos níveis decrescentes de estrogênio prestando atenção na gravidade dos sintomas da menopausa ligados ao cérebro. Podemos incluir aí sintomas como névoa mental e tendência a esquecimentos, além de ansiedade e depressão. A maioria das mulheres tem alguns desses sintomas em graus variados. "Isso não é surpresa quando pensamos em quantos sintomas da menopausa — tais como ondas de calor, depressão, ansiedade, problemas do sono e até névoa mental — na verdade se originam no cérebro, e não nos ovários", diz a dra. Mosconi.

De modo geral, os sintomas são amenizados com a estabilização do estrogênio, e então se estabelece uma espécie de norma pós-menopausa (é improvável que um dia a mulher retome a condição pré-menopausa). Porém, em algumas delas, o declínio cognitivo vai progredir a ponto de acabar levando à demência.

Caso você tenha um risco elevado de sofrer de Alzheimer ou outras doenças cognitivas, recomendo muito a leitura de *The XX Brain* e de *O cérebro e a menopausa*, ambos escritos pela dra. Lisa Mosconi. Ela é uma fonte incrível a respeito desses assuntos.

COMO A REPOSIÇÃO HORMONAL PODE AJUDAR

Ainda é necessária a realização de um estudo abrangente que ateste o papel da terapia de reposição hormonal em termos de ação protetora para o cérebro para *todas* as mulheres que estão na menopausa ou entrando nela. Mas algumas pesquisas mostram que ela é eficaz para alguns grupos específicos e não é recomendada para outros.

Conforme mencionei no Capítulo 4, uma pesquisa publicada em 2023 revelou que as portadoras do gene APOE4, associado ao risco elevado de Alzheimer, tiveram uma melhoria na velocidade de recuperação de memórias e um volume maior em certas áreas do cérebro ao fazer terapia de reposição hormonal.

Também está comprovado que a terapia hormonal é bastante neuroprotetora quando feita por mulheres que fizeram ooforectomia bilateral (a retirada dos dois ovários) antes dos 50 anos, e levemente protetora nas que fizeram terapia de reposição hormonal na fase inicial da menopausa, em geral entre os 50 e 60 anos. No entanto, aquelas que começam a reposição hormonal com a menopausa mais avançada, isto é, entre os 65 e os 79 anos, correm um risco maior de declínio cognitivo e demência. Isso mostra que, assim como acontece com a proteção cardíaca, o momento em que a reposição hormonal é iniciada pode ser um fator importante para determinar se ela será segura e/ou eficaz para as células do cérebro.

Ganho de gordura visceral

A maioria das mulheres, ao se aproximar da menopausa ou passar por ela, sente mudanças em sua constituição corporal. Ela é motivada principalmente pelo ganho de gordura visceral na região abdominal profunda e pode se tornar perceptível quando suas peças de roupa prediletas começam a ficar apertadas e incômodas, ou você começa a estranhar seu corpo (de repente o corpo em formato de pera fica redondo como uma maçã). Essa "mudança de forma" pode acontecer mesmo que seu peso não aumente muito.

Uma das principais razões que levam as mulheres ao meu consultório é essa transformação desagradável e muitas vezes inesperada. As pacientes chegam completamente angustiadas, reclamando de outros profissionais de saúde que só lhes deram o conselho genérico de "fazer mais exercícios e comer menos", isso quando sequer dão instruções. Meu método é explicar que as estratégias eficazes são muito mais específicas, além de destacar os perigos de não se adotar nenhuma medida para combater os efeitos do ganho de gordura visceral. Vale reforçar que não estou incentivando as mulheres a desprezar as mudanças do seu corpo — você deve aceitá-lo e tudo o que ele já fez por você! Porém isso não significa que devemos nos submeter às mudanças que podem trazer consequências sérias. Vamos dar uma olhada nos impactos do ganho de gordura visceral para sua saúde.

Em essência, existem dois tipos de gordura abdominal. A subcutânea, que é mais superficial e pode ser beliscada e que, apesar da insatisfação que pode causar, é relativamente benigna do ponto de vista da saúde contanto que não seja excessiva. E há a gordura visceral. Essa, localizada nas profundezas da região abdominal, pode rodear o estômago, o fígado e o intestino e ter um efeito negativo sobre o funcionamento desses órgãos e de outros próximos. É considerada uma gordura nociva e "ativa" porque libera proteínas inflamatórias que podem gerar uma inflamação crônica de baixo grau.

Quando as células de gordura visceral liberam proteínas nocivas e destrutivas no corpo, o resultado pode ser: tecidos inflamados, estreitamento de vasos sanguíneos, níveis mais altos de colesterol LDL e resistência à insulina. Tais fatores estão associados a um risco maior de aterosclerose (placas arteriais), déficit cognitivo, doença cardiovascular e diabetes tipo 2.

O problema é que, à medida que envelhecemos, e sobretudo à medida que nos aproximamos e entramos na menopausa, ficamos bem mais suscetíveis ao ganho de gordura visceral. As pesquisas ainda não descobriram o exato motivo por que isso acontece, mas parece ser motivada por uma soma de fatores como o processo normal de envelhecimento, mudanças na alimentação e no nível de exercícios físicos, a queda da qualidade do sono e — uma vez que ele é um elemento importante na regulação da gordura — a diminuição do estrogênio. Com a menor liberação desse hormônio durante a transição da menopausa, o tipo de gordura que ganhamos muda e ficamos mais propensas a ganhar quilos compostos de gordura visceral. Um estudo apontou que a gordura corporal total da mulher antes da menopausa é composta por entre 5% e 8% de gordura visceral, enquanto esse mesmo tipo de gordura forma entre 15% e 20% da gordura corporal total da mulher pós-menopausa. Dadas as relações entre gordura visceral e doenças, essa é uma porcentagem digna de atenção e que deve nos motivar a agir; na Caixa de Ferramentas, mostro algumas das estratégias mais eficazes que encontrei para combater esse efeito.

ENTENDA OS RISCOS

Você pode ganhar gordura visceral ao longo da vida em decorrência da ingestão de calorias em excesso (associada a pouca atividade física), do sedentarismo frequente e da exposição ao estresse prolongado, que, por sua vez, aumenta a produção de cortisol, hormônio do estresse que promove a obesidade abdominal. Além disso, é óbvio que na meia-idade a queda de estrogênio pode desempenhar um papel significativo ao preparar o corpo para estocar gordura na parte mais profunda da barriga.

ENTENDA OS NÚMEROS

A gordura visceral não é detectada nos números da balança, motivo pelo qual é difícil mensurá-la. Mas, para ser franca, não vejo problema nessa impossibilidade, tampouco recomendo que minhas pacientes tentem fazê-lo. Acho que passamos tempo demais olhando os números na balança ou lutando contra o ganho de gordura — eu, pelo menos, sei que só pensava nisso e tive muita dificuldade de treinar meu cérebro a não enxergar a balança como uma forma de medir meu progresso (hoje prefiro me concentrar na quantidade de músculos que tenho — veja o próximo assunto abordado para entender por que penso assim).

A maneira mais fácil e barata de obter uma estimativa da gordura visceral é calcular a relação entre cintura e quadril. Não é uma forma de descobrir a porcentagem exata de gordura visceral, mas essa conta pode ajudá-la a entender por quais transformações seu corpo está passando em decorrência da mudança dos níveis hormonais. Para saber qual é a sua relação cintura-quadril, pegue uma fita métrica e faça o seguinte:

- Meça a circunferência de sua cintura passando a fita em torno da parte onde ela é mais fina. Em geral, esse ponto fica logo acima do seu umbigo.

- Meça a circunferência de seu quadril passando a fita em torno da parte onde ele é mais largo.

- Calcule a relação entre cintura e quadril dividindo a circunferência da cintura pela circunferência do quadril.

- Use a tabela a seguir para verificar se seu grau de obesidade abdominal pode representar um risco elevado à sua saúde:

RISCO À SAÚDE	RELAÇÃO CINTURA-QUADRIL (MULHERES)
Baixo	0,80 ou menos
Moderado	entre 0,81 e 0,85
Alto	0,86 ou mais

Você também pode procurar uma clínica ou um profissional especializado que ofereça o tipo de exame que mede sua composição corporal. Pode ser um DEXA, que verifica a densidade óssea, a gordura visceral e a massa muscular, ou um exame de bioimpedância (falo mais sobre isso na próxima seção).

COMO A REPOSIÇÃO HORMONAL PODE AJUDAR

As pesquisas a respeito da terapia hormonal e seus efeitos sobre a obesidade abdominal chegaram a dados positivos. Já foi demonstrado que ela é eficaz na redução da gordura visceral e na prevenção do ganho de peso relacionado à idade em mulheres pós-menopausa. O problema é que, quando se interrompe a reposição hormonal, o impacto positivo sobre o ganho de peso parece sumir, tornando outras estratégias essenciais.

Sarcopenia

Outra mudança na constituição física ocorrida durante a menopausa, muitas vezes junto ao ganho de gordura visceral, é a perda progressiva de massa magra ou de tecido muscular, o que acaba levando à sarcopenia. A sarcopenia é uma condição gradual provocada pelo envelhecimento e caracterizada pela perda de massa musculoesquelética, força e funcionalidade. É muito comum que ela prejudique o desempenho físico e aumente o risco de quedas e fraturas, afetando sua qualidade de vida de modo geral.

À medida que nos aproximamos ou passamos pela menopausa, os tecidos musculares começam a perder qualidade e força, um processo desencadeado pela inflamação cada vez maior (em certa medida devido ao ganho de gordura visceral), o envelhecimento, a resistência à insulina e a perda do estrogênio. Esse hormônio desempenha um papel importante na manutenção do tecido muscular, semelhante ao que exerce na reconstituição dos ossos: regeneração e recontrução. Portanto, quando os níveis desse hormônio caem, na menopausa, os tecidos musculares começam a enfraquecer junto. A perda muscular pode levar à diminuição da mobilidade e da força, ao aumento da gordura e a uma piora da saúde metabólica, além de aumentar o risco de quedas e fraturas com o avanço da idade.

ENTENDA OS RISCOS

A sarcopenia clínica ocorre com mais frequência em pessoas a partir dos 65 anos, mas a perda muscular começa muito antes, por volta dos 30. Depois dos 30, estima-se que perdemos entre 3% e 5% de massa muscular por década, e após a menopausa a perda se acelera, chegando aos 10%. O risco de sarcopenia aumenta após a menopausa, e outros fatores de risco são a diabetes tipo 2, o tabagismo, o sedentarismo e a desnutrição.

ENTENDA OS NÚMEROS

Ainda não temos um exame confiável para detectar a sarcopenia, e infelizmente ela só é diagnosticada quando já está bastante avançada. Caso o médico desconfie de que você corre o risco de manifestá-la, ele pode testar sua força da pegada, a circunferência de sua panturrilha e solicitar uma tomografia computadorizada para verificar sua massa muscular.

Você também pode procurar uma clínica ou um profissional especializado que ofereça um tipo de exame que meça sua constituição corporal. Pode ser um DEXA, que mensura a densidade óssea, a gordura visceral e a massa muscular. Na minha clínica, confiamos em uma ferramenta parecida chamada bioimpedância para descobrir a massa muscular e o risco de sarcopenia das pacientes.

No final das contas, acho que ninguém devia esperar para fazer um exame que confirme a existência do risco de sarcopenia. É melhor entender que a perda muscular causada pela idade é inevitável e que quanto antes medidas forem tomadas para desenvolver e manter a massa muscular, melhor.

COMO A REPOSIÇÃO HORMONAL PODE AJUDAR

A terapia de reposição hormonal tem efeitos positivos sobre a massa muscular e a força. Para ser mais específica, está comprovado que aumenta os receptores de estrogênio no músculo e ajuda a melhorar a força muscular, a contração e a constituição. Esses benefícios são mais acentuados em mulheres que começam a reposição hormonal mais perto da menopausa. Na Caixa de Ferramentas, vamos discutir outras estratégias para combater a perda de massa muscular/força durante a menopausa (e antes).

Os riscos à saúde que não podem ser ignorados

Tudo que se sente durante a menopausa começa com o declínio do funcionamento dos ovários e a subsequente redução da produção de estrogênio (e também de alguns outros hormônios importantes, mas o estrogênio é de longe o mais impactante). Sua perda pode gerar uma extensa lista de sintomas, e é importante encontrarmos maneiras de garantir nosso bem-estar. No entanto, ao prestarmos atenção nos sintomas, quero frisar que não devemos perder de vista as mudanças que nos passam despercebidas e podem estar causando transformações no organismo, provocando disfunções e doenças. Na menopausa, temos que priorizar a prevenção da osteoporose, da doença arterial coronariana, da resistência à insulina e pré-diabetes, da neuroinflamação, do ganho de gordura visceral e da sarcopenia (perda de massa muscular). Nossa longevidade depende disso!

CAPÍTULO 7

Tudo o que você queria saber sobre a reposição hormonal

Menopausa aos 40 anos? Será que isso aconteceria comigo? Durante uns cinco meses, minha menstruação descia a cada 21 dias, e então: nada! Fiz um teste de gravidez, deu negativo. Então as ondas de calor começaram feito um incêndio descontrolado. De noite, eu trocava o pijama e as cobertas enquanto meu marido dormia; ele não sabia da aflição que eu enfrentava. Minha clínica geral me recomendou voltar dali a um ano, e só então ela cogitaria reposição hormonal. Ela disse: "Bom, você pratica corrida, então vamos torcer para os seus ossos serem fortes." Fiquei pasma — era isso o que ela tinha para me dizer? Seria aquele o começo do risco de osteoporose e de doenças cardiovasculares, da possibilidade de problemas cerebrais e de saúde mental? Minha médica não entrou em detalhes, não me avisou que seria uma montanha-russa. Passei um ano sofrendo sem necessidade, tendo ondas de calor, névoa mental, baixa libido, ansiedade e ataques de pânico. O que é que estava acontecendo comigo? Ela receitou terapia de reposição hormonal até "você chegar à idade natural da menopausa, ou seja, 50 anos". Mas, quando comecei a reposição, passei a me sentir tão bem! A sorte é que outra profissional me receitou a reposição. Estou com 54 anos e continuo fazendo terapia hormonal.

— Sue D.

Está bem, chegou a hora de arregaçar as mangas e mergulhar nos detalhes da terapia de reposição hormonal. Como é um *grande* assunto, vou me concentrar nos temas sobre os quais mais recebo perguntas, como os vários tipos de reposição, suas possíveis vias de administração, quando começar e/ou encerrar o tratamento e quem deve ou não deve optar por ele.

Meu objetivo com este capítulo é criar uma base de informações para que você compreenda bem as opções de reposição hormonal e esteja em posição de defender seus interesses ao procurar a assistência do médico. Para tanto, acho que antes precisamos dar um passo para trás e recapitular alguns dados básicos sobre os hormônios.

Uma observação dirigida aos profissionais da saúde

Sei que deve haver profissionais da saúde lendo este capítulo porque nunca foram ensinados a receitar a terapia de reposição hormonal e querem aprender sobre o assunto. Ou talvez só pelo desejo de se informar, uma vez que as pacientes vêm pedindo orientação. Espero que as informações aqui contidas sejam úteis, mas devo avisar que o objetivo deste conteúdo não é oferecer parâmetros clínicos e/ou influenciar sua forma de exercer a medicina. No entanto, recomendo com veemência que dê uma olhada no programa de certificação da Menopause Society (em inglês). Caso seja um profissional da saúde já licenciado, seja médico, auxiliar médico, técnico em enfermagem, farmacêutico ou psicólogo, é possível realizar o curso e se tornar um Certified Menopause Practitioner (Profissional com Certificado em Menopausa, em tradução livre).

Caso já ofereça assistência a pacientes menopáusicas, mas não pretenda obter a certificação da Menopause Society, fazer a triagem de casos de perimenopausa/menopausa e oferecer possíveis tratamentos (e esses tratamentos NÃO devem se restringir a tomar comprimidos), talvez seja melhor deixar de oferecer essa assistência.

Informações básicas sobre hormônios

Os hormônios são mensageiros químicos que dizem às células o que fazer. Estas contam tanto com receptores internos quanto com receptores de superfície celular, que recebem as mensagens e seguem as instruções transmitidas. Os comandos, por sua vez, podem ser para a célula metabolizar combustível, reconstruir tecidos ou executar outras tarefas vitais à manutenção da máquina que é o seu corpo. Quando os níveis hormonais caem por conta de doenças, idade ou pela chegada da menopausa, as células e os tecidos ficam à espera de ordens do que fazer, e é possível que tarefas essenciais não sejam concluídas... E é aí que o problema começa.

De onde vêm os hormônios

Seu corpo depende de vários sistemas para se manter em funcionamento. Um deles é o endócrino, composto pela glândula pituitária, pela glândula pineal, pelo hipotálamo, pela glândula tireoide, pelas glândulas adrenais, pelo pâncreas, pelos testículos e pelos ovários. Essa é sua equipe especializada, responsável pela produção e pela liberação de dezenas de hormônios que influenciam praticamente todas as células e funções do corpo. Durante a transição da menopausa, seus ovários, o hipotálamo e a glândula pituitária mudam mais do que nunca.

Quais são os hormônios mais relevantes na menopausa?

Durante a menopausa, seu corpo reduz naturalmente a produção de três grandes grupos hormonais: estrogênios, progesterona e andrógenos. Agora vamos aprender um pouco mais sobre esse trio importante. (Não se preocupe, você não vai se deparar com um teste sobre os seus conhecimentos no final do capítulo! Meu intuito aqui é só garantir que você esteja por dentro dos termos que podem aparecer se pesquisar sobre terapia de reposição hormonal.)

ESTROGÊNIOS

Costuma-se falar do estrogênio como se ele fosse um único hormônio, mas na verdade são três os principais estrogênios produzidos no corpo: estradiol, estrona e estriol. Cada um gera um impacto diferente em determinadas funcionalidades do corpo.

O *estradiol* é o principal estrogênio secretado pelos ovários durante as fases reprodutiva e pré-menopáusica da vida, e sua produção cessa quase por completo depois da menopausa. Ele é o estrogênio mais ativo do ponto de vista biológico e também o mais forte, ou seja, é o que tem o maior impacto no organismo. Quando falam em estrogênio, em geral as pessoas se referem ao estradiol.

O *estriol* é produzido pela placenta em desenvolvimento durante a gravidez e seu nível é ínfimo em quem não está gestando. Porém, mesmo em valor baixo, ele pode afetar a saúde óssea e o controle lipídico.

A *estrona* é considerada o estrogênio mais fraco e é produzida pelos ovários em pequenas quantidades. Quando os ovários começam a produzir menos estrona, durante a menopausa, o corpo oferece uma solução alternativa: as glândulas adrenais liberam uma dose maior de uma substância que o tecido adiposo pode transformar em estrona. Graças a esse método alternativo criativo, a estrona se torna a forma mais proeminente de estrogênio natural no corpo após a menopausa. Na pós-menopausa, a estrona pode auxiliar um pouco na redução da perda de densidade óssea e ajudar na manutenção dos tecidos, mas infelizmente não consegue assumir todas as funções do estradiol.

PROGESTERONA

A progesterona é o hormônio produzido pelo ovário após a ovulação e pela placenta durante a gravidez. Sua função mais importante durante a fase reprodutiva da vida da mulher é preparar o útero para sustentar a gestação. Também exerce um papel importante na regulação do humor e na otimização do sono. Sua perda após a menopausa é relacionada ao aumento dos casos de depressão, ansiedade e insônia.

No contexto da reposição hormonal, a palavra que você provavelmente vai ouvir em relação a esse hormônio é "progestógenos". Trata-se de uma classe que inclui tanto a progesterona bioidêntica quanto as progestinas, que são as versões sintéticas feitas para imitar as propriedades das progesteronas naturais: elas são parecidas mas não idênticas às fabricadas pelo corpo.

ANDRÓGENOS

Os andrógenos são hormônios produzidos, em sua maioria, nos ovários e na glândula adrenal (e, em pequenas quantidades, dentro da gordura e de outros tecidos). Os mais relevantes são a testosterona, a androstenediona e a desidroepiandrosterona (DHEA). Embora andrógenos sejam muito associados ao desenvolvimento masculino e a características masculinas, eles desempenham um papel crucial no que se refere a energia, humor, libido e tônus e massa muscular. Conforme nos aproximamos e chegamos à falência ovariana, passamos pela queda dos andrógenos, o que pode causar depressão, libido baixa e o aumento da fadiga. A produção de andrógenos torna-se ínfima durante a menopausa, mas não cessa por completo. Eles podem até continuar sendo produzidos na pós-menopausa — a não ser em quem faz a ooforectomia bilateral (a retirada dos dois ovários). Essa cirurgia gera a queda brusca do nível de testosterona, o que pode causar sintomas mais graves, apesar de o corpo ainda contar com a DHEA e a androstenediona, produzidas pela glândula adrenal. A grande perda de testosterona é uma das razões pelas quais sempre recomendo que a paciente reflita bastante sobre a reposição hormonal caso exista a possibilidade de precisar retirar os dois ovários.

Definição de "terapia de reposição hormonal"

Talvez você tenha reparado que a terapia hormonal tem um monte de nomes. Alguns especialistas usam o termo "terapia hormonal", e antigamente ela era chamada de "terapia de reposição hormonal". Prefiro usar "terapêutica hormonal na menopausa" como um termo abrangente para falar do uso da reposição hormonal durante a perimenopausa e a pós-menopausa.

A proporção entre benefícios e riscos

Ao se cogitar a terapêutica hormonal na menopausa, a reflexão mais importante a se fazer é sobre a proporção entre benefícios e riscos para cada mulher; na paciente ideal para usar a terapia hormonal, os benefícios são maiores que os riscos. Como a reposição de estrogênio, especificamente, traz os maiores benefícios para quem está na menopausa, a questão do risco deve ser investigada. Em um mundo perfeito, o médico veria cada mulher como um indivíduo e perguntaria: quais são os riscos do uso de estrogênio para a minha paciente? E quais estratégias podemos usar para diminuir esses riscos? Caso você tenha útero, jamais deve usar estrogênio sem oposição, pois há risco de câncer/hiperplasia endometrial. O padrão adotado para reduzir esse risco é o uso da progesterona aliada ao estrogênio. Caso seu médico não apoie essa terapia combinada, procure outro médico imediatamente.

Falo mais desse assunto e de como decidir se você é uma boa candidata à terapia hormonal a partir da página 129.

Quando pensar em "repor" seus hormônios

Caso esteja sintomática, você pode começar a terapia de reposição hormonal a qualquer momento de sua jornada pela menopausa, e quanto antes, melhor. Sim, isso quer dizer que você pode começar a fazer a reposição na perimenopausa, e pode sentir seus benefícios *antes que deixe de menstruar*. Durante a perimenopausa, os níveis oscilantes de estrogênio e progesterona podem causar fogachos, episódios de suor noturno, mudanças de humor e ciclos menstruais irregulares, e a reposição hormonal é muito eficaz na redução dos sintomas e na melhora da qualidade de vida.

É por isso que a recomendo às minhas pacientes — contanto que os benefícios sejam maiores do que os riscos — assim que os sintomas aparecem, e nisso incluo a perimenopausa.

Mas e se você se sentir bem e não tiver sintomas? É possível que também deva cogitar o uso por conta dos benefícios para a saúde (a ação protetora do cérebro, do coração, dos ossos, da vagina e da bexiga, bem como o aumento da expectativa de vida). De novo, o timing é crucial: para algumas mulheres, começar tarde não traz qualquer benefício para o coração ou o cérebro e pode até piorar as doenças já existentes nesses órgãos (já discutimos timing/hipótese das células saudáveis no Capítulo 3).

Hoje, não existe uma idade estabelecida nem um intervalo definido após o qual a paciente deva suspender a terapia hormonal — mas, de novo, a avaliação dos riscos e benefícios precisa ser feita, de preferência, em cada consulta da paciente com o médico a partir da perimenopausa. Querendo ou não, todo mundo está envelhecendo, e se trata de um processo ativo que pode provocar mudanças no corpo que exigem uma revisão das melhores e mais seguras estratégias para minimizar os sintomas e os riscos à saúde provocados pela menopausa.

A diferença entre pílula anticoncepcional e reposição hormonal

A pílula anticoncepcional (às vezes chamada de "contraceptivos orais combinados") e a terapia hormonal na menopausa são compostas basicamente pelos mesmos hormônios — estrogênios e progesteronas —, e é por isso que muitas pacientes me perguntam se não podem apenas continuar tomando a pílula. A principal diferença entre as medicações é a *dosagem*. A terapia hormonal foi elaborada para controlar os sintomas da menopausa, e as pílulas anticoncepcionais, para suprimir a ovulação e evitar a gravidez: este último objetivo exige dosagens bem maiores. Quando vejo pessoas nas redes sociais demonizando a contracepção hormonal, chamando-a de "perigosa", e sendo as primeiras a incentivar a terapia hormonal na menopausa, acho impossível não questionar se aqueles indivíduos de fato entendem a diferença.

Para algumas mulheres na perimenopausa, a dosagem de supressão da ovulação presente na pílula anticoncepcional pode ser a melhor forma de aliviar os sintomas. Se uma paciente minha sofre de menorragia, por exemplo, ou de ciclos irregulares e intensos, é comum que eu suprima suas ovulações com as doses encontradas nas pílulas anticoncepcionais depois de descartar outras causas de menorragia. Existem também contraceptivos feitos só de progestina (sem estrogênio), que em casos especiais podem ser usados para aliviar sintomas durante a perimenopausa.

Em suma, caso você esteja sintomática, seu tratamento pode ser personalizado de acordo com seu histórico de saúde, sintomas e preferências. Caso não tenha acesso a um bom profissional de saúde, continue procurando — eles existem! No meu site (em inglês), <thepauselife.com>, é possível encontrar uma lista colaborativa cada vez maior de médicos em cada região.

Tipos de terapia hormonal

Sintética vs. bioidêntica

Lançamos mão de vários termos ao discutir a terapia hormonal, o que pode tornar o assunto bastante confuso. Talvez você já tenha ouvido palavras como: *convencional, tradicional, natural, artificial...* A lista é enorme. Acho que o jeito mais fácil de classificar os tipos de terapia hormonal é entendê-los conforme o corpo os entende: como sintéticos ou bioidênticos.

Hormônios sintéticos são feitos de substâncias químicas. Não possuem a mesma estrutura molecular dos hormônios sexuais originais, portanto seu corpo os converte para um formato em que possa usá-los.

Hormônios bioidênticos são feitos de ingredientes de origem natural, geralmente extraídos de plantas. Sua estrutura é idêntica à dos produzidos pelo corpo.

Tanto os hormônios sintéticos como os bioidênticos são fabricados em laboratório, mas recomendo às minhas pacientes as fórmulas bioidênticas, pois acho que faz sentido "devolver a elas a água que bebiam antes". Quando falamos em terapia hormonal, os hormônios bioidênticos do "cardápio" são versões de estradiol, progesterona e testosterona.

Pois bem, existem duas categorias dentro da terapia hormonal bioidêntica: os hormônios bioidênticos manipulados e os hormônios bioidênticos aprovados pela FDA. É importante entender qual é a diferença entre eles.

Bioidênticos manipulados vs. bioidênticos aprovados pela FDA

Os hormônios da *terapia hormonal bioidêntica manipulada* são misturados e preparados em uma farmácia de manipulação. Diz-se que esse tipo de terapia hormonal é personalizado para cada indivíduo, pois os profissionais da saúde podem fazer ajustes na dosagem de hormônios e na via de administração (isto é, creme, gel, cápsula ou pastilha).

A pegadinha é que as farmácias de manipulação não são submetidas às mesmas vistorias regulatórias rígidas que as empresas farmacêuticas. O controle de qualidade pode variar de uma farmácia de manipulação para outra, e existem até casos de dosagens inconsistentes e contaminação. Isso gera preocupações sobre a segurança, a pureza e a padronização nos preparos de hormônios manipulados, e, portanto, essas prescrições não são aprovadas pela FDA. O resultado é que, nos Estados Unidos, esses hormônios geralmente não são cobertos pelos planos de saúde e devem ser custeados pela usuária.

Os hormônios da *terapia hormonal bioidêntica aprovada pela FDA* são fabricados e comercializados por empresas farmacêuticas segundo diretrizes regulatórias rigorosas. São remédios padronizados, com dosagens e formatos precisos (ou seja, não são customizáveis). Esse tipo de terapia hormonal só é feito mediante prescrição médica e geralmente é coberto pelo plano de saúde. Os produtos hormonais aprovados por agências reguladoras também passam por testagens rigorosas (em geral, são feitos ensaios com grupos grandes de pacientes) e são conhecidos pela consistência em termos de dosagem e qualidade.

Acho fantástico o fato de as farmácias de manipulação viabilizarem a customização, e prescrevo a terapia manipulada quando as opções aprovadas pela FDA não são adequadas para as minhas pacientes (o que pode acontecer caso tenham alergias, por exemplo). No entanto, sugiro cautela diante de qualquer declaração de que os hormônios manipulados são melhores ou mais seguros do que os não manipulados. Já aconteceu de a FDA ser obrigada a mandar advertências a farmácias de manipulação por terem feito alegações falsas e infundadas. Elas afirmaram especificamente que os hormônios bioidênticos manipulados que contêm estriol, como BiEST e TriEST, são mais seguros do que os aprovados pela FDA, feitos com outros estrogênios. Esses produtos, comercializados nos Estados Unidos, contêm 20% de estradiol e 80% de estriol, e como o estriol é o estrogênio mais fraco, a promessa é que essa proporção seja mais segura para os tecidos dos seios e/ou do útero. Adoro a ideia de evitar riscos, mas infelizmente tal alegação não tem respaldo clínico, e a verdade é que o estriol ainda causa um efeito estimulante nos seios e no endométrio.

Outro problema em relação às farmácias de manipulação é que elas representam uma oportunidade de vendas para quem promove testagens hormonais que não são confiáveis. Alguns médicos fomentam o uso de testes de saliva e de urina, em especial o exame DUTCH (que possui um custo elevado), para estimular prescrições de terapia hormonal personalizadas — e esses profissionais se fiam somente em farmácias de manipulação. No entanto, os exames hormonais que usam não são precisos nem eficazes para determinar a dosagem mais efetiva para as pacientes. Isso se deve ao fato de que os níveis hormonais mudam de um dia para o outro e podem variar muito no período pré-menopausa — simplesmente não há como determinar a dose certa para lidar com os hormônios nessa fase da sua vida (pense neles como um alvo em movimento). A estratégia mais recomendada é começar pela dose mais baixa possível de qualquer medicação aprovada por agências reguladoras e esperar cerca de três ou quatro semanas para ver se houve melhora dos sintomas. Caso não haja, fazemos ajustes na dosagem e/ou trocamos de medicação.

Vias de administração da terapia hormonal

Já falamos dos hormônios que compõem as terapias hormonais na menopausa, bem como de suas formas de fabricação. Outro fator relevante a ser considerado é qual *via de administração* usar. Em um mundo ideal, o médico discutiria as diferentes alternativas e recomendaria o melhor tipo para cada paciente. Entretanto, como muitas mulheres já me contaram que não estão conseguindo sequer ter uma conversa sobre a terapia hormonal, tenho certeza de que elas não estão recebendo explicações sobre todas as alternativas existentes. Portanto, vou dar mais detalhes do que seria necessário, pois quero que você entenda as opções disponíveis e as perguntas que pode fazer para defender seus interesses.

Estrogênios

Existem duas formas de administrar a terapia de reposição de estrogênio: sistêmica e local (pela vagina).

MEDICAÇÕES SISTÊMICAS

Medicações sistêmicas entram na corrente sanguínea por meio de comprimidos, creme, gel ou adesivo, e afetam todos os tecidos do corpo. Como têm um efeito global, trazem uma sensação de alívio maior, porém o risco de efeitos colaterais é bem elevado. As opções sistêmicas vêm em diversos formatos.

Existe uma opção *oral*:

- PÍLULA: é a mais conveniente, mas, devido a seu efeito sobre o fígado (ver página 120), ela aumenta um pouco o risco de coágulos, hipertensão e níveis anormais de triglicerídeos.

Existem inúmeras opções *que não são orais*, algumas aprovadas pela FDA e outras não.

As opções aprovadas pela FDA são:

- ADESIVO: é grudado à pele.

- GEL: é aplicado à pele diariamente.

- ANEL: é inserido na vagina e usado continuamente por três meses.

- SPRAY: é aplicado na pele diariamente.

- INJEÇÃO: o cipionato de estradiol e o valerato de estradiol, formas de injeção de estrogênio de ação prolongada, vêm em forma de líquido a ser injetado no músculo. Em geral, são injetados por um profissional de saúde a cada três ou quatro semanas. Não uso no meu consultório devido ao custo para a paciente e à inconveniência.

As alternativas não aprovadas pela FDA são:

- CREME: manipulado, aplicado na pele diariamente.

- BOLINHAS: carregadas de testosterona associada ou não somada a estrogênios, elas são feitas para serem submetidas a uma injeção subcutânea e são substituídas a cada três ou quatro meses. Veja a página 126 caso queira saber mais sobre as bolinhas.

- PASTILHAS: a pastilha é como o remedinho para a garganta. Deve ser colocada entre a bochecha e a gengiva, onde a pele é muito fina. Ela se dissolve aos poucos, liberando os ingredientes ativos no sistema circulatório.

Os riscos do estrogênio por via oral

Quando você ingere um remédio por via oral (pela boca), ele passa pelos órgãos digestivos antes de entrar na corrente sanguínea. No caso do estrogênio oral, a medicação é processada pelo fígado. Esse processamento inicial é chamado de "metabolismo de primeira passagem". Existem perigos já comprovados associados ao estrogênio oral e à rota de processamento em que o fígado é o primeiro órgão atuante, e alguns deles são:

- *Hipertensão (pressão alta):* aumento da quantidade de certas proteínas no sangue, interrompendo o funcionamento normal dos vasos sanguíneos e contribuindo para o aumento da pressão sanguínea nas artérias.

- *Risco elevado de coagulação:* quando o estrogênio é processado no fígado, ele pode criar um estado pró-coagulante na corrente sanguínea por conta do aumento da produção de substâncias que promovem a formação de coágulos no sangue. Assim, se houver uma superformação de coágulos, pode haver um risco mais elevado de problemas como trombose venosa profunda (coágulos nas pernas), embolia pulmonar (coágulos nos pulmões) ou AVC trombótico.

É muitíssimo importante que seu médico avalie fatores de risco ao considerar a via de administração da terapia de reposição hormonal mais indicada para você. Em geral, não recomendo o estrogênio oral por causa dos riscos mencionados, e não receito esse tipo de estrogênio de jeito nenhum se a paciente tem um histórico pessoal ou genético de problemas de coagulação ou pressão alta (ainda que controlados com o uso de medicamentos). Prefiro receitar formas não orais de estrogênio, como adesivos, géis ou anéis vaginais, que são comprovadamente mais seguros porque não passam pelo fígado durante a jornada inicial rumo à corrente sanguínea.

MEDICAÇÕES DE APLICAÇÃO LOCAL

As medicações de aplicação local são tópicas e inseridas na vagina. De baixa dosagem, geralmente representam um risco baixo ou nulo, e são usadas para tratar de forma direta os sintomas vaginais e/ou urinários da menopausa. O estrogênio vaginal pode ser usado *com* o estrogênio sistêmico, sem dúvidas; aliás, muitas das minhas pacientes fazem isso! Recomendo o estrogênio vaginal como tratamento de primeira linha para todas que apresentam sinais de atrofia vaginal. Algumas das opções locais de medicação são:

- CREME: inserido na vagina pelo menos uma vez por semana. A maioria das mulheres reage bem, mas para algumas o creme à base de álcool causa irritação.

- COMPRIMIDO: inserido na vagina pelo menos uma vez por semana.

- ANEL: inserido na vagina a cada três meses. Adoro essa opção por ser muito conveniente e bem tolerada.

- SUPOSITÓRIO: aprovado pela FDA, inserido na vagina pelo menos uma vez por semana.

Todas essas opções existem sob a forma de remédios aprovados pela FDA e também são feitas por farmácias de manipulação.

> ### SERMs: os estrogênios "sob medida"

Se você teve câncer de mama ou tem risco alto de desenvolvê-lo com receptor de estrogênio positivo e está buscando uma maneira de amenizar os sintomas da menopausa, talvez seu médico recomende um SERM como tamoxifeno ou raloxifeno. O SERM é um modulador seletivo do receptor de estrogênio (a sigla vem do inglês "Selective Estrogen Receptor Modulator") e bloqueia os efeitos do estrogênio em certos tecidos, trazendo os benefícios do estrogênio a outros. Essas medicações podem bloquear o efeito do estrogênio no tecido mamário, por exemplo, como no caso de alguns tratamentos para o câncer de mama, sem aumentar o risco para outros tecidos como os ossos e o endométrio.

Os SERMs podem ser usados quando a paciente:

- corre risco de ter osteoporose mas não pode tomar estrogênio. Possível medicação: raloxifeno;

- tem um histórico de coágulos ou risco elevado de ter problemas cardiovasculares. Possível medicação: raloxifeno;

- está sofrendo de sintomas vaginais, como ressecamento, coceira ou dor durante o sexo, e o estrogênio tópico não pode ser uma alternativa. Possível medicação: ospemifeno oral;

- tem preferência pessoal ou contraindicação quanto ao uso de terapia de reposição hormonal (ver página 132). Possível medicação: *Duavive*, um SERM que combina estrogênio com bazedoxifeno para proteger o útero. Para pacientes que não reagem bem a progestógenos, essa pode ser uma boa alternativa, já que também protege o revestimento uterino e anula a necessidade de progestógenos.

Progestógenos

A progesterona desempenha um papel crucial na terapia hormonal durante a perimenopausa e a menopausa, e, caso você ainda tenha útero, é essencial usá-la junto à terapia de reposição de estrogênio. O estrogênio engrossa o revestimento uterino, que pode se tornar anormal caso usado sem oposição. A progesterona é introduzida para fazer oposição direta aos efeitos do estrogênio sobre o endométrio, neutralizando o risco. Também ajuda a aliviar ondas de calor, dor de cabeça, suor noturno, mudanças de humor e ressecamento vaginal. Conforme já mencionei, os progestógenos incluem tanto a progesterona bioidêntica quanto as progestinas sintéticas.

A progesterona pode ser prescrita de algumas formas diferentes. Existe o que chamamos de terapia sequencial, em que o progestógeno é tomado durante um período específico (isto é, de dez a catorze dias por mês) para mimetizar a alta natural de progesterona que ocorre após a ovulação. Não prescrevo esse método porque o acho confuso demais e acredito que torne o tratamento tumultuado. Recomendo a terapia contínua, na qual toma-se progestógeno todos os dias. Os progestógenos também podem ser muito bons para o sono, ainda que não sejam "necessários" devido à ausência de útero ou presença de DIU que contém progestina. Todas as opções de terapia (supositório, comprimido oral, pastilha e spray de progesterona) podem ser manipuladas.

As ***fórmulas orais*** (comprimidos) incluem:

- PROGESTERONA ORAL MICRONIZADA: fórmula bioidêntica.

- PROGESTINAS SINTÉTICAS: geralmente combinadas com um estrogênio para servir de terapia de reposição hormonal ou de contraceptivo oral combinado. Há também contraceptivos orais feitos somente de progestina.

As ***fórmulas não orais*** incluem:

- CREME TRANSDÉRMICO: vendido em farmácias de manipulação.

- ADESIVO: aprovado pela FDA, em geral é a combinação de progestina sintética com estrogênio feita para a terapia hormonal na menopausa ou é um adesivo contraceptivo composto.

- INJEÇÕES: não são aprovadas pela FDA, mas são progesteronas em forma de óleo.

- GEL VAGINAL: aprovado pela FDA, geralmente usado para promover a fertilidade.

- DIUs CONTENDO PROGESTINA: são dispositivos intrauterinos que liberam a substância no útero, reduzindo o risco de anormalidades no endométrio. Não é uma terapia sistêmica, é apenas local.

Progesterona transdérmica: proteção insuficiente

A progesterona bioidêntica transdérmica é manipulada em forma de creme para ser aplicado na pele. É uma opção popular entre certos médicos, mas não a receito por não oferecer uma proteção adequada contra o câncer e a hiperplasia do endométrio quando combinada com a terapia de reposição do estrogênio. Isso acontece porque a molécula de progesterona é grande e pouco absorvida pela pele. Assim, pesquisas apontam que ela não penetra no organismo em quantidade suficiente para combater o efeito da reposição de estrogênio no útero.

Andrógenos

TESTOSTERONA

No mundo ideal, haveria uma opção de testosterona voltada para mulheres aprovada pelos órgãos de saúde, na qual a quantidade desse hormônio seria adequada ao sexo feminino; ela também seria acessível, de fácil prescrição e coberta pelos planos de saúde, mas... bom, o mundo ideal ainda não existe. Como já foi demonstrado que a testosterona melhora o desempenho sexual, o tônus e a massa muscular, sintomas de fadiga e a saúde óssea em mulheres na menopausa, só nos resta torcer para que um dia exista uma versão aprovada pelas agências reguladoras. Até lá, muitos médicos, inclusive eu, estão prescrevendo o uso "off-label", ou seja, não prescrito na bula do medicamento.

Para muitas de minhas pacientes, um creme de testosterona manipulado se provou a melhor opção. Outros médicos recomendam bolinhas subcutâneas ou sublinguais (para serem colocadas debaixo da língua) e fórmulas bucais (para serem colocadas entre os dentes e a gengiva) em forma de pastilhas.

Qualquer que seja a forma da testosterona, caso opte por ela, é imprescindível que você sempre fique de olho nos efeitos adversos e se certifique de que não está tomando uma dose maior do que aquela encontrada naturalmente no seu corpo.

A maioria das formas de testosterona oral não é aprovada pela FDA e não deve ser usada devido à possibilidade de toxicidade extrema para o fígado. O undecanoato de testosterona é uma opção oral mais segura, e já foi estudado em mulheres na menopausa com transtorno do desejo sexual hipoativo, tendo apresentado um bom resultado.

Formas não orais incluem:

- INJEÇÃO: aprovada pela FDA para homens sob circunstâncias médicas restritas, mas não para mulheres.

- ADESIVO: aprovado pela FDA para homens; não existe dosagem mais baixa para mulheres.

- GEL: aprovado pela FDA para homens; pode ser usado em dosagem mais baixa por mulheres.

- CREME: não aprovado pela FDA; manipulado, é geralmente aplicado nas coxas uma vez por dia.

- BOLINHA: apenas manipulada (ver a seguir).

Qual é a das bolinhas Biote?

Existe uma forma popular de terapia de reposição de testosterona no mercado norte-americano chamada Biote. Trata-se de uma medicação em forma de bolinha que requer uma pequena incisão na região do glúteo, onde ela é injetada. Sei que as pessoas acham esse método interessante porque torna desnecessária a aplicação regular de um creme, mas alguns riscos e efeitos colaterais precisam ser ponderados.

O principal risco dessas bolinhas é o de ser aplicado em uma dose considerada suprafisiológica, aumentando o nível de testosterona para além do encontrado naturalmente em mulheres. Aliás, os fabricantes do soro Biote declaram que ele contém entre 150 e 250 nanogramas de testosterona por decilitro (ng/dL) para mulheres, mas o nível normal, saudável, fica entre 15 e 70 ng/dL. Já atendi pacientes que possuíam um nível permanente de testosterona acima dos 300 ng/dL (ou seja, dentro do intervalo de testosterona masculino, de 260 a 1000 ng/dL) meses depois da injeção do remédio. Ainda não foram realizados estudos bem controlados nem existem provas que respaldem níveis de testosterona tão altos em mulheres. E uma dosagem maior que o normal pode causar:

- um crescimento maior de pelos no corpo, voz mais grave e aumento do clitóris;

- acne e pele oleosa;

- mudanças de humor, irritabilidade e agressividade;

- colesterol LDL (o colesterol "ruim") elevado e queda do colesterol HDL (o colesterol "bom"), combinação que aumenta o risco de doenças cardíacas;

- danos ao fígado e/ou tumores no fígado, doença hepática gordurosa não alcoólica e elevação das enzimas hepáticas;

- ciclos menstruais irregulares ou suspensão da menstruação;

- risco elevado de coágulos;

- nível elevado de gordura visceral.

Seu médico pode prescrever uma dose fisiológica segura (ou seja, que faça suas taxas se equipararem às de uma mulher saudável "normal") de testosterona, a fim de levar o nível reduzido de volta ao "normal". Isso provavelmente traz um índice menor de risco. A testosterona pode ser receitada para tratar o transtorno do desejo sexual hipoativo ou a disfunção sexual, ou para combater outros problemas além dos listados na bula, como fadiga, osteoporose e sarcopenia. O problema é que apenas recentemente a reposição de testosterona passou a ser receitada para mulheres, e não temos uma noção confiável de quais são os níveis "normais" para elas durante a menopausa e das consequências da suplementação a longo prazo. Se a discussão com seu médico levá-la a optar por essa suplementação, você deve se assegurar de que o acompanhamento inclua exames de sangue regulares para verificar seus níveis de testosterona.

DHEA

A DHEA (desidroepiandrosterona) é um hormônio esteroide produzido pelas glândulas adrenais e em menor medida pelos ovários. Age como precursor do estradiol, a princípio o convertendo em androstenediona, que depois é metabolizada e transformada em testosterona e estradiol por meio de processos enzimáticos do organismo. Há um interesse crescente no uso desse suplemento para amenizar os sintomas da menopausa (muitas pacientes vêm me perguntar sobre o assunto!).

Estudos já mostraram que a suplementação intravaginal da DHEA pode ajudar um bocado no alívio do desconforto e da dor vaginal na menopausa. Também é comprovado que ameniza ondas de calor e episódios de suor noturno, reforça a atividade imunológica e aumenta a massa muscular, além de ajudar a reduzir a perda óssea. No entanto, ainda não foi confirmado se ela oferece algum benefício nos âmbitos das doenças cardiovasculares, da sensibilidade à insulina, do funcionamento cognitivo ou da insuficiência adrenal.

Outra questão que carece de evidências científicas é a capacidade da DHEA de aumentar os níveis de testosterona. Por isso, atualmente não recomendo a suplementação oral de DHEA — quando decidimos que a solução envolve aumentar a testosterona, prescrevo o hormônio em si.

A *forma oral* (comprimidos) da DHEA não é aprovada pela FDA e é vendida como suplemento, sem receita.

A DHEA também é vendida no *formato não oral*, como supositório vaginal. A Intrarosa (prasterona) é aprovada pela FDA para tratar dores moderadas a fortes durante a penetração, um sintoma de atrofia vulvar e vaginal.

Uma palavrinha sobre DIM

O diindolilmetano (DIM) é um composto encontrado em vegetais crucíferos como brócolis, couve-flor e couve-de-bruxelas. Há um interesse crescente, sobretudo na medicina integrativa, no uso de doses concentradas de DIM sob a forma de suplemento para "equilibrar" os hormônios e talvez aplacar os sintomas da menopausa. Desconheço provas conclusivas que respaldem o seu uso, e é por isso que não o recomendo às minhas pacientes. E aconselho que as pessoas encarem com desconfiança alegações incontestáveis sobre a possibilidade de que o DIM resolva questões hormonais e evite o câncer — já que ainda não temos conhecimento suficiente a respeito.

Acho que muitas pessoas se sentem tentadas a tomar algo que possa trazer benefícios (mesmo com a falta de provas científicas), mas é importante ressaltar que por enquanto ignoramos seus efeitos colaterais e riscos. Em algumas pessoas, os suplementos de DIM podem causar incômodo gastrointestinal, dor de cabeça ou reações alérgicas, e pode haver interação medicamentosa com certos remédios, sobretudo os que são metabolizados pelo fígado. Até termos mais pesquisas para embasar o uso do DIM na forma de suplemento, recomendo que sua dose diária de diindolilmetano venha dos próprios vegetais crucíferos: são mais seguros e muito mais gostosos.

Para começar a reposição hormonal: fórmulas e dosagens

É dever do médico ou do profissional responsável pela prescrição ajudá-la a identificar as melhores fórmulas para o seu caso, mas tenha isso em mente: existem inúmeras opções aprovadas pela FDA disponíveis para as pacientes. Caso só lhe receitem uma, pergunte o motivo e pondere se a venda desse produto não está trazendo alguma vantagem ao profissional da saúde. No caso de obter uma resposta indireta ou evasiva, considere a possibilidade de procurar outro médico.

Fontes a respeito das fórmulas disponíveis no mercado

As formulações farmacêuticas da terapia hormonal da menopausa são diversas e passam por atualizações constantes, o que torna inviável que eu faça uma lista válida no papel impresso. Prefiro sugerir que procure as seguintes fontes (em inglês), que contam com uma lista de opções mais atual e abrangente:

- Menopause Society (TMS), para pacientes (gratuito): <https://www.menopause.org/docs/default-source/professional/menonote-deciding-about-ht-2022.pdf>;

- TMS, para pacientes e profissionais de saúde (o acesso é pago): <https://www.menopause.org/publications/professional-publications/em-menopause-practice-em-textbook>;

- FDA, para pacientes e profissionais de saúde (gratuito): <https://www.fda.gov/consumers/free-publications-women/menopause-medicines-help-you>.

No meu consultório, discuto as possíveis fórmulas com cada uma das pacientes (e é óbvio que baseio as especificações das receitas nas formas de consumo e nos exames relevantes delas), mas também já criei formulações "básicas". Elas são escolhidas de acordo com o custo, a conveniência e a segurança para a paciente. Incluem:

- ADESIVOS DE ESTRADIOL: em geral, são cobertos pelos planos de saúde e têm desconto quando pagos pela paciente.

- PROGESTERONA ORAL MICRONIZADA (em pacientes com o útero intacto): em geral é coberta pelos planos de saúde e tem desconto quando paga pela paciente.

- CREME COMPOSTO DE TESTOSTERONA: não é comum ser coberto pelos planos de saúde.

No que diz respeito à terapia hormonal, a dosagem pode fazer toda a diferença: se for baixa demais, ela pode ser ineficaz, e se for alta demais, pode aumentar a possibilidade de efeitos colaterais indesejados. Infelizmente, não existe um ponto de partida universal em relação à dose ideal, mas algumas diretrizes foram estabelecidas com base no tipo de paciente.

De modo geral, pacientes sintomáticas que entraram na menopausa há dez anos ou menos costumam se dar melhor com doses mais altas e as que entraram na menopausa há mais de dez anos podem se sentir melhor começando por doses baixas — isso porque (torcemos para que esse seja o caso!) apresentam sintomas menos graves do que no início da menopausa. Doses mais baixas também podem reduzir os possíveis riscos, que aumentam à medida que nos distanciamos do início da menopausa. Quando minhas pacientes têm muitos fatores de risco para cardiopatias, por exemplo, caso tenham entrado na menopausa há mais de dez anos ou tenham mais de 60 anos, recomendo o exame do escore de cálcio coronariano antes de começar a terapia hormonal.

Os custos frustrantes da terapia hormonal

As discrepâncias entre os preços de medicamentos nos Estados Unidos são brutais, e a terapia de reposição hormonal não é exceção. É uma realidade frustrante, mas, caso você queira conseguir o melhor preço, vai precisar bater perna e gastar energia. Eu também preciso comparar e procurar preços aceitáveis para os meus remédios: compro o meu anti-inflamatório no mercado local com cupom de desconto da Good Rx, o que me ajuda a economizar muito por ano. Os remédios são entregues na minha casa, e pago do meu bolso a testosterona que encomendo na farmácia de manipulação depois de comparar preços.

Eu bem que gostaria que a gente pudesse buscar todos os remédios necessários em uma farmácia perto de casa usando o plano de saúde e que todo mundo pudesse comprá-los a preços razoáveis, mas não é o caso (a não ser quando se trata do Viagra genérico, que dá para comprar por baixos preços todos os dias, em qualquer lugar!).

O maior conselho que posso dar é que você mantenha a mente aberta ao organizar e resolver os detalhes de seu protocolo de terapia hormonal. Como não existe um método que atenda às necessidades de todo mundo, descobrir o que dá certo para você é um processo de tentativa e erro, e exige paciência... o que talvez seja pedir muito se você já estiver sintomática há algum tempo e esteja desesperada para aliviar seu sofrimento. A dosagem correta existe, mas talvez demore um pouco para encontrá-la. Um médico bem-informado e especializado em menopausa vai ajudá-la com a dosagem tendo como base a forma como seus sintomas reagem à medicação, ou seja, como você se sente, portanto é aconselhável que anote quaisquer efeitos colaterais ou melhoras ao iniciar o uso da terapia hormonal ou ajustar sua dosagem.

Quem não deve fazer a terapia de reposição hormonal

Desde 2002, persiste a narrativa de que a reposição hormonal é perigosa para a saúde, sobretudo de que ela traz um risco elevado de câncer de mama e doenças cardíacas. Essa ideia incorreta, plantada na cabeça das pessoas graças às reportagens sobre o estudo da Women's Health Initiative (WHI), levou inúmeras mulheres a virarem as costas para o alívio e a qualidade de vida que poderia ganhar com o uso da terapia hormonal. O que se sabe desde então é que, para a maioria daquelas que entraram na menopausa há menos de dez anos, a terapia hormonal não só é segura como também é a maneira mais eficaz de amenizar os sintomas e reduzir os riscos à saúde provocados pelas alterações hormonais que acontecem nessa fase. (Para saber mais detalhes sobre o estudo da WHI, reveja o Capítulo 3.)

Pois bem, "a maioria" das mulheres não equivale a todas, sem exceção. Existem contraindicações definitivas ao uso da reposição hormonal. A contraindicação é uma condição específica ou razão para um medicamento ou procedimento não ser usado, uma vez que pode ser perigoso para o indivíduo. Você não deve fazer reposição hormonal caso se enquadre nas seguintes condições:

- DIAGNÓSTICO OU SUSPEITA DE CÂNCER DE MAMA OU OUTRO CÂNCER RECEPTOR DE PROGESTERONAS OU ESTROGÊNIOS: a reposição hormonal pode estimular o crescimento de tumores receptores de hormônios, por isso não é recomendada para mulheres com histórico desse tipo de câncer.

- SANGRAMENTO GENITAL ANORMAL SEM DIAGNÓSTICO CONHECIDO: qualquer sangramento vaginal anormal e inexplicável deve ser investigado antes que se cogite a reposição hormonal, já que pode ser indício de algum problema latente.

- TROMBOSE ARTERIAL ATIVA OU RECENTE: questões como infarto ou derrame recente são perigosas quando combinadas com a reposição hormonal oral, pois podem aumentar o risco de coágulos.

- TROMBOSE VENOSA ATIVA OU RECENTE: problemas como trombose venosa profunda ou embolia pulmonar podem se agravar com a reposição hormonal oral, aumentando o risco de coágulos.

- SUSPEITA OU CONFIRMAÇÃO DE GRAVIDEZ: a terapia hormonal não é indicada durante a gravidez devido aos possíveis efeitos sobre o desenvolvimento fetal.

- DOENÇAS OU DISFUNÇÕES HEPÁTICAS GRAVES ATIVAS: pessoas com o fígado muito comprometido podem não metabolizar hormônios corretamente, o que torna a terapia hormonal arriscada.

- HIPERSENSIBILIDADE A QUALQUER COMPONENTE DA TERAPIA HORMONAL: reações alérgicas anteriores a componentes da terapia hormonal podem impedi-la de usá-los outra vez.

A terapia hormonal não deve ser ministrada se qualquer uma das condições acima estiver presente porque sabe-se que os riscos à paciente superam os benefícios.

É importante ressaltar que essas contraindicações não incluem condições correlatas. Destaco isso porque existem vários relatos (inclusive recebi milhares de comentários nas minhas redes sociais) de profissionais de saúde bem-intencionados que ampliam a lista de contraindicações e impedem pacientes de fazerem reposição hormonal por uma espécie de lógica de culpa-por-associação. Alguns dos equívocos mais comuns são os seguintes:

1. **O histórico de endometriose automaticamente impede a mulher de fazer reposição hormonal.** FALSO. O tratamento para a menopausa (cirúrgico ou natural) em pacientes com histórico de endometriose ainda é controverso. Uma avaliação de 2023 sugere existir risco de reincidência da endometriose em pacientes que repõem apenas o estrogênio e se submeteram à exenteração pélvica (retirada de todos os órgãos comprometidos) como tratamento da doença. Pacientes

com histórico de endometriose devem tomar progestógenos continuamente junto ao estrogênio para diminuir o risco de reincidência.

2. **O histórico de adenomiose automaticamente impede a mulher de fazer reposição hormonal.** FALSO. A terapia hormonal pode causar sangramento e dor em casos com um histórico de adenomiose quando o útero está intacto. Não é contraindicada, mas o médico deve ser cauteloso e sempre receitar progesterona. Depois da histerectomia, não existe problema documentado.

3. **O histórico familiar de doenças cardíacas, hepáticas ou câncer de mama *automaticamente* impede a paciente de fazer reposição hormonal.** FALSO. As pesquisas mais recentes e o consenso entre especialistas desafiam a ideia de que o histórico familiar por si só impede a mulher de usar a terapia hormonal.

4. **Preocupações quanto ao risco elevado de coágulos devem automaticamente impedir a paciente de fazer reposição hormonal.** FALSO. Existe uma diferença entre coágulos venosos ou de sangue (como os da trombose venosa profunda e da embolia pulmonar) e coágulos arteriais (como os de certos derrames). No caso de coágulos venosos, sabe-se que o uso do estrogênio oral aumenta o risco de trombose venosa profunda em fórmulas ORAIS de alta dosagem que contêm estrogênio. No entanto, as fórmulas não orais, como as transdérmicas e transmucosais, não aumentam o risco de coagulação porque evitam o metabolismo de primeira passagem do fígado. A coagulação arterial geralmente ocorre devido ao "sangue pegajoso" e aumenta um pouco com qualquer forma sistêmica de estrogênio. É importante observar que na pesquisa da WHI não se viu o aumento do risco de coágulos arteriais em mulheres que começaram a reposição hormonal até dez anos depois de sua última menstruação.

5. **O histórico de enxaqueca automaticamente impede a mulher de fazer reposição hormonal.** FALSO. Não existe um risco maior de AVC

com o uso de nenhuma forma de reposição hormonal nas pacientes com histórico de enxaqueca sem aura. Já para quem tem histórico de enxaqueca com aura, a conversa se torna mais complexa. As diretrizes dos Centros de Controle e Prevenção de Doenças (CDC) dos Estados Unidos e da Organização Mundial de Saúde (OMS) recomendam que mulheres com enxaqueca com aura não usem contraceptivos com hormônios combinados e que os médicos tenham cautela ao prescrevê--los a elas devido ao risco improvável mas existente de AVC isquêmico, sobretudo em fumantes. Não há contraindicação semelhante para quem sofre de enxaqueca e precisa de doses de terapia hormonal para tratar os sintomas da menopausa e/ou as dores de cabeça, já que as doses de reposição hormonal são muito menores do que as de contraceptivos.

A decisão de começar a terapia hormonal deve sempre ser fundamentada no seu histórico médico, em seus fatores de risco e sintomas. E o médico deve acompanhar os estudos e dados mais recentes, tanto de pesquisas quanto de parâmetros clínicos e protocolos, para garantir que você sempre receba as recomendações mais atualizadas. Já faz muito tempo que as mulheres são impedidas de acessar os tratamentos mais eficazes contra os sintomas da menopausa por causa de equívocos e desinformação. Merecemos e podemos exigir coisa melhor!

O uso da terapia hormonal após o tratamento de câncer — ou se você é portadora de mutações no gene BRCA

Se você venceu o câncer ou é portadora das mutações no gene BRCA, sei que a possibilidade da terapia hormonal pode ser acompanhada por um monte de questões e medos relativos à presença ou à reincidência do câncer. Também estou ciente de como é desafiador arrumar um médico disposto a sequer ter uma conversa sobre terapia hormonal; não é raro que profissionais encerrem a discussão logo de cara por não terem conhecimento conhecimento nem treinamento para lidar com o assunto.

O que as mulheres em menopausa que se recuperaram do câncer deveriam ouvir sobre a terapia hormonal é o seguinte: "Ter tido câncer é uma circunstância especial, mas não é uma contraindicação universal ou automática à terapia hormonal." E então você deve receber orientações com base no conhecimento científico mais atualizado relativo ao tipo e ao estágio do seu câncer e aos medicamentos que está usando.

Nos últimos anos, a pesquisa em torno da segurança da terapia hormonal após o câncer tem sido promissora. Em 2020, a British Menopause Society divulgou suas descobertas baseadas na avaliação da ciência mais atual sobre o uso da terapia hormonal após certos tipos de câncer. As evidências analisadas não indicaram aumento do risco de reincidência com o uso de terapia hormonal em pacientes com câncer de endométrio em estágio inicial; o carcinoma de células escamosas do colo do útero ou adenocarcinoma do colo de útero (câncer cervical); ou câncer vaginal ou vulvar. Os indícios também apontam que não existe efeito adverso sobre a taxa de sobrevivência com terapia hormonal em mulheres com câncer epitelial de ovário. Naquelas com histórico de câncer de mama, a conclusão é de que é contraindicado o uso da terapia hormonal sistêmica.

Levando-se em conta que o câncer de mama é um dos mais comuns entre mulheres, sei que muitas leram a última frase e soltaram um suspiro, berraram ou choraram; é óbvio que parece uma ofensa não ter a possibilidade de amenizar os sintomas da menopausa depois de enfrentar o tratamento de câncer. E é por isso que quero destacar uma análise mais recente, publicada em 2022, baseada na avaliação de mais de 8 mil dinamarquesas sobreviventes ao câncer de mama na pós-menopausa que usaram vários tipos de terapia hormonal. Para o estudo, os pesquisadores se concentraram nas mulheres que trataram especificamente o câncer de mama receptor de estrogênio positivo em estágio inicial. Concluíram que nem o estrogênio vaginal nem a terapia hormonal têm ligação com um risco maior de reincidência ou óbito. Entretanto, perceberam um risco elevado de reincidência, mas não de óbitos, nas usuárias de estrogênio vaginal que ao mesmo tempo usavam inibidores de aromatase (às vezes utilizados no tratamento do câncer de mama com receptores hormonais positivos).

Compartilho aqui os resultados conflitantes não para confundir, mas para enfatizar a enorme importância de se consultar com um especialista em menopausa que esteja a par dos últimos desdobramentos e que pratique a medicina baseada na ciência, em constante desenvolvimento, a respeito do uso da terapia hormonal após a recuperação do câncer de mama. De novo, a decisão de usar ou não usar a terapia hormonal exige uma reflexão cuidadosa sobre o tipo e o estágio do câncer tratado e os medicamentos que estão sendo usados.

Caso você seja portadora das mutações no gene BRCA1 e BRCA2, é provável que tenha recebido uma negativa inflexível ou informações contraditórias sobre a possibilidade de recorrer à terapia hormonal. Caso não esteja por dentro do que BRCA1 e BRCA2 significam, as duas são mutações genéticas que aumentam o risco de desenvolvimento de câncer de mama e de ovário. Os dados nesse campo separam as portadoras de BRCA em dois grupos: (1) as que se submeteram à retirada profilática dos dois ovários por meio de uma cirurgia chamada salpingo-ooforectomia redutora de risco (SORR) e (2) as que não fizeram a SORR.

A respeito de pacientes submetidas a SORR, as pesquisas mostram que a terapia hormonal *não aumenta o risco* de câncer de mama. Como essa cirurgia não costuma ser recomendada para mulheres jovens (entre 35 e 40 anos no caso do BRCA1 e entre 40 e 45 no caso do BRCA2), a terapia hormonal pode ser muito importante na redução do risco de doenças crônicas, como osteoporose e doenças cardíacas, decorrentes do estrogênio baixo. Caso não tenha feito a SORR, você deve conversar sobre suas opções com seu médico.

Os possíveis efeitos colaterais da terapia hormonal (e algumas estratégias para combatê-los)

Digamos que depois de conversar com seu médico e refletir bastante sobre seu histórico de saúde, você tenha decidido: está pronta para começar a terapia hormonal. Qual é o passo seguinte? Em primeiro lugar, lamento dizer que seus sintomas não vão dar uma trégua num piscar de olhos. Isso vai acontecer com o tempo, normalmente depois de quatro semanas, mas a reação varia de uma pessoa para a outra. E lembre-se de que talvez precise de ajustes na dosagem, na via de administração ou no cronograma até achar o protocolo que funcione bem para você.

Uma coisa que talvez perceba logo são os efeitos colaterais. Sou muito detalhista ao discuti-los com minhas pacientes, mas muitas ainda se surpreendem ou ficam preocupadas quando eles surgem. Vejamos alguns deles e as táticas para enfrentá-los.

Possíveis efeitos colaterais da reposição de estrogênio ou de estrogênio e progesterona

A lista a seguir é apenas uma compilação. As bulas que acompanham cada remédio contêm listas abrangentes de seus efeitos colaterais. Em caso de medicações manipuladas, pergunte ao farmacêutico.

Os efeitos colaterais *mais comuns* são:

- sangramento uterino inesperado (pontual ou recorrente);

- seios doloridos (às vezes aumento das mamas).

Os efeitos colaterais *menos comuns* são:

- náusea;

- inchaço abdominal;

- retenção de líquido nas extremidades;

- mudanças no formato da córnea (às vezes causando intolerância a lentes de contato);

- dores de cabeça (às vezes enxaquecas);

- tontura;

- mudanças de humor com a terapia de estrogênio e progesterona, em especial com progestina (sintética);

- angioedema (inchaço, em geral nos olhos, boca e lábios vaginais);

- pedras na vesícula, pancreatite.

O sangramento inesperado não é exatamente bem-vindo, mas é comum: 40% das pacientes apresentam sangramentos depois de começar a terapia hormonal, e eles são a principal razão para as minhas pacientes me ligarem. Eu garanto a elas que é algo previsível e bastante normal: estamos apenas "despertando" tecidos que estavam dormindo havia um tempo. A vantagem desse efeito colateral tão comum é que em geral ele se resolve sozinho, embora em certos casos estratégias para lidar com ele sejam de grande serventia (ver a seguir). Se o sangramento imprevisto persistente se prolongar por mais de quatro a seis meses, contando do início da terapia hormonal, deve-se fazer um ultrassom pélvico para verificar a cavidade endometrial e, se houver indicação, realizar uma biópsia endometrial e/ou histeroscopia.

Controle dos efeitos colaterais

Caso você tenha efeitos colaterais, algumas estratégias podem ajudá-la. É óbvio que para fazer mudanças na medicação e/ou dosagem, você precisará consultar seu médico ou o profissional que a prescreveu.

Em caso de retenção de líquidos, tente: restringir a ingestão de sal; tomar a quantidade de água recomendável; praticar atividades físicas; tomar um diurético leve vendido com receita médica.

Em caso de inchaço, tente: trocar para um estrogênio contínuo *não oral* de baixa dosagem; reduzir a dosagem de progesterona a um nível ainda seguro para o útero; trocar de progestina ou trocá-la por uma progesterona micronizada.

Em caso de seios doloridos, tente: diminuir a dose de estrogênio; trocar de estrogênio; restringir a ingestão de sal; trocar de progestina; reduzir a ingestão de cafeína e chocolate.

Em caso de dores de cabeça, tente: trocar para o estrogênio contínuo não oral; diminuir a dose de estrogênio, progesterona ou ambos;

trocar para um regime contínuo combinado; trocar para a progesterona ou para uma derivada de 19-norpregnano; tomar a quantidade de água recomendável; restringir a ingestão de sal, cafeína e álcool.

Em caso de mudanças de humor, tente: investigar a pré-existência de depressão ou ansiedade com seu clínico ou terapeuta; diminuir a dose de progestógeno; trocar sua medicação por outro progestógeno ou pela progesterona micronizada; trocar a progestina sistêmica pela progestina intrauterina; adotar um regime contínuo de estrogênio combinado com progesterona; tomar a quantidade de água recomendável; restringir a ingestão de sal, cafeína e álcool.

Em caso de náusea, tente: no uso de estrogênio oral, tomar os comprimidos junto às refeições ou antes de dormir; trocar de estrogênio oral; trocar para um estrogênio não oral; diminuir a dose de estrogênio ou progesterona.

Em caso de sangramentos, tente: diminuir a dose de estrogênio ou aumentar a de progesterona, ou então usar uma fórmula combinada sem progestógenos. Observação: atualmente, a única fórmula combinada disponível é a Duavive, que é um SERM e pode ser caro por não existir versão genérica no mercado.

Escolha sua aventura — Versão menopausa

Parabéns, você chegou ao fim do capítulo sobre terapia hormonal! *Ufa.* Sei que foi intenso, e espero de verdade que essa montanha de informações seja útil para você atravessar a jornada da menopausa e ir além.

Desconfio de que no fim deste capítulo você se enquadre em um dos dois grupos a seguir, e sugiro que você siga em frente de acordo com o grupo em que se encaixar:

GRUPO 1: Você está preparada para ir ao médico e discutir sobre como começar a terapia hormonal. Se for esse o caso, recomendo que leia o próximo capítulo, que vai ajudá-la a conseguir aquilo de que precisa com seu médico para começar a reposição. Em seguida, não deixe de olhar as estratégias complementares da Caixa de Ferramentas para garantir um respaldo maior.

GRUPO 2: Você entendeu que a reposição hormonal não é uma boa ideia para você, seja por uma contraindicação ou por não querer ministrá-la. Se for esse o caso, fique à vontade para pular as perguntas e fontes que dizem respeito à terapia hormonal que serão mencionadas no próximo capítulo, mas grande parte dele ainda lhe será relevante — em especial a seção que começa na página 155, intitulada "Como tirar o maior proveito de seu exame anual mesmo com as mudanças hormonais" (não a ignore!). Na Caixa de Ferramentas, você também vai encontrar dezenas de intervenções não hormonais que podem aliviar seus sintomas e diminuir os riscos à saúde que acompanham a diminuição dos níveis hormonais característica da transição da menopausa.

Em todo caso, você tem diversas opções de medidas a tomar. Quanto antes implementar estratégias hormonais e/ou não hormonais, mais rápido vai aliviar seus sintomas e melhor vai ser a adaptação de seu corpo e sua mente às mudanças que acompanham a menopausa.

CAPÍTULO 8

Preparação para a consulta com o médico

Eu me preparei para a menopausa. Me preparei de verdade. Mas, ao que parece, não adianta nada. Apesar do esforço interno, dos alimentos orgânicos, dos exercícios físicos e da redução de estresse, a perimenopausa ia me derrubar. Sei de gente que passou por essa fase como se nada estivesse acontecendo. Comigo não foi assim. Tenho 51 anos e ainda menstruo. Nos últimos cinco anos, virei uma sombra de quem eu era. Ganhei 20 quilos, os quais não consigo perder, por mais que eu tente. Já tomei vários suplementos naturais para amenizar os sintomas que não param de piorar, como fadiga (essa palavra não dá nem conta da exaustão que sinto), a falta de desejo por tudo, o desânimo e as mudanças de humor, a incapacidade de me concentrar e a névoa mental, as dores articulares e no corpo inteiro, os fogachos e os episódios de suor noturno, a insônia intermitente... Isso sem falar na crise de identidade. Depois de dedicar a vida aos meus filhos e a ajudar os outros, é assim que sou recompensada?

— Jody P.

Escrevi *A nova menopausa* na esperança de que ele se torne uma fonte inestimável a respeito de tudo o que tenha a ver com a menopausa. Mas preciso admitir que o livro tem suas limitações — em especial o fato de não substituir o médico ou profissional da saúde que no final das contas (torço para que seja assim) vai lhe dar o respaldo clínico necessário durante a perimenopausa e a menopausa. É essencial ter um médico que escuta o que você diz e fica ao seu lado ao longo da transição da menopausa!

Infelizmente, sei como é difícil encontrar o apoio médico necessário nessa fase da vida porque é isso o que muitas mulheres me dizem. São ignoradas e lhes negam uma conversa sobre o assunto, assim como o acesso a tratamentos eficazes para seus sintomas. Também sei que esse tipo de experiência pode ter causado uma sensação de derrota, mas e se eu dissesse que, daqui para a frente, você pode começar a visualizar um resultado diferente? Que pode começar a se ver entrando no consultório munida das informações contundentes que vai encontrar neste capítulo e sair de lá com um plano para abrandar seus sintomas? Consegue imaginar? É possível! Vou garantir que você tenha tudo que é necessário para transformar essa visão em realidade.

Começando pelo começo: como achar o melhor médico especializado em menopausa

Caso você já tenha uma relação de confiança com seu médico, talvez não precise das informações desta seção e possa ir direto para a "Como se preparar para a consulta", na página 146, em que oriento sobre como falar com seu médico sobre opções terapêuticas, inclusive de reposição hormonal.

Antes de sair correndo, no entanto, quero ressaltar que ainda que você confie e se sinta à vontade com seu médico, pode ser que ele não esteja muito preparado para lhe dar a assistência necessária neste momento. Talvez o clínico geral que você procura quando está com dor de garganta ou gastroenterite não seja muito versado nas suas novas necessidades. E o ginecologista e obstetra incrível que fez seu parto, foi o responsável por outras cirurgias e que a atende muito bem há vinte anos pode ter recebido pouco ou nenhum treinamento sobre menopausa. Sei que isso é verdade porque *eu* fui essa ginecologista e obstetra, e admito sem rodeios que por anos a fio não fui uma médica com conhecimento a respeito da menopausa. Eu me fiei na formação e no treinamento que recebi na faculdade de medicina e na residência, e depois me dei conta de que meu conhecimento era insuficiente. Digo isso para explicar que tudo bem você tomar um rumo diferente e procurar um novo médico, mais capaz de atender as suas necessidades neste momento da vida.

> **Por favor, compartilhe!**

Caso tenha um médico maravilhoso de longa data que lhe ofereça assistência de qualidade no quesito menopausa, torço para que você considere visitar nossa base de dados de médicos recomendáveis: <thepauselife.com/pages/recommended-physicians> (em inglês). Lá, você pode sugerir seu médico para o nosso programa imparcial de indicações. Assim, outras mulheres da sua região que estejam em busca de um médico vão saber da recomendação.

Caso você não tenha um médico de confiança, tenho algumas sugestões de como encontrar um. Se possível, é melhor começar essa pesquisa com o objetivo de achar um médico que faça consultas presenciais. Esse tipo de consulta permite que o médico faça uma avaliação física da saúde geral, e é muito mais eficaz, já que ele pode indicar tratamentos especializados ou solicitar exames. Além do mais, com a assistência presencial, fica mais fácil você comunicar suas questões e preocupações, obter respostas de forma rápida e estabelecer um bom entrosamento com o médico. Entretanto, ainda que eu enfatize a importância desse ponto, sei que na realidade a assistência especializada de certas regiões é limitada e talvez você precise se consultar com um médico on-line. E a verdade é que, caso encontre um que escute o que você diz e a respeite como paciente, estará bem melhor do que se tivesse um médico que a ignorasse presencialmente!

Aqui estão os passos para você encontrar um bom médico:

1. **Pense na cobertura do plano de saúde.** Caso tenha convênio e pretenda ou espere usá-lo, veja os médicos que estão disponíveis para você. A maioria dos planos tem um mecanismo de busca que possibilita a procura da especialidade desejada na sua região. Infelizmente, como não é comum que a palavra menopausa esteja listada, a melhor ideia é que você procure por um ginecologista e, caso identifique um que pareça uma boa opção, ligue para ver se ele tem experiência no tratamento de mulheres na menopausa. Caso não consiga achar um,

pergunte ao convênio se você tem direito a reembolso ao consultar um médico de fora do plano.

2. **Consulte minha lista de "Médicos Recomendados".** A lista de médicos recomendados que está no meu site foi feita a partir de contribuições e depoimentos de pessoas mundo afora que tiveram experiências excepcionais que quiseram compartilhar. Não conheço todos os médicos da lista, mas minha equipe faz o dever de casa de verificar todos os indicados (confirmamos as informações de contato e que eles exercem a medicina). Caso não encontre nenhum médico na sua área, visite o site da Menopause Society, <menopause.org> (em inglês), e sua base de dados "Find a Menopause Practitioner" ("Ache um médico especialista em menopausa", em tradução livre) para encontrar alguém na sua região. Depois de achar um bom candidato, sugiro ligar para ter certeza de que ele está disposto a discutir a menopausa e todas as suas opções de tratamento. No Brasil existe a Sociedade Brasileira de Andropausa e Menopausa, que em seu site <sbam.esp.br/membros-certificados> oferece indicações de médicos certificados, ou seja, especializados em menopausa.

3. **Peça indicação ao seu médico.** Se você consultasse seu clínico geral ou ginecologista e reclamasse de dor crônica nas costas ou de dores de cabeça horríveis, receberia indicações de especialistas (de um ortopedista ou neurologista, respectivamente). Não deveria ser diferente no caso de sintomas de menopausa, não acha? Em um mundo perfeito, seu atual médico reconheceria a própria lacuna em termos de conhecimento específico e se mostraria disposto a ajudá-la a achar o especialista de que precisa.

4. **Peça uma indicação a quem você conhece.** Muitas pessoas ficam mais à vontade para se consultar com um médico recomendado por conhecidos. Pergunte a amigas, parentes, vizinhas e colegas de trabalho se elas (ou alguém que elas conhecem) têm um especialista em menopausa para indicar. Você também pode buscar sugestões em grupos nas redes sociais.

5. **Considere as teleconsultas.** Caso não ache um médico na sua área, talvez seja possível se tratar via telemedicina. A boa notícia é que existe um número cada vez maior de profissionais de saúde oferecendo essa alternativa, o que expande o acesso à assistência de qualidade. Veja as informações de contato na seção "Fontes de informações sobre a menopausa", na página 299.

Como se preparar para a consulta

Quando pesquisadores de Yale analisaram mais de 500 mil pedidos de reembolso a planos de saúde, preenchidos por mulheres em fases diversas da vida, descobriram que 300 mil tinham a ver com pacientes buscando ajuda para lidar com sintomas fortes da menopausa e que... 75% delas ficaram sem tratamento. Compartilho esses dados por algumas razões: primeiro, porque me dão vontade de sair xingando aos berros e gritando *"por quê?"* (para então o meu marido aparecer, dizendo "O que foi agora?"); segundo, porque é uma prova de que, se você está frustrada nas suas tentativas de aplacar os sintomas da menopausa, não está nem um pouco sozinha; e terceiro, porque isso mostra bem como você deve encarar sua consulta — você não precisa só de perguntas e de detalhes sobre sua luta: precisa ter uma estratégia.

A melhor estratégia para o sucesso na consulta com seu médico é ter um plano pertinente nos quesitos de timing e informação.

Timing

- CONSIDERE SE ANTECIPAR AOS SINTOMAS DA MENOPAUSA. Durante a gravidez, existe uma consulta médica específica chamada de consulta "pré-gravidez". Seu intuito é determinar os cuidados, recapitular as opções e colher informações sobre o que esperar. Não existe consulta "pré-menopausa". Mas dá para imaginar como seria transformador se isso fizesse parte do protocolo de assistência à saúde feminina? Observei uma tendência entre minhas pacientes que resolveram não esperar que essa consulta virasse regra. Elas já chegam querendo se planejar. Elas querem "ir se adiantando" antes que os sintomas comecem e tomar todas as medidas possíveis para preveni-los. É uma ideia radical que tem todo o meu apoio.

- MARQUE A CONSULTA CEDO. Recomendo que você tente marcar no primeiro horário da manhã para garantir um médico de cabeça fresca. Sei que pode parecer uma bobagem, mas médicos também são seres humanos, e a energia e atenção podem ir se esgotando com o passar do dia. Você vai ter a melhor versão do médico caso seja uma das primeiras pessoas atendidas.

- ADMITA QUAL É A NATUREZA DA SUA CONSULTA. Quando ligar para marcar um horário, diga à secretária que você tem questões que gostaria de discutir, assim ela pode reservar um bloco de tempo extra se isso for possível. Não espere que uma consulta referente à menopausa caiba em uma "consulta de rotina" — que é um exame de triagem de coisas como câncer de mama e de colo de útero e doenças crônicas mais comuns, *não* uma conversa sobre menopausa. Comunique com todas as letras que precisa de uma "consulta sobre um problema" para garantir que você tenha o máximo de tempo possível reservado para essa discussão.

- CHEGUE EM JEJUM. Dependendo do horário da sua consulta (espero que seja cedo), chegue em jejum (sem comer e nem beber nada de 8 a 12 horas antes da consulta). Assim, caso seu médico solicite exames que exijam jejum, você pode fazê-los logo em vez de precisar fazer outro dia.

Informação

HISTÓRICO FAMILIAR

Anote o histórico de doenças e males da sua família, quais parentes sofreram deles e com que idade. São informações que seu médico vai pedir, e tê-las já anotadas vai poupar tempo e garantir que o profissional tenha os dados necessários para sua ficha. E, o mais importante, são informações que podem qualificá-la para certos ensaios clínicos para os quais você não estaria habilitada normalmente. Por exemplo, se você tem fadiga *e* histórico familiar de hipotireoidismo, seu médico pode usar esse código de diagnóstico e aumentar as chances de que seu plano de saúde cubra o exame. Seu histórico familiar também pode determinar se você se daria bem com certas terapias hormonais.

DIÁRIO DE SINTOMAS

Se ainda não estiver fazendo isso, comece um diário de sintomas e anote todas as mudanças que vem percebendo em sua saúde. Anote quaisquer dor nova, aumento da fadiga, problemas gastrointestinais, diferenças na pele ou no cabelo, ganho ou perda de peso, questões de saúde mental ou memória, e assim por diante. Seja bastante detalhista — seu médico vai querer saber há quanto tempo você vem sentindo os sintomas e se eles ficaram mais leves ou mais fortes. Veja no Apêndice C, página 305, um exemplo desse tipo de diário — e use esse espaço do livro para começar o seu registro.

UMA NOÇÃO DE SUAS PREFERÊNCIAS PESSOAIS

Pense nas suas preferências para lidar com os sintomas e com sua saúde a longo prazo. Você cogita fazer terapia hormonal ou prefere uma abordagem não hormonal? Quer que lhe recomendem mudanças no seu estilo de vida? Pense nos seus objetivos e em como quer alcançá-los, e esteja preparada para dividir essas informações com seu médico. Prepare-se para defender seu ponto de vista e ao mesmo tempo deixar evidente que você está pedindo a opinião profissional do médico com base no seu histórico de saúde. A forma como o médico reage a esse convite a uma relação colaborativa com a paciente vai ser um ótimo indício da qualidade do seu atendimento.

Listo a seguir algumas perguntas úteis para que suas expectativas estejam alinhadas com as do médico (as respostas obtidas podem ajudá-la a refinar ainda mais suas preferências em relação à assistência que deseja receber).

Você poderia compartilhar comigo suas experiências com a terapia hormonal e a formação que tem para prescrevê-la? Você está por dentro das últimas pesquisas e diretrizes?

Você obteve sucesso ao usar a terapia hormonal no tratamento de pacientes com sintomas parecidos com os meus? Pode me dar exemplos mais específicos?

Como você se atualiza sobre os avanços e os novos estudos sobre menopausa e terapia hormonal?

Você está disposto a discutir e considerar terapias alternativas ou complementares, além da terapia hormonal, para otimizar meu tratamento?

Como você lida com os possíveis efeitos colaterais da terapia hormonal e que medidas indica para minimizar os riscos associados a ela?

Você está aberto a explorar diversas formas de terapia hormonal com base nas preferências da paciente, e de que modo você adapta os planos de tratamento ao estilo de vida de cada uma?

Que assistência você dá a pacientes que possam ter interesse em trocar de médico para que possam levar adiante a terapia de reposição hormonal?

Se chegarmos juntos à conclusão de que a reposição hormonal não é indicada para mim, quais serão suas sugestões de tratamento?

CONHECIMENTO CIENTÍFICO ATUALIZADO SOBRE O USO DA TERAPIA HORMONAL NA MENOPAUSA

Não é minha intenção jogar a responsabilidade de obter evidências científicas no colo da paciente, mas é do seu interesse estar munida de algumas informações importantes. Explico o porquê: poucos médicos receberam instrução formal sobre a medicina da menopausa, e é provável que na maioria dos casos as exigências anuais para que cumpram os requisitos de recertificação estabelecidos pelos conselhos de medicina (por exemplo, o American Board of Obstetrics and Gynecology, nos Estados Unidos) não inclua o estudo dos artigos científicos mais recentes sobre a menopausa. Isso é verdade principalmente no que diz respeito às últimas informações sobre a terapia hormonal na menopausa. Em outras palavras, talvez você precise ajudar seu médico para que ele possa ajudá-la.

De modo geral, os médicos de hoje estão exaustos e sobrecarregados, e sofrem uma enorme pressão para que as consultas durem no máximo quinze minutos. Não se esqueça disso ao entrar no consultório. Talvez você tenha marcado ou sublinhado algumas das informações contidas neste livro e possa apresentá-las a seu novo médico. Ou veja a seguir dados e estatísticas atualizados sobre o uso da terapia hormonal, bem como um questionário sobre a menopausa que é bastante útil. Reiterei essas informações principais e de grande utilidade no Apêndice A (dados e estatísticas) e B (questionário) para que você possa destacá-los do livro caso não queira levá-lo inteiro para a consulta. De qualquer forma, esteja pronta para dizer: "Aqui estão algumas informações tiradas de fontes confiáveis sobre o uso da terapia hormonal em mulheres que estão na menopausa. Espero que, juntos, possamos decidir qual é a melhor linha de tratamento para os meus sintomas."

Dados e estatísticas atualizados sobre o uso da terapia hormonal na menopausa

Em 2022, **a North American Menopause Society (NAMS)**, agora Menopause Society, divulgou sua opinião (ainda) atual em 2024 sobre a terapia hormonal, em um documento intitulado "The 2022 Hormone Therapy Position Statement of the North American Menopause Society". De acordo com ele, o consenso é de que para pessoas saudáveis nascidas com o sistema reprodutor feminino e que tenham menos de 60 anos, por até dez anos após o princípio da menopausa, os benefícios da terapia hormonal superam os riscos. Essa atualização foi fruto de uma revisão drástica das recomendações anteriores, que diziam que a terapia hormonal era recomendada apenas para sintomas muito graves e na menor dosagem pelo mínimo de tempo possível.

Em 2020, **a American Heart Association (AHA)** publicou o "Menopause Transition and Cardiovascular Disease Risk: Implications for Timing of Early Prevention: A Scientific Statement from the American Heart Association". A declaração reconheceu o aumento vertiginoso do risco cardiovascular gerado pela transição da menopausa e enfatizou a importância de estratégias de intervenção precoce para reduzir tal risco. Os resultados mostraram que mulheres tratadas com terapia hormonal e que também adotavam mudanças no estilo de vida e em sua alimentação corriam menos riscos cardiovasculares. Quando adoeciam, elas ficavam menos propensas a ter desenlaces negativos.

A Food and Drug Administration (FDA), agência reguladora dos Estados Unidos, aprovou a terapia hormonal como tratamento para quatro problemas associados à menopausa:

1. **Sintomas vasomotores:** inclui ondas de calor, suor noturno, palpitações cardíacas e problemas de sono;

2. **Perda de densidade óssea:** inclui enfraquecimento dos ossos e osteoporose;

3. **Hipoestrogenismo prematuro (deficiência de estrogênio):** em decorrência da menopausa ou da menopausa prematura resultante de cirurgias como ooforectomia (com ou sem histerectomia), radiação ou quimioterapia;

4. **Sintomas geniturinários:** inclui urinação frequente, urinação acompanhada de ardência, infecções recorrentes do trato urinário, ressecamento vaginal, dor durante o sexo.

Além de tudo isso, pesquisas (ver no Capítulo 8 as referências das citações dos estudos) apontam que a terapia hormonal pode melhorar e aliviar sintomas relacionados às seguintes condições:

- SARCOPENIA (PERDA DE MASSA MUSCULAR): A terapia hormonal neutraliza a sarcopenia ligada ao envelhecimento, a queda da produção de estrogênio e a transição da menopausa.

- COGNIÇÃO: Quando iniciada imediatamente após a histerectomia com ooforectomia bilateral, a reposição de estrogênio pode beneficiar a cognição.

- PROBLEMAS DE PELE E CAPILARES: Incluem a queda de cabelo e o afinamento da espessura da pele, surgimento maior de hematomas e a perda da elasticidade da pele.

- DORES ARTICULARES: As participantes de diversos estudos declararam sentir menos dores articulares e enrijecimento com a terapia hormonal.

- DIABETES: Embora não seja aprovada pela FDA para tratar diabetes tipo 2, a terapia hormonal em mulheres saudáveis com diabetes tipo 2 preexistente pode melhorar o controle glicêmico, quando usada para combater os sintomas da menopausa.

- DEPRESSÃO: Embora não sejam aprovadas pela FDA para tratar depressão, as terapias baseadas no estrogênio podem reforçar a reação clínica a antidepressivos em mulheres na meia-idade e na terceira idade quando prescritas como tratamento para os sintomas da menopausa.

A Escala de Greene: outra forma de ajudar seu médico a ajudá-la

Além das informações atualizadas sobre a terapia hormonal descritas anteriormente, você também pode preencher o questionário da Escala de Greene antes da consulta com um especialista em menopausa. Esse verificador de sintomas foi criado em 1976, mas passou por atualizações e ainda é muito utilizado para identificar as necessidades de tratamento durante a transição da menopausa.

No Formulário de Pontuação dos Sintomas da Menopausa abaixo, atribua uma nota para cada sintoma: 1 para leve, 2 para moderado, 3 para intenso. Caso não tenha o sintoma, marque 0. Ao final, some todas as notas para chegar à pontuação final.

SINTOMA	NOTA
Ondas de calor	_____
Sensação de tontura	_____
Dores de cabeça	_____
Irritabilidade	_____
Depressão	_____
Sensação de não ser amada	_____
Ansiedade	_____
Mudanças de humor	_____
Insônia	_____
Cansaço anormal	_____
Dores nas costas	_____
Dores articulares	_____
Dores musculares	_____
Novos pelos faciais	_____
Pele ressecada	_____
Sensação de formigamento	_____
Falta de libido	_____
Vagina ressecada	_____
Desconforto durante o sexo	_____
Maior frequência urinária	_____
TOTAL	_____

Adaptado de Greene JG. Constructing a standard climacteric standard. Maturitas *1998;29:25-31.*

Em geral, um total igual ou superior a 15 indica a probabilidade de que a deficiência de estrogênio esteja contribuindo para seus sintomas, e, pela minha experiência, isso significa que devemos começar a discutir a terapia hormonal imediatamente. A pontuação entre 20 e 50 é comum em mulheres sintomáticas, e três a seis meses depois de iniciado o tratamento adequado, personalizado, sua pontuação deve cair para 10 pontos ou menos.

Sinais que indicam que sua busca pelo médico certo não terminou

Eu gostaria de poder dizer que depois de fazer o dever de casa na hora de achar um médico e de se preparar para a consulta, tudo estará resolvido, mas não tenho como prometer que isso vá acontecer. A realidade é que o desenrolar de sua consulta é imprevisível. Pelo seu bem, espero que ele seja positivo, mas tem algumas coisas que considero sinais de que a consulta *não* correu bem. Caso ouça alguma das justificativas abaixo, recomendo que continue procurando o médico certo:

- "É UMA PENA, MAS VOCÊ ESTÁ NUM PERÍODO COMPLICADO MESMO DA VIDA." Sim, a menopausa é um período natural, mas isso não significa que você precisa suportar os sintomas sem ajuda alguma. Outras frases igualmente inaceitáveis são: "Esse vai ser seu novo normal" e "Você vai ter que aprender a lidar com isso". Procure outro médico.

- "NÃO RECEITO TERAPIA HORMONAL PARA A MENOPAUSA." Também é inaceitável que o médico lhe diga isso. No final das contas, a escolha cabe a você, e você merece no mínimo uma conversa para ver se no seu caso, com base no seu histórico médico, os benefícios são maiores do que os riscos. A conversa sempre precisa ter nuances: ela nunca deve ser um "não" definitivo. Caso ele continue se recusando a se aprofundar no assunto, lembre-se de verificar nossa base de dados de Médicos Recomendados (<https://thepauselife.com/pages/recommended-physicians>, em inglês) para achar outro médico, ou recorra à base de dados dos Médicos Certificados da Menopause Society (<https://portal.menopause.org/NAMS/NAMS/Directory/Menopause-Practitioner.aspx>. Em inglês, mas é possível buscar por "Brazil") para encontrar alguém na sua região.

- "SÓ PRESCREVO TERAPIA HORMONAL DURANTE UM PERÍODO ESPECÍFICO." Não deixe que seu médico imponha limitações de tempo desnecessárias: por exemplo, ao prescrevendo-a só uma vez ou só por um ou dois anos. O exercício responsável da medicina preconiza o monitoramento de efeitos colaterais adversos dos medicamentos receitados, mas a conversa sobre a duração da terapia hormonal deve ser contínua. Caso os sintomas persistam, você ainda precisará de ajuda para enfrentá-los.

Como tirar o maior proveito de seu exame anual mesmo com as mudanças hormonais

Eu espero que você costume fazer seu check-up anual. O objetivo do exame é fazer a triagem de uma lista fixa de doenças e problemas comuns, sendo então muito importante. O clínico geral pode solicitar seu exame de sangue anual ou você pode perguntar a seu médico especialista em menopausa se faz sentido você fazer essa triagem. De qualquer modo, você fará melhor uso do tempo da sua consulta se tiver certo conhecimento sobre o objetivo dos exames de sangue habituais e se considerar a possibilidade de pedir alguns testes complementares que são importantes na menopausa.

Hemograma básico (e complementos a pedir)

Uma observação sobre os possíveis custos e a cobertura dos planos de saúde: em geral, a consulta de rotina e o exame de sangue solicitado são cobertos pelo convênio, mas é bem complicado prever quais complementos são contemplados. Algumas seguradoras não pagam nada que não esteja descrito na apólice, ainda que faça parte de um exame de triagem, mas outras são mais generosas. Por essa razão, talvez seja uma boa ideia você solicitar os complementos ao hemograma durante sua consulta para falar dos problemas ligados aos sintomas da menopausa — é mais provável que empresas de planos de saúde cubram os exames laboratoriais associados a sintomas e históricos específicos — e não durante seu check-up anual. (Eu bem que gostaria de dar orientações mais universais sobre essa questão, mas existem muitos contratos de planos de saúde diferentes hoje em dia.)

HEMOGRAMA COMPLETO, PAINEL METABÓLICO ABRANGENTE E PERFIL LIPÍDICO

Esses três exames são uma triagem básica e não é necessário ter sintomas para fazê-los.

O *hemograma completo* mede e conta todas as células do sangue, entre elas os glóbulos vermelhos, os glóbulos brancos, as plaquetas, a hemoglobina e os hematócritos. Os resultados podem ser usados para diagnosticar infecções latentes, que causam a alta ou a baixa contagem de glóbulos brancos; leucemia ou linfoma; anemia; ou certas deficiências vitamínicas.

O *painel metabólico abrangente* revela detalhes do funcionamento do metabolismo, do fígado e dos rins. É um exame que verifica eletrólitos, como sódio, cálcio e potássio; albumina; nitrogênio ureico no sangue; dióxido de carbono; cloreto; creatinina; glicose; proteína e bilirrubina totais; e enzimas hepáticas.

O *perfil lipídico* (feito em jejum) mede o colesterol HDL ("bom"), o colesterol LDL ("ruim") e os triglicerídeos. Esses níveis de colesterol são um retrato da saúde geral do seu coração, e o médico vai analisar e discutir com a paciente os pormenores dos resultados. Caso queira ir um pouco além, você pode usar os resultados do seu exame para calcular sua relação triglicerídeos/HDL. Segundo estudo publicado no *Journal of the American Heart Association*, essa relação tende a ser um bom prognóstico de grandes adversidades cardiovasculares em mulheres, sobretudo nas que se encontram na pós-menopausa. Para calcular sua relação triglicerídeos/

HDL, basta dividir a taxa de triglicerídeos pela taxa de HDL em mg/dL (ou mmol/L) e comparar sua resposta com a escala abaixo:

IDEAL: abaixo de 2.0
BOA: entre 4.0 e 6.0
RUIM: acima de 6.0

Caso sua relação seja ideal ou boa, basta continuar verificando essa proporção sempre que fizer exame de colesterol. Caso esteja ruim, não deixe de discutir o assunto com seu médico assim que possível. Você também pode começar a fazer mudanças na alimentação e adotar outras estratégias listadas na seção da Caixa de Ferramentas intitulada "Colesterol alto/Triglicerídeos altos" (ver página 186).

Solicite os seguintes exames complementares: Lipoproteína (a) e Apolipoproteína B, isto é, Lp(a) e ApoB.

ApoB e Lp(a) são dois marcadores importantes que profissionais da saúde usam para avaliar o risco de doenças cardíacas, e são importantes principalmente se sua relação triglicerídeos/HDL estiver na faixa "ruim".

Vou explicar em termos mais simples por que é importante verificar esses números.

A ApoB é a proteína existente no sangue responsável por transportar o colesterol a várias partes do corpo, inclusive as artérias. Quando sua taxa é alta, é associada ao risco elevado de aterosclerose, doença em que os depósitos de gordura se acumulam nas artérias, gerando a possibilidade de doenças cardíacas e AVC. Ao checar seu nível de ApoB, seu médico consegue ter uma *noção mais precisa* da presença do colesterol nocivo no seu sangue do que ao medir apenas o colesterol LDL. Assim ele pode avaliar o risco de doença cardíaca com mais exatidão.

A Lp(a) é um tipo de partícula de colesterol que há no sangue. Quando sua taxa é alta é associada a um risco aumentado de doenças cardíacas, sobretudo doença arterial coronariana. O nível elevado de Lp(a) pode contribuir para a formação de placas nas artérias, que levam a infartos e outros problemas cardiovasculares. Verificar seu Lp(a) ajuda a identificar a predisposição genética a doenças cardíacas.

Averiguar suas taxas de ApoB e Lp(a) é importante porque elas possibilitam uma análise mais aprofundada de seu risco cardiovascular do que os exames de colesterol tradicionais. Saber quais são suas taxas ajuda o médico a personalizar seu tratamento e suas mudanças de estilo de vida. É essencial que você discuta os resultados com seu médico para entender os riscos individuais e elaborar um plano para manter ou melhorar sua saúde cardíaca.

HEMOGLOBINA GLICADA (HBA1C)

O exame HbA1c verifica sua média de glicose no sangue nos últimos dois ou três meses. Quanto maior for sua HbA1c, maior o risco de ter diabetes tipo 2. Quando elevada, também pode aumentar o risco de Alzheimer e câncer.

Solicite o seguinte exame complementar: caso tenha histórico familiar de obesidade, acantose nigricans ou outros fatores de risco para resistência à insulina, considere a possibilidade de pedir uma avaliação da homeostase da resistência à insulina (HOMA-IR). Com esse exame, o médico pode avaliar a reação do seu organismo à insulina após o jejum de quatro e de oito horas.

PERFIL DE TIREOIDE

Seu exame de sangue anual em geral inclui o hormônio estimulante da tireoide ou TSH, um indicador importante do funcionamento dessa glândula. Em alguns casos, no entanto, o TSH sozinho não possibilita a identificação de problemas de tireoide latentes.

Solicite os seguintes exames complementares: peça um perfil completo da tireoide, que inclua TSH e dosagem do T4 livre, T3 livre, T3 total e dois tipos de dosagens de anticorpos chamados antiperoxidase (anti-TPO) e anti-tireoglobulina (anti-TG). Recomendo veementemente que você solicite a análise desses fatores caso tenha sintomas como fadiga crônica, intolerância ao frio, queda de cabelo, esquecimentos, constipação, ganho ou perda de peso inexplicável ou sensação geral de depressão. Problemas de tireoide tendem a ficar muito tempo sem diagnóstico, portanto não deixe de pedir que esse perfil abrangente seja solicitado da próxima vez que se consultar com o médico.

VITAMINA D

Em média, 42% das pacientes têm vitamina D baixa, e o número piora com a idade e a menopausa. Essa deficiência pode ser decorrente do lugar onde você mora (isto é, da pouca exposição ao sol); da pele mais escura, que limita a absorção; de uma questão genética; de uma dificuldade de absorção; ou de doenças renais. A vitamina D em níveis baixos torna o indivíduo mais suscetível a desenvolver osteoporose, e níveis saudáveis desse nutriente crucial reforçam a saúde imunológica e cardíaca.

Solicite os seguintes exames complementares: zinco e magnésio. O zinco é usado pelo organismo na produção de células e nas funções imunes. Quando a pessoa sofre de deficiência de zinco, o corpo não produz células novas saudáveis, o que leva a sintomas como perda de peso inexplicável, falta de cicatrização, falta de atenção e olfato e paladar fracos.

Também é bom verificar as taxas de magnésio, já que sua deficiência é associada a sono de má qualidade, problemas nos nervos, transtornos de humor, fadiga, câimbras musculares, dores de cabeça e unhas e cabelo frágeis. O magnésio também é importante para a saúde cardíaca, para a pressão sanguínea e para o equilíbrio da tireoide.

Exames de sangue menos comuns

Os exames a seguir não são comumente solicitados para todas as pacientes, mas eu os considero relevantes durante a menopausa, e qualquer médico pode acrescentá-los no pedido de exames laboratoriais (mas de novo, a cobertura pelos planos de saúde é outra questão, e é essencial que você tenha a documentação certa para consegui-la). Recomendo esses exames a todas as pacientes que estão cuidando da menopausa.

ANEMIA (FERRO, FERRITINA, ÁCIDO FÓLICO E VITAMINA B12)

Embora o hemograma completo já verifique a anemia, recomendo esse exame mais aprofundado para mulheres que estão entrando na menopausa. A anemia na menopausa é a principal causa da fadiga crônica, que afeta mais de 70% das mulheres na pós-menopausa. Níveis baixos de vitamina B12 são comuns em vegetarianas e veganas, mas isso também pode acontecer em onívoras devido à falta de absorção de nutrientes provocada pelo uso excessivo de antibióticos e a doença celíaca ou de Crohn. A baixa de ferro pode se apresentar como anemia ou até hipotireoidismo. Ainda que não esteja anêmica (o que pode ser avaliado com o hemograma completo), você pode ter deficiência de ferro — e é por isso que avaliar separadamente os níveis de ferro e ferritina é importante.

TESTES DE INFLAMAÇÃO CRÔNICA: PROTEÍNA C-REATIVA ULTRASSENSÍVEL (PCR) E VELOCIDADE DE HEMOSSEDIMENTAÇÃO

Quando os níveis de estrogênio começam a cair durante a menopausa, começamos a perder seu efeito anti-inflamatório, e isso volta e meia se apresenta como uma inflamação crônica não específica. É possível verificar e monitorar os níveis de inflamação com testes das taxas de marcadores inflamatórios específicos, como a proteína C-reativa ultrassensível, a velocidade da sedimentação de eritrócitos e a viscosidade do plasma. Sugiro que minhas pacientes façam esses exames antes e cerca de quatro meses depois de implementar qualquer mudança de estilo de vida. Os resultados nos permitem saber até que ponto intervenções nutricionais/farmacológicas/em suplementos ajudaram a diminuir esses marcadores.

A proteína C-reativa ultrassensível é produzida naturalmente no fígado como uma resposta do organismo a inflamações. O alto nível dessa proteína no sangue pode ser resultante de várias doenças inflamatórias. O exame de velocidade de sedimentação também pode ajudar o médico a identificar se há inflamação no organismo. Ambas medidas a princípio são tomadas para que se tenha um parâmetro de inflamação, e, caso a paciente precise implementar estratégias para reduzi-la, podemos usar os números para acompanhar possíveis melhoras. Quando não conseguimos baixá-la com essas intervenções, passamos a pesquisar causas alternativas para a elevação.

Lembre-se da importância do autocuidado

Espero que você consiga usar as informações e ferramentas deste capítulo para defender seus pontos de vista ao procurar uma assistência de qualidade para lidar com a menopausa. Durante sua busca, eu a incentivo a priorizar também o autocuidado: você deve focar em ter um sono de qualidade, implementar hábitos de redução do estresse, seguir uma dieta anti-inflamatória e praticar exercícios com regularidade. Mesmo que prestar atenção nessas estratégias de estilo de vida não seja garantia de que os sintomas serão amenizados, a consistência nessas áreas traz certo alívio e sem dúvida vai beneficiar sua saúde.

Parte Três

SINTOMAS E SOLUÇÕES

CAPÍTULO 9

Os hábitos diários que contribuem para a saúde na menopausa

Durante a faculdade de medicina e no decorrer da minha vida profissional, a instrução que recebi foi a de que os sintomas que podem ser causados pela menopausa são as ondas de calor, os episódios de suor noturno e a síndrome geniturinária, além de um risco mais elevado de osteoporose. E era basicamente isso. Dá-lhe tempestade em copo d'água... O que está evidente hoje, muitos anos depois, é que a menopausa pode provocar dezenas de sintomas e condições (ver página 177).

Minha geração de estudantes de medicina e de residentes em ginecologia e obstetrícia recebeu pouca informação a respeito: se assistimos a uma hora de aula na faculdade e mais seis horas na residência foi muito. Nos Estados Unidos, não existiam "clínicas da menopausa", ou seja, não havia formação específica para darmos assistência a pacientes nessa fase da vida. E, na época em que terminei a residência, supúnhamos que a terapia de reposição hormonal era perigosa devido às primeiras descobertas do estudo da WHI (veja mais sobre esse contexto no Capítulo 3).

Desde que terminei a residência, todos os anos cumpri as exigências de educação continuada feitas pelo Conselho de Medicina dos Estados Unidos. Dos milhares de artigos que a American Board of Obstetrics and Gynecology (ABOG) reuniu para que eu analisasse, só consigo pensar em meia dúzia que abordava a menopausa. Os conselhos de avaliação não possuem uma subdivisão de "menopausa". Cirurgia, obstetrícia, ginecologia pediátrica e ética são algumas das categorias que fazem parte dos exames do conselho — mas não existe uma específica para a menopausa.

Para ser sincera, hoje vejo que por anos a fio eu fui péssima ao oferecer assistência a pacientes na menopausa. Eu confiava cegamente no que era divulgado pela ABOG e me considerava bem preparada para cuidar das mulheres que enfrentavam essas transformações. Embora sinta muito orgulho do que aprendi na minha formação como ginecologista e obstetra, agora sei que meu conhecimento possuía lacunas imensas relativas à saúde ideal das mulheres nessa fase.

Minha visão sobre a menopausa começou a mudar quando três coisas aconteceram quase ao mesmo tempo: minha menopausa começou; várias e várias pacientes começaram a entrar na menopausa (tínhamos mais ou menos a mesma idade); e comecei a falar sobre menopausa nas redes sociais. Percebi o aumento de sintomas que pareciam inexplicáveis e transformações na minha saúde. Meu colesterol subiu de repente, apesar de não ter mudado nada na minha dieta e na rotina de exercícios. Minhas dores articulares se tornaram quase incapacitantes apesar de eu não ter me lesionado. E a fadiga atrapalhava a minha vida. Reparei que muitas das minhas pacientes se queixavam das exatas mesmas coisas, e quando comecei a compartilhar o relato dos meus sintomas nas redes sociais, passei a receber milhares de comentários dizendo "eu também!".

Eu não fazia ideia de que o colesterol alto, as dores articulares e a fadiga podiam ter a ver com a menopausa. Minhas seguidoras também perguntavam se certos problemas estariam relacionados com as mudanças hormonais. Problemas como ombro congelado, vertigem, disfunção da articulação temporomandibular (DTM)... "Será que isso tem a ver com a menopausa?" As perguntas não paravam, e comecei a observar padrões. Em uma tentativa de ajudá-las, além de satisfazer minha curiosidade médica, comecei a me debruçar na literatura científica mais recente e me deparei com evidências inquestionáveis de que, sim, em muitos casos, havia ligação. Fiquei chocada. Lembre-se: ninguém tinha me ensinado nada sobre a menopausa além dos "sintomas clássicos". Eu também tinha aprendido que as mulheres tendem a somatizar, que é quando sintomas psicológicos se tornam físicos. No entanto, havia indícios óbvios do vínculo entre sintomas e doenças em diversos sistemas do organismo. E isso não era de conhecimento geral, e esses fatos tampouco estavam sendo disseminados pelos canais de educação continuada destinados aos médicos da área.

Identificar sinais de ligação é uma coisa, outra é encontrar pesquisas que concluam que um tratamento específico para determinado sintoma da menopausa é eficaz. Para elaborar a Caixa de Ferramentas da Menopausa (que começa na página 177), passei muitas e muitas horas estudando tratamentos, absorta na ciência das soluções, ou pelo menos das possíveis soluções. O que descobri é que, para alguns sintomas, existem evidências científicas de que tratamentos específicos são positivos ou preventivos. Enxaquecas e mudanças na constituição física, por exemplo, já foram muito estudadas no contexto da menopausa, portanto há muitas recomendações na Caixa de Ferramentas. Sintomas como zumbido no ouvido e asma, por outro lado, só há pouco tempo surgiram como problemas relacionados à menopausa, portanto as conclusões ainda não estão tão consolidadas. Sendo assim, consultei sites específicos para entender aspectos do tratamento. Em muitas dessas áreas, precisamos de muito mais pesquisas. Por sorte, há um interesse e uma atenção maiores e sem precedentes à menopausa, o que nos leva a torcer para que isso se traduza em mais investimentos no estudo científico do tema e, por sua vez, em uma capacidade cada vez maior de tratar sintomas que provocam tanto sofrimento.

Após consultar centenas de estudos, um ponto que se destacou para mim foi a existência de certas verdades universais a respeito da melhor forma de termos uma boa saúde após a menopausa. A primeira verdade: a boa saúde na menopausa não ocorre por acidente. E a segunda: ela nunca, jamais será conquistada só com um comprimido, suplemento ou tratamento. Ela é resultado da adoção de uma série de atitudes e hábitos diários que muitas negligenciaram (ou que não mantiveram com regularidade quando mais novas e mesmo assim "escaparam ilesas"). O foco dessas atitudes cotidianas são os elementos principais da Caixa de Ferramentas da Menopausa: alimentação, exercícios, farmacologia e suplementação. Se você puder prestar atenção em tais áreas da vida e dentro delas criar padrões positivos, que façam bem à saúde, dará um grande passo rumo à melhora de sua qualidade de vida durante a transição da menopausa e depois dela. Além disso, vai reduzir o risco de sofrer de doenças crônicas mais para a frente. Vamos nos aprofundar em cada um desses elementos.

Nutrição anti-inflamatória

Um alicerce essencial da Caixa de Ferramentas da Menopausa é a nutrição anti-inflamatória. À medida que as taxas de estrogênio caem durante a transição da menopausa, perdemos um aliado preciosíssimo na luta contra a inflamação. Você pode compensar um pouco dessa perda sendo muito estratégica na alimentação, incluindo gorduras saudáveis, carnes magras e frutas e legumes cheios de antioxidantes, além de um aumento na ingestão de fibras. Também é recomendado limitar o consumo de álcool, carnes processadas e comidas processadas de modo geral. Ao se alimentar dessa forma na maior parte do tempo, você pode reduzir muitos sintomas e efeitos colaterais da menopausa, como o ganho de peso, a perda de densidade óssea e o risco de doenças crônicas como cardiopatias e diabetes tipo 2.

Exercício para criar força e resistência

Os exercícios podem trazer melhoras excepcionais para a saúde cardiovascular, metabólica e mental, o que os tornam essenciais para o autocuidado em qualquer fase da vida. Na menopausa, a queda dos níveis hormonais pode causar a perda de massa muscular e óssea, portanto você deve focar em exercícios que combatam esse efeito. Você precisa malhar para aumentar e preservar os músculos e a força (o foco não é chegar a uma versão idealizada de si mesma "magra"). A melhor atividade física para você, portanto, é o treino de resistência, o que inclui levantar pesos e realizar movimentos funcionais simples usando o peso do corpo. Também é importante fazer muitos exercícios aeróbicos, como caminhar, fazer jogging e/ou correr para estimular a resistência respiratória e a cardiovascular durante o processo de envelhecimento.

> **Treino de cardio + resistência: uma associação imbatível**

O treino aeróbico, também conhecido como cardio, envolve movimentos contínuos, ritmados, que aceleram os batimentos cardíacos e a respiração. Existem muitas opções de cardio, entre elas corrida, ciclismo, natação, dança, remo e boxe (ou seja, se você ainda não achou um exercício de cardio de que goste, ainda existem muitas opções para testar). Já foi comprovado que o treino de cardio é eficaz sobretudo para reduzir o acúmulo de gordura, ao qual somos mais suscetíveis na menopausa.

O benefício obtido é ainda maior quando combinamos o cardio com treino de resistência. Essa combinação proporciona a vantagem da perda de gordura do treino aeróbico e a do desenvolvimento muscular do treino de resistência, sendo a melhor opção para que se mantenha uma constituição física saudável. Levantar pesos ou fazer exercícios como flexões promovem o ganho muscular, que combate o declínio natural tanto da massa muscular quanto do metabolismo causado pelo envelhecimento. Um excelente livro sobre esse tema é *A revolução dos músculos*, da dra. Gabrielle Lyon.

Farmacologia baseada em evidências

"Farmacologia" é a ciência que estuda os medicamentos que seu médico pode receitar ou recomendar para amenizar sintomas como ondas de calor, suor noturno, perda de densidade óssea, deficiência prematura de estrogênio e problemas geniturinários como ressecamento vaginal e urinação frequente. O principal tratamento farmacológico para alguns dos sintomas da menopausa, mas não todos, é a terapia hormonal. Quando houver evidências da eficácia desse tratamento para reduzir ou eliminar um sintoma, indicarei aqui. Também vou destacar quando simplesmente não houver pesquisas suficientes para que eu possa recomendá-la como parte de sua estratégia para aliviar um sintoma específico. Caso você não possa optar pela terapia hormonal (visite o Capítulo 7 para verificar se é a alternativa certa para você), outros remédios e suplementos também podem ser muito eficazes. No que diz respeito a tratamentos farmacológicos, é essencial que você converse com seu médico especialista em menopausa sobre seus sintomas, objetivos e histórico familiar para que ele possa ajudá-la a identificar quais são os métodos mais eficazes e seguros para o seu caso.

Suplementação estratégica

Ao longo da Caixa de Ferramentas, você verá que, entre as estratégias para lidar com os sintomas, está o uso de certos suplementos. Eles podem desempenhar um papel muito importante na manutenção de sua saúde, em especial quando há deficiência de alguns nutrientes ou quando certos objetivos de saúde pedem uma forcinha extra para serem atingidos. E, caso tenha alguma deficiência clínica, peça a seu médico que lhe receite a dosagem certa de suplementos para compensá-la. No entanto, os suplementos jamais devem ser usados para substituir uma dieta rica em frutas, legumes, proteínas magras, grãos integrais e gorduras saudáveis. O motivo é simples: não existe comprimido ou pó capaz de reproduzir a gama total de nutrientes, fibras e benefícios à saúde que os alimentos nos oferecem.

Quero ressaltar que tomar doses altas de suplementos não vai lhe dar superpoderes contra doenças ligadas a deficiências de nutrientes. A falta de vitamina C, por exemplo, faz mal ao sistema imunológico, mas tomar doses altas dessa vitamina não tornará você mais resistente a doenças em geral. Sei que alguns praticantes de medicina alternativa e fabricantes de suplementos volta e meia alegam que a megadose é uma cura milagrosa, mas isso não é verdade (embora eles não vejam nenhum problema no fato de você comprar e tomar mais suplementos do que precisa).

A importância da segurança e da pureza dos suplementos

O uso de suplementos se popularizou muito, resultando em grande variedade de produtos disponíveis para os consumidores, o que, por sua vez, causa confusão quanto à escolha das melhores opções. Como médica e dona de uma empresa que vende suplementos, recomendo que se priorizem produtos de alta qualidade, seguros e puros. Listo abaixo algumas informações importantes para se certificar disso na hora da sua compra:

1. *Testagem independente*. Marcas de suplementos com boa reputação investem em testagens independentes. Esses laboratórios terceirizados avaliam a pureza e a potência de suplementos para assegurar que cumprem as alegações do rótulo.

2. *Transparência*. Marcas dignas de confiança são transparentes quanto aos fornecedores de matéria-prima e processos de manufatura, além de possuir medidas de controle de qualidade. As informações sobre a origem dos ingredientes, sua forma de processamento e as medidas tomadas para evitar contaminação devem ser de fácil acesso.

3. *Evite combinações patenteadas*. Alguns suplementos se escondem atrás de combinações patenteadas, que juntam ingredientes sem especificar a dose de cada um. Essa falta de transparência impossibilita sabermos o que estamos consumindo. Opte por produtos em que a quantidade de cada ingrediente seja listada detalhadamente.

4. *Verifique os alérgenos*. Caso tenha alergia ou sensibilidade a alguma substância, como glúten, soja, lactose ou oleaginosas (como amêndoas e castanha-do-pará), leia os rótulos com atenção para se assegurar de que os suplementos não os incluem.

Antes de começar uma nova rotina de suplementos, sobretudo se você tiver problemas de saúde latentes ou estiver tomando remédios, consulte um médico especializado no assunto. Esse profissional da saúde pode ajudá-la a decidir quais suplementos são seguros e adequados às suas necessidades. É óbvio que você deve se certificar de que o profissional com o qual está se consultando é qualificado para orientá-la sobre suplementação (ou qualquer outra questão de saúde, aliás). É possível checar as qualificações do profissional para conferir suas credenciais e se assegurar de que ele possui formação em saúde ou nutrição e adota padrões éticos.

Além dos elementos principais da saúde na menopausa que serão apresentados na Caixa de Ferramentas, descobri que existem algumas outras áreas da vida em que a adoção de bons hábitos pode trazer recompensas incríveis. Entre essas práticas, incluo os esforços em prol da redução do estresse, da otimização do sono e da participação em uma comunidade.

Redução do estresse

O estresse crônico não só diminui a qualidade de vida como pode provocar o aumento das taxas de glicocorticoides (hormônios do estresse, como o cortisol, que quando elevados podem causar ou intensificar a disfunção metabólica decorrente das mudanças hormonais da menopausa). Os hormônios do estresse enfraquecem o sistema imunológico, promovem a alta do colesterol e reduzem o uso da glicose pelos tecidos musculares, ampliando o risco de hiperglicemia, resistência à insulina e diabetes tipo 2.

Adotar hábitos voltados para a redução do estresse pode ajudar, até certo ponto, a evitar a perturbação metabólica. Outros benefícios do combate ao estresse são seu potencial para a melhoria da saúde mental, a promoção do bem-estar geral e o alívio de alguns dos sintomas da menopausa. Talvez você já tenha identificado atividades que ajudam a diminuir seu nível de estresse, e o segredo é ser consistente em sua prática. Mindfulness, meditação e respiração, escrever um diário e praticar ioga são técnicas que com o tempo reduzem o estresse agudo. A terapia cognitivo-comportamental ou outros tipos de orientação psicológica também são uma boa ideia, pois incentivam a identificação e o questionamento de crenças normativas, possibilitando o estabelecimento de expectativas realistas e a adoção de pensamentos mais funcionais.

Otimização do sono

A menopausa é famosa por perturbar o sono: causa suor noturno, inquietação, apneia do sono e outros problemas que impedem um sono restaurador. Assim como acontece com o estresse crônico, o sono ruim pode contribuir para que os níveis de cortisol fiquem elevados. Também aumenta o risco de desenvolvimento de condições crônicas relacionadas, como apneia do sono e insônia, além de depressão, hipertensão, diabetes tipo 2, infarto e derrame. Dormir bem durante a menopausa e depois dela não é algo que acontece por acaso. Alguns dos jeitos mais eficazes de garantir um descanso reparador são:

- AJUSTE DE TEMPERATURA. O sono é melhor quando a temperatura está entre 15ºC e 19ºC. Caso isso seja impossível, pense em colocar no seu quarto um ventilador de coluna que promova a boa circulação de ar.

- PRÁTICA DE EXERCÍCIOS COM REGULARIDADE. Pesquisas mostram que a prática de exercícios regulares nos ajuda a adormecer mais rápido e aumenta a duração e a qualidade do sono. O horário dos treinos talvez seja relevante: para algumas pessoas, fazer exercícios perto da hora de se deitar dificulta a chegada do sono. Preste atenção nas reações do seu corpo a exercícios físicos e faça ajustes conforme o necessário.

- ÊNFASE NA HIGIENE DO SONO. Isso é crucial na menopausa. Você pode se preparar para uma boa noite de sono evitando cochilar depois das três horas da tarde, criando rituais relaxantes na hora de se deitar e estabelecendo horários fixos para dormir e acordar. Seu descanso também vai melhorar se você evitar refeições pesadas perto da hora de ir dormir e reduzir sua exposição à luz, sobretudo àquela emitida pelas TVs de LED e as telas dos smartphones. Uma boa regra a se adotar é deixar os aparelhos eletrônicos fora do quarto.

Participação em uma comunidade

Viver a menopausa pode ser uma experiência muito solitária, mesmo para quem tem a sorte de contar com um grupo de amigas íntimas de idades parecidas. Isso porque a idade exata em que a perimenopausa começa e a intensidade dos sintomas variam muito de pessoa para pessoa, e suas amigas podem não entender de fato o que você está vivendo até que chegue a vez delas. Felizmente, as redes sociais e outras comunidades on-line estão cheias de gente que entendem de verdade o que você está passando, e elas estão se ajudando a se sentirem menos sozinhas nessa jornada e menos confusas diante dos sintomas aparentemente estranhos que surgem. Ofereço acesso gratuito à nossa Pause Life Community (em inglês), e existem muitos outros espaços on-line que são ótimos, como Hey Perry, Stripes, The Swell e PeloPause. Estabelecer relações com outras mulheres que partilham de experiências semelhantes às suas e estão dispostas a ter conversas francas pode ser uma fonte inestimável de, entre outras coisas, validação, informações, estratégias e amizades.

As melhores práticas para a menopausa

Apresento nas dicas a seguir ferramentas básicas que se aplicam a todas as mulheres que estão na menopausa:

ALIMENTAÇÃO
- Considere a possibilidade de fazer jejum intermitente por conta dos benefícios anti-inflamatórios (veja mais informações na página 223).

- Use algum mecanismo de controle nutricional: meu preferido é o aplicativo Cronometer.*

---

* Para ser totalmente transparente: sou afiliada do Cronometer, e os alunos que se matriculam no programa on-line da Dieta Galveston recebem um upgrade para a versão paga, mas o aplicativo também tem uma versão gratuita.

- Ingestão de proteína suficiente: no mínimo 1,3-1,6 grama de proteína por quilo do peso ideal do corpo por dia.

- Menos de 25 gramas de açúcares adicionados por dia.

- Mais de 25 gramas de fibra por dia.

MOVIMENTO
- Alongue-se todos os dias.

- Faça treinos de equilíbrio todos os dias.

- Treinos de resistência: concentre-se em aumentar a carga aos poucos e pratique três vezes por semana (treino de membros superiores, treino dos músculos do tórax e abdome [core] e treino de membros inferiores).

- Treino cardiovascular (ver página 169).

FARMACOLOGIA
- Considere a possibilidade de fazer terapia hormonal caso os benefícios superem os riscos.

- Outros fármacos conforme o indicado pelo médico.

SUPLEMENTAÇÃO (CASO NÃO OBTENHA TODOS OS NUTRIENTES DA ALIMENTAÇÃO)
- Ingestão de fibras deve ultrapassar os 25 gramas por dia.

- Ácidos graxos ômega-3, 2 gramas por dia.

- Vitamina D: 4.000 UI/dia junto à vitamina K.

- Creatina: 5 gramas por dia.

- Peptídeos de colágeno com Fortibone para fortalecer os ossos e Verisol para aumentar o colágeno da pele.

- Opcionais: cúrcuma, berberina, vitamina E, a depender das doenças/dos fatores de risco.

REDUÇÃO DE ESTRESSE

- *Luz solar:* ver a luz do sol aumenta a produção de serotonina pelo cérebro, e esse neurotransmissor já foi vinculado ao humor e ao bem-estar.

- *Pisar na grama (literalmente):* estudos mostram que pisar na grama, ou melhor, botar as mãos ou os pés descalços em superfícies naturais, como grama ou terra, reduz a liberação dos hormônios do estresse e os marcadores de inflamação crônica.

- *Outras estratégias:* elas são tão diversas quanto nós — ou seja, veja o que dá certo para você. Fazer ioga, meditar, escrever um diário, ligar para a melhor amiga, se exercitar, impor limites, caminhar na praia ou fazer uma trilha pela natureza... existem inúmeras estratégias fantásticas para amenizar o estresse.

- *Restringir o consumo de álcool:* você pode achar que isso não faz muito sentido, já que é normal tomarmos um drinque para "relaxar", mas a tolerância ao álcool parece despencar junto com os hormônios (trata-se de um tema que ainda carece de mais pesquisas). Beber pode aumentar a sensação de ansiedade e o abatimento durante a menopausa, bem como atrapalhar bastante o sono.

OTIMIZAÇÃO DO SONO

- Considere a possibilidade de usar um dispositivo que monitore seu sono — um desses me ajudou a entender quais hábitos afetam meu sono.

- Implemente hábitos de boa higiene do sono.

CAPÍTULO 10

A Caixa de Ferramentas da Menopausa: uma fonte de informações baseada em sintomas

Meu objetivo principal ao criar esta Caixa de Ferramentas é lhe proporcionar instrumentos para o alívio dos sintomas da menopausa e a diminuição dos riscos à saúde associados a eles. Mas também desejo que a Caixa de Ferramentas sirva como um instrumento de expansão: quero que ela abra a cabeça das pessoas (da comunidade médica e da população em geral) para as diversas manifestações da menopausa por meio de seus variados sintomas.

Espero que a extensa lista de possíveis sintomas sirva como uma validação, pois, sim, esses sintomas existem e você não é a única a manifestá-los, e, sim, é possível que sejam resultantes das mudanças hormonais que começam a acontecer durante a transição da menopausa. Por muito tempo, sintomas que não correspondiam aos "clássicos" da menopausa foram ignorados pela comunidade médica, considerados resultados apenas do envelhecimento, e a consequência dessa omissão foi a falta de tratamento, validação e exame de pacientes que sofrem desnecessariamente com eles.

Caso você tenha sido ignorada ou tenham lhe negado apoio e assistência médica adequados, saiba que vejo suas queixas como legítimas e que estou aqui para ajudá-la. Torço para que esta Caixa de Ferramentas lhe dê forças para lidar de forma proativa com a sua saúde e o seu bem-estar durante essa etapa tão significativa da vida.

Como usar a Caixa de Ferramentas da Menopausa

Acho que a Caixa de Ferramentas é bem autoexplicativa, mas quero fazer algumas observações que podem ser úteis. Em primeiro lugar, você perceberá que as entradas estão em ordem alfabética. Alguns sintomas têm a mesma causa subjacente e portanto a forma de tratá-los é similar, o que me levou a agrupá-los. A perda de cabelo, a acne, o cheiro de suor e os pelos indesejados durante a menopausa, por exemplo, são decorrentes do aumento relativo dos andrógenos, e por isso as estratégias sugeridas estarão sob o título "Problemas induzidos por andrógenos" (e caso você procure algum desses problemas, como cheiro de suor, isoladamente, a referência cruzada a levará ao tópico sob o qual todos eles são discutidos).

Você vai notar que a quantidade e os tipos de estratégias para cada sintoma variam. Conforme mencionei, isso se deve ao fato de que as pesquisas não são igualmente robustas para todos os sintomas. Alguns serão alvo de diversas condutas, que incluem nutrição, farmacologia, suplementação e exercícios, enquanto outros contam apenas com condutas farmacológicas. Para as questões que possuem estratégias em diversas áreas, meu conselho é que sempre se implemente primeiro a abordagem nutricional e depois os exercícios, os métodos farmacológicos e a suplementação. Seja qual estratégia você decida testar, o segredo está na regularidade e na paciência enquanto espera por uma melhora visível.

Acne, *ver* Problemas induzidos por andrógenos

Acúmulo de gordura no fígado, *ver* Doença hepática gordurosa não alcoólica

Alterações no ciclo menstrual

Meu ciclo era certinho, as menstruações sempre vinham nos mesmos dia e hora, até que de repente ela ficou mais intensa e mais frequente. O fluxo forte virou um sangramento que durava cerca de 70% do ano. Concluí que isso não era normal e fui ao meu médico, que concordou comigo. Na mesma hora, ele receitou um ultrassom para mim. O laudo do exame dizia "sangramento inexplicável". Eu tinha um ginecologista proativo, que me falou de todas as minhas opções, e concordamos que o primeiro passo devia ser o uso de DIU (Mirena). Dois meses depois, eu parei de menstruar. Dois anos mais tarde, eu passei meses com insônia por conta das ondas de calor (ou, de acordo com o apelido que criei: "da fornalha"). Meu médico pediu exames de sangue e informou que tecnicamente eu estava na pós-menopausa e me falou das opções que eu tinha para lidar com os sintomas. Hoje, uso adesivos de estradiol e os sintomas estão sumindo aos poucos. Sou muito grata por ter um médico que não ignora o que eu digo e que me informou sobre a menopausa. O que sei é que não devemos sofrer caladas.

— Tracy E.

Devido às oscilações hormonais da perimenopausa, a maioria das mulheres passa por algum grau de ciclo irregular durante a transição da menopausa. Mas *a maioria* não é *todas*: entre 15% e 25% das mulheres declaram não ter percebido nenhuma mudança ou ter tido mudanças mínimas antes do último período menstrual.

Se você der a sorte de ter ou já ter tido menstruações regulares, algumas alterações no seu ciclo mensal podem ajudá-la a entender se está se aproximando da menopausa. De modo geral, passar no mínimo sessenta dias sem menstruar é um indício de que talvez entre nessa fase nos próximos dois anos. Quero ressaltar bastante a expressão "de modo geral", pois a menopausa não segue regras e nem sempre é fácil categorizá-la.

Vejamos uma lista das diversas mudanças menstruais que você pode enfrentar quando seus hormônios começarem a sofrer alterações:

- FLUXOS MAIS INTENSOS: Causados pelas oscilações do estrogênio e da progesterona, é mais provável que aconteçam no final da transição da menopausa. São mais comuns em mulheres obesas e mulheres com fibroides.

- FLUXOS MENOS INTENSOS: Causados pela queda dos níveis hormonais.

- CICLOS MAIS LONGOS: As mudanças hormonais podem interromper a regularidade da ovulação e fazer com que mais tempo se passe entre menstruações. Ciclos mais longos são mais comuns no final da perimenopausa.

- CICLOS MAIS CURTOS: As mudanças hormonais também podem abreviar o intervalo entre menstruações. Ciclos mais curtos são mais comuns no início da perimenopausa.

- ESCAPES IRREGULARES: O sangramento leve que ocorre entre menstruações, conhecido como "escape", é comum na perimenopausa e decorre das oscilações hormonais.

- MENSTRUAÇÕES INTERVALADAS: Acontecem quando os ovários param de liberar óvulos com regularidade, ou durante a gravidez.

- MUDANÇAS NOS SINTOMAS MENSTRUAIS: Talvez você sinta mudanças na intensidade das cólicas e dos sintomas de TPM.

É muito comum que as mudanças que estão na lista sejam provocadas pelas oscilações hormonais, mas isso não significa que todas sejam a causa de todos os sangramentos uterinos anormais. Por isso, se e quando ciclos irregulares começarem a acontecer, é muito importante procurar um ginecologista. De preferência, consulte-se com um médico que a escute de verdade e possa ajudá-la a distinguir os sintomas nocivos daqueles que são apenas incômodos. (Para ajudar seu médico a entender o que está acontecendo, recomendo que você faça um diário de sintomas antes da consulta. Veja um modelo no Apêndice C.)

Se sua fase reprodutiva foi relativamente isenta de dramas ginecológicos, talvez você se ache capaz de lidar com as alterações menstruais sem assistência médica. No entanto, é vital que você não tente aguentar sozinha qualquer tipo de sangramento excessivo, anormal ou prolongado, em especial se ele for acompanhado de dor ou outros sintomas. Ele pode ser indício de questões latentes, como adenomiose, fibroide, pólipos ou hiperplasia. Se os exames apontarem esses problemas, saiba que a histerectomia ou ooforectomia de emergência não é sua única opção. Talvez outras alternativas estejam disponíveis, como a inserção de um DIU de progestina ou a ablação endometrial. Caso o médico sugira que a única opção é a retirada do útero, dos ovários ou de ambos, recomendo veementemente que você procure uma segunda opinião: a menopausa cirúrgica tem consequências drásticas, e você não deve optar por ela se não for 100% necessário.

Caso faça pelo menos um ano desde sua última menstruação e você esteja na pós-menopausa, todo sangramento vaginal é considerado anormal e deve ser avaliado. Se tiver começado a terapia hormonal há menos de seis meses, o sangramento pode ser uma consequência da adaptação do organismo à reposição, mas ainda assim deve-se relatar os sintomas ao médico.

Estratégias para lidar com as mudanças menstruais da perimenopausa

Recomendo uma consulta com o ginecologista para se informar sobre os melhores métodos para o seu caso. Listo aqui algumas das opções que podem ser indicadas:

- OBSERVAÇÃO VIGILANTE é a espera atenta ou o monitoramento por médicos em vez do tratamento imediato.

- MEDICAÇÕES HORMONAIS, como contraceptivos orais, progestógenos ou DIU hormonal, podem contribuir para a regularização do ciclo menstrual e reduzir o sangramento hormonal.

- ANTI-INFLAMATÓRIOS NÃO ESTEROIDES (AINEs, COMO A ASPIRINA E O IBUPROFENO) ajudam a aliviar a dor e até reduzem o sangramento durante a menstruação.

- ANTIFIBRINOLÍTICOS, como o ácido tranexâmico, combatem o sangramento menstrual intenso que pode ser causado pelo aumento da fibrinólise, o processo anticoagulante natural do corpo.

- DILATAÇÃO E CURETAGEM podem ser realizadas para retirar o tecido uterino anormal caso fique comprovado que é a causa do sangramento intenso.

- ABLAÇÃO ENDOMETRIAL é o uso de calor, frio, laser ou eletricidade para destruir permanentemente o revestimento uterino, reduzindo ou suspendendo o sangramento menstrual.

- HISTERECTOMIA pode ser recomendada nos casos mais graves ou quando outros tratamentos não funcionaram, mas é raro que seja a primeira tentativa de tratamento. Embora consista na retirada do útero, o procedimento também envolve a interrupção do fluxo de sangue para os ovários, acelerando seu declínio. É por isso que a histerectomia pode fazer com que a menopausa de uma mulher chegue 4,4 anos antes do que chegaria se o útero estivesse intacto.

Caso esteja na *pós-menopausa* e venha enfrentando sangramentos, é muito importante que você seja examinada para que se possa descartar câncer do endométrio ou do colo do útero e vaginite atrófica/síndrome geniturinária. A vaginite atrófica é uma causa comum de sangramento na pós-menopausa e, caso diagnosticada, é tratada com estrogênio tópico ou lubrificantes/hidratantes.

Ansiedade, *ver* **Problemas de saúde mental e mudanças de humor**

Apneia do sono

Eu não tenho mais energia, estou com uma barriga saliente, gordura nas costas, gordura nas axilas, tenho névoa mental, apneia do sono, respiro pela boca e sofro de depressão. Esses sintomas começaram a surgir aos poucos, quando eu estava com quarenta e poucos anos, e agora estou para fazer 53 e continuo na perimenopausa. Estou frustrada e só queria me sentir melhor!

— Tami F.

A apneia obstrutiva do sono é um transtorno respiratório potencialmente grave, que pode bloquear as vias aéreas superiores durante o sono e fazer o indivíduo se esforçar para respirar ou até interromper a respiração. É ligada ao aumento do risco de doenças cardiovasculares, derrame, transtornos metabólicos e do declínio das funções neurocognitivas relativas ao aprendizado, à memória e à linguagem.

A apneia obstrutiva é tradicionalmente associada aos homens, mas as últimas pesquisas revelam o vínculo entre a menopausa e a doença. Os dados revelam que a queda de estrogênio durante a menopausa pode afetar os músculos das vias aéreas superiores e aumentar as chances de que se fechem durante o sono. Como as pesquisas na área são relativamente recentes e ainda estão em andamento, o que sabemos sobre o assunto pode mudar com o tempo. No entanto, é crucial conscientizarmos as pessoas da ligação existente entre a apneia do sono e a menopausa. É bem óbvio o viés de gênero no diagnóstico e no tratamento da apneia do sono, talvez porque os sintomas manifestados pelas mulheres não sejam iguais aos dos homens. Em vez de roncar alto ou de lutar para tomar fôlego durante a noite, o mais comum é que as mulheres fiquem sonolentas durante o dia, e os médicos podem achar que isso se dá por outros fatores, como depressão ou... bem, menopausa. E aquelas que roncam (e ficam sabendo pelo companheiro ou pela companheira) podem ter vergonha de relatar o sintoma, sobretudo quando sabem que roncam alto.

A verdade é que é perigoso não falar nisso, já que o problema está ligado a riscos graves à saúde. Caso tenha uma sonolência crônica durante o dia, perceba mudanças de humor, dificuldades cognitivas como falta de concentração ou acorde diversas vezes durante a noite, ou caso já tenha sido informada que ronca ou que sua respiração tem pausas esquisitas durante o sono, considere a possibilidade de investigar se você sofre de apneia do sono.

Estratégias para lidar com a apneia do sono

Os fatores de risco de apneia do sono são, entre outros, sobrepeso ou obesidade, tabagismo, consumo de álcool, hipertensão, diabetes tipo 2 e hiperlipidemia (colesterol alto). Na menopausa, a perda de massa muscular e o aumento da circunferência abdominal também podem contribuir para um risco maior de apneia. Portanto, é possível reduzir seu risco e seus sintomas ao se concentrar nas mesmas mudanças de hábitos que melhoram a saúde geral na menopausa, como adotar uma alimentação anti-inflamatória e praticar exercícios físicos com regularidade.

Espero que em breve as pesquisas cada vez mais numerosas sobre a ligação entre a menopausa e a apneia do sono nos tragam uma lista maior de tratamentos para esse problema respiratório potencialmente grave.

OPÇÕES FARMACOLÓGICAS

O *aparelho de pressão positiva nas vias aéreas* (CPAP) é usado durante o sono e sopra ar para suas vias aéreas para evitar bloqueios. Pode ser complicado manter a frequência de uso, mas o CPAP é muito eficaz na atenuação da apneia do sono e de seus riscos e sintomas.

Aparelhos intraorais são aqueles colocados na boca. Eles empurram a mandíbula e a língua para a frente, e em alguns casos ajudam a suavizar a apneia do sono. Para obtê-los, procure seu dentista.

Estudos de meados dos anos 2000 revelaram que a *terapia de reposição hormonal* pode reduzir a gravidade de transtornos respiratórios em mulheres que estão na menopausa. Mais uma vez, precisamos de mais pesquisas sobre isso!

Artralgia; *ver* **Dor musculoesquelética**

Artrite; *ver* **Dor musculoesquelética**

Asma

A asma é uma inflamação das vias aéreas, o que leva a sintomas como chiado, tosse e dificuldade de respirar. Embora essa inflamação esteja localizada nos pulmões, a inflamação sistêmica ou crônica pode ter um papel no desenvolvimento ou no agravamento da asma.

Ela é mais comum e mais intensa em mulheres do que em homens, o que gerou a crença de que os hormônios, e especificamente o estrogênio, podem ser os grandes responsáveis pelo seu surgimento. Sabemos que na menopausa o corpo inteiro fica menos protegido contra inflamações devido à queda do estrogênio, e assim todos os sistemas do organismo ficam mais suscetíveis a doenças inflamatórias. Nisso se inclui uma vulnerabilidade maior a doenças ou disfunções pulmonares. Alguns estudos sugerem que a asma adquirida na idade adulta, ou diagnosticada após os 40 anos de idade, é desencadeada pelo tipo de inflamação sistêmica que pode surgir quando os níveis de estrogênio oscilam e caem. Infelizmente, essa asma tardia pode demandar um tratamento mais complicado do que se tivesse se desenvolvido na juventude, além de não responder tão bem a medicamentos anti-inflamatórios.

Estratégias para lidar com a asma

Pesquisas revelam que mulheres com asma na pós-menopausa têm uma queda de estrogênio mais acentuada em comparação com aquelas na mesma fase da vida sem asma, indício de que o estrogênio de fato tem um papel fundamental na proteção da saúde respiratória. Por isso, é muito importante considerar a "reposição" de estrogênio quando se trata de casos de asma na menopausa, mas por enquanto os resultados das pesquisas são contraditórios. Vejamos.

Um estudo publicado no periódico de medicina *Asthma and Lower Airway Disease* revelou que a terapia de reposição hormonal está associada ao risco reduzido de desenvolvimento tardio de asma durante a menopausa. Outras pesquisas indicaram que a terapia hormonal ajudou a normalizar o nível de estrogênio em mulheres asmáticas, e também que reduz os sintomas relacionados à menopausa e à asma. No entanto, um estudo publicado em 2021 ofereceu resultados contraditórios, pois associou o uso de terapia hormonal ao desenvolvimento de *novos* casos de asma. Nas mulheres que começaram a sofrer da doença, contudo, a suspensão da terapia hormonal se mostrou eficaz na eliminação da doença.

Compartilho todas essas informações não para confundir, mas para ter a certeza de que você está ciente do panorama. A minha suspeita é de que está acontecendo na relação da saúde respiratória com a terapia hormonal algo parecido com o que vimos acontecer na saúde cardíaca e neurológica. Isto é, se um indivíduo tem registro preexistente de inflamação na área, a terapia hormonal pode aumentar o estado inflamatório em vez de corrigi-lo ou evitar mais danos celulares. Conseguimos usar a hipótese do timing (ver página 46) para proteger as mulheres vulneráveis ao avanço de doenças no coração e no cérebro, mas ainda não foi estudada sua relação com os pulmões. Até obtermos dados mais conclusivos, recomendo que você converse com seu médico sobre possíveis sintomas relacionados à asma nos quais deve prestar atenção depois de começar a terapia hormonal. Caso novos sintomas apareçam, talvez seja necessário diminuir ou suspender a terapia hormonal.

ATM, *ver* **Disfunção da articulação temporomandibular**

Batimentos cardíacos irregulares, *ver* **Palpitações cardíacas**

Boca seca, *ver* **Problemas odontológicos**

Cheiro de suor, *ver* **Problemas induzidos por andrógenos**

Colesterol alto/Triglicerídeos altos

Entrei "oficialmente" na menopausa em outubro de 2022, aos 56 anos. No último ano, tive dores terríveis nas articulações — apesar de estar com o peso normal, bem de saúde, manter uma dieta saudável e anti-inflamatória e praticar atividade física algumas vezes por semana. Minha clínica geral pediu tudo quanto é exame laboratorial de inflamação e artrite reumatoide (os resultados foram todos normais). Pela primeira vez na vida, meu colesterol estava alto, e ela me disse para "continuar melhorando" minha dieta já saudável à beça. Um cirurgião ortopédico que consultei por conta das dores articulares disse que eu era "azarada". Nenhum médico pensou que minhas dores articulares e o colesterol alto podiam ter a ver com a menopausa ou a falta de estrogênio. Acabei de começar a terapia hormonal (adesivo de estradiol mais progesterona) e estou com muita esperança de que minhas dores e meu colesterol melhorem.

— Beverly W.

O colesterol é uma substância cerosa, gordurosa, encontrada no sangue. Seu corpo o utiliza para produzir hormônios, fabricar as membranas celulares e metabolizar certas vitaminas. Precisamos que o colesterol cumpra essas tarefas, porém, quando em excesso, ele se acumula nas artérias e pode causar obstruções. Bloqueios arteriais são um grande problema para a saúde, já que provocam infarte e derrame.

Quando o médico quer avaliar o colesterol do paciente, o protocolo padrão é solicitar um exame de sangue que mede o colesterol total, a lipoproteína de baixa densidade (colesterol LDL), a lipoproteína de alta densidade (colesterol HDL) e triglicerídeos. O LDL é historicamente chamado de colesterol "ruim" devido a seu papel na formação de bloqueios arteriais e o HDL é considerado o colesterol "bom" por ajudar a tirar o colesterol da corrente sanguínea. Na minha clínica, também solicito a verificação de Apolipoproteína B, também chamada de ApoB, e de lipoproteína(a), abreviada como Lp(a), pois são exames mais específicos para a avaliação do risco de doença arterial coronariana do que o perfil lipídico. Veja no Capítulo 8 a lista de exames sobre a qual vale abordar com o médico).

Os níveis de colesterol costumam aumentar bastante na menopausa. Na minha clínica, a maioria das pacientes na menopausa ficam surpresas ao ver a alta de seus perfis lipídicos, e em alguns casos o salto do LDL e dos triglicerídeos é de 10% a 15%, apesar de não terem feito nenhuma mudança relevante na dieta ou na rotina de exercícios. Muitas vezes, os aumentos são atribuídos apenas ao envelhecimento, mas a queda do estrogênio na menopausa ocorre independentemente da alteração dos níveis lipídicos: à medida que o estrogênio cai, o HDL diminui e o LDL e os triglicerídeos aumentam.

Esse não é um fenômeno surpreendente, pois há indícios de que o estrogênio está relacionado aos níveis de colesterol. Em mulheres que menstruam, as taxas de colesterol sobem e descem um pouco com as mudanças do nível de estrogênio no decorrer do ciclo mensal. E, como o estrogênio age como antioxidante, quando ele cai, na menopausa, as partículas de LDL ficam mais livres para sofrer oxidação e se tornam mais nocivas e perigosas para as artérias.

Algum dia saberemos mais acerca do efeito do estrogênio sobre o colesterol, e me parece provável que os detalhes dessa relação estejam no fígado, que é o centro de comando da produção de colesterol e do metabolismo. São as células desse órgão que contêm os receptores de estrogênio que basicamente determinam seu perfil lipídico.

O único jeito de saber se seu nível de colesterol está dentro do esperado é pedir ao seu médico que solicite um hemograma com perfil lipídico. Em geral, não existem sintomas visíveis de lipídios anormais, embora eles contribuam para o estreitamento das paredes arteriais devido ao acúmulo de placas. De preferência, cheque o perfil lipídico a cada cinco anos, se ele estiver normal, e com mais frequência caso se torne anormal.

Estratégias para lidar com o colesterol alto

NUTRIÇÃO

Algumas das *estratégias nutricionais* recomendadas são:

- DIETA RICA EM ANTIOXIDANTES: você pode compensar o impacto da perda do antioxidante natural do estrogênio maximizando o consumo da substância. Alguns alimentos ricos nela são: verduras folhosas, como acelga, espinafre e folha de beterraba; vegetais crucíferos como brócolis e couve-flor; grãos como lentilhas e grão-de-bico; e abóbora, frutas silvestres e chocolate amargo.

- REGULAÇÃO DIETÉTICA DE ESTRESSE OXIDANTE: você também pode evitar alimentos que aumentam o estresse oxidante, que colabora bastante para a anormalidade lipídica. Isso inclui restringir carnes processadas, frituras e hortaliças ricas em açúcar.

- PEIXES OLEOSOS: a obtenção dos ácidos graxos ômega-3 através do consumo de peixes oleosos sem fritura já foi associada a um risco mais baixo de doença arterial coronariana, e é provável que seja uma consequência de sua capacidade de diminuir os níveis de triglicerídeos. Algumas opções são: sardinha, salmão, cavala, peixe-carvão-do-pacífico e atum-rabilho. Um consumo mais elevado de ômega-3 ao longo do tempo também é associado a um risco menor de doença arterial coronariana.

- PROBIÓTICOS DE FONTES ALIMENTÍCIAS: pesquisas mostram que os probióticos podem ter um efeito significativo sobre as taxas de colesterol e ajudam a reduzir os níveis de triglicerídeos e LDL. Algumas das melhores fontes de probióticos são: iogurte, iogurte grego, leitelho, queijo cottage, alho, vinagre de maçã e alimentos fermentados ou conservados em salmoura, como chucrute e picles.

SUPLEMENTAÇÃO

Vitamina D: em mulheres na pós-menopausa, níveis mais elevados de vitamina D são associados a triglicerídeos mais baixos, menos gordura corporal e menor incidência de síndrome metabólica. As pesquisas também mostram que as participantes que tomavam vitamina D combinada com cálcio aumentaram suas taxas de vitamina D, o que resulta na diminuição dos níveis de LDL e triglicerídeos e no aumento do HDL.

É nítido que a vitamina D tem algo de regulador de lipídios, e precisamos mantê-la em um nível saudável durante a menopausa. Algumas diretrizes recomendam no mínimo 600 a 800 UI por dia; entretanto, na minha clínica, cerca de 80% das pacientes apresentam uma deficiência grave dessa substância. Portanto, tenho recomendado uma dose de manutenção de 4.000 UI/dia (o máximo que podemos tomar sem possibilidade de intoxicação). Prescrevo uma dose acima dessa para tratar deficiências clínicas. Penso que devemos pedir que a vitamina D seja incluída em todos os pedidos de exame de sangue. Veja no Capítulo 8 a explicação completa dos exames laboratoriais sobre os quais você deve discutir com o médico. Criei um suplemento que combina vitamina D, ômega-3 e vitamina K para minhas pacientes (veja mais detalhes em <thepauselife.com>, em inglês).

Ácidos graxos ômega-3: caso não consuma peixes oleosos com frequência, procure um suplemento de ômega-3 que contenha o ácido graxo eicosapentaenoico (EPA) e o ácido docosahexaenoico (DHA). O óleo de peixe em forma de suplemento tem um efeito moderado na redução das taxas de colesterol, e o consumo regular já foi associado à diminuição geral dos triglicerídeos. O efeito do ômega-3 na diminuição dos lipídios é consistente caso você tenha colesterol normal, alto ou de limítrofe para alto.

Berberina: a berberina é um elemento natural encontrado em plantas como hidraste e bérberis. Há tempos é usada pelos indígenas norte-americanos e pela medicina chinesa para tratar vários problemas, e pesquisas já demonstraram que ela ajuda a melhorar o perfil lipídico. É boa, sobretudo, para diminuir o LDL e os triglicerídeos e aumentar o nível de HDL. O suplemento de berberina pode ser comprado sem receita médica, e a maioria dos estudos apontaram benefícios no uso de 500 miligramas uma ou duas vezes por dia. Recomendo-o às minhas pacientes com perfil lipídico anormal.

Fibra: O *psyllium* é um suplemento de fibra natural que já se mostrou bastante promissor na redução do colesterol LDL e no nível de colesterol total. Em ensaios clínicos bem controlados com mais de 1.500 participantes, uma quantia de *psyllium* de 6 a 15 gramas por dia (a maioria dos estudos usa a dose diária de 10 gramas) gerou uma redução substancial nas taxas de colesterol. As diminuições mais significativas foram observadas em pessoas cujos níveis basais de colesterol já eram altos. O *psyllium* também pode ser bom como tratamento auxiliar, combinado com estatinas e sequestradoras de ácido biliar. (Caso esteja à procura de um suplemento de fibras, criei um para as minhas pacientes que está disponível no site <thepauselife.com>, em inglês. Além de outros grãos benéficos, ele contém *psyllium*.)

OPÇÕES FARMACOLÓGICAS

A *terapia hormonal na menopausa* pode ajudar a melhorar seu perfil lipídico e reduzir o risco de doenças cardíacas. Existem algumas ponderações especiais a se fazer quanto ao uso desse procedimento para a diminuição do colesterol:

- Caso já tenha hipertrigliceridemia (triglicerídeos altos), é importante observar que doses mais elevadas de estrogênio oral podem aumentar a taxa de triglicerídeos. Por essa razão, talvez seja melhor usar a reposição hormonal transdérmica, uma dose oral mais baixa ou um SERM (modulador seletivo do receptor de estrogênio) como Tibolona.

- A combinação de estrogênio e progesterona talvez não seja tão eficaz para melhorar o perfil lipídico quanto o estrogênio por si só, pois a progesterona neutraliza alguns dos efeitos benéficos do estrogênio sobre o nível de colesterol. No entanto, mulheres com o útero intacto devem sempre tomar progesterona junto ao estrogênio para proteger o revestimento do endométrio.

- Segundo a hipótese do timing (detalhada no Capítulo 3, na página 46), o uso da terapia hormonal seria mais seguro se iniciado antes de se completarem dez anos do começo da menopausa. Caso já tenha mais de dez anos que você parou de menstruar e você tenha fatores de risco relevantes para doença arterial coronariana, é recomendável que faça um escore de cálcio coronariano antes de começar a tomar alguma reposição hormonal que contenha estrogênio. Trata-se de um exame que revela a calcificação atual de suas artérias e ajuda o médico a decidir se a terapia hormonal é segura para a paciente.

Remédios redutores de lipídios: embora mudanças no estilo de vida e alguns suplementos ofereçam um papel relevante no combate a perfis lipídicos anormais durante a menopausa, algumas mulheres podem precisar de remédios que reduzem a quantidade de lipídios. Os medicamentos, sobretudo as estatinas, são muito prescritos para reduzir o risco de doenças cardiovasculares. No entanto, é essencial observar que as estatinas são mais eficazes para prevenir doenças cardiovasculares e o falecimento por doenças cardiovasculares em homens do que em mulheres (veja o destaque a seguir).

> Um questionamento sobre a utilidade de estatinas em mulheres

Faz tempo que a estatina é considerada uma ferramenta poderosa para diminuir o colesterol e os riscos de doenças cardiovasculares. Esses remédios, muito populares, inibem uma enzima que faz parte da produção de colesterol no fígado, reduzindo suas taxas na corrente sanguínea. São muito receitados para tratar o colesterol alto, mas um debate recente na comunidade médica gira em torno de uma pergunta importante: as estatinas são tão benéficas e eficazes para as mulheres quanto são para os homens? Ainda não se chegou a nenhuma conclusão definitiva, mas tudo indica que a resposta é *não*.

- *Benefícios em termos de sobrevivência:* uma das principais controvérsias é o impacto das estatinas sobre a longevidade de modo geral. De acordo com os dados disponíveis, o uso de estatinas em mulheres com doenças cardiovasculares preexistentes ou histórico de infarte ou derrame (chamado de prevenção secundária) não indica diminuição da possibilidade de óbito. A lição: as estatinas não parecem aumentar as chances de sobrevivência para as mulheres desse grupo.

- *Prevenção básica:* nas mulheres sem doenças cardiovasculares preexistentes que tomam estatinas (no que é chamado de prevenção primária), não se viu nenhuma vantagem em termos de diminuição de óbitos ou redução de problemas cardiovasculares, como infartes e derrames. A lição: as estatinas não parecem propiciar nenhuma grande vantagem a mulheres saudáveis *sem* histórico de doença cardíaca.

Outra consideração quanto ao uso de estatinas é o possível efeito colateral debilitante da dor musculoesquelética. Uma das queixas mais comuns de quem toma estatinas é a dor muscular, que pode se manifestar como um cansaço, uma sensibilidade ou uma fraqueza muscular. A dor pode ser um incômodo brando ou forte a ponto de dificultar as atividades cotidianas. Como cerca de 70% das mulheres já declaram sofrer de dores musculoesqueléticas por causa da menopausa, somar a estatina à equação pode gerar ainda mais desconforto.

Sei que isso deixa em aberto a questão do uso da estatina, e se você já a toma, talvez esteja se perguntando se deve interromper a medicação. Acho que por enquanto é essencial avaliarmos caso a caso. Está evidente que as estatinas não devem ser prescritas a todas as mulheres com colesterol alto, mas, para algumas, os benefícios podem superar os riscos. Detesto parecer um disco arranhado, mas só com mais pesquisas teremos certeza se a estatina é a melhor opção farmacológica para lidar com o colesterol alto em mulheres a fim de prevenir os efeitos adversos de doenças cardiovasculares. Não deixe de discutir o assunto a fundo com seu médico.

Coceira na pele, *ver* **Mudanças na pele**

Coceira nas orelhas, *ver* **Mudanças na pele**

Depressão, *ver* **Problemas de saúde mental e mudanças de humor**

Dificuldade de concentração, *ver* **Névoa mental/***Brain fog*

Diminuição do desejo sexual, *ver* **Disfunção sexual**

Disfunção da articulação temporomandibular (DTM)

Na perimenopausa, comecei a sofrer muito de disfunção da articulação temporomandibular. Também comecei a perceber um zumbido no ouvido, e nenhuma dessas coisas passou. Uso um protetor bucal à noite para ajudar com a DTM se eu ranger os dentes, mas tenho a impressão de que não faz diferença. Já faz uns oito anos que tenho. O zumbido no ouvido eu tenho direto, o tempo inteiro. Ele não para nunca, mas tem horas que fica altíssimo.

— Maureen D.

Você tem duas articulações chamadas de temporomandibulares que ligam a mandíbula ao crânio e possibilitam os movimentos necessários para se alimentar e falar, entre outras coisas. Na disfunção temporomandibular (DTM), as articulações, os músculos, ossos e nervos que participam desses movimentos ficam irritados e causam dores fortes, dores de cabeça, dor de dente e dificuldade de fala. Essa disfunção também pode ser uma consequência do deslocamento da mandíbula ou da perda de densidade óssea no maxilar. As mulheres são *três vezes mais propensas* do que os homens a ter DTM crônica, definida como uma dor no maxilar que se estende por mais de seis meses.

O fato de o número de mulheres que sofrem de DTM ser muito maior do que o número de homens levou pesquisadores a investigarem uma possível ligação com hormônios. Estudos já mostraram que o auge da incidência de DTM é entre os 45 e os 64 anos, período em que também acontece a queda dos níveis hormonais associada à menopausa. Já se sabe muito bem que a perda do estrogênio pode aumentar a quantidade de proteínas inflamatórias, como citocina, que iniciam e colaboram para o avanço da disfunção da articulação temporomandibular. Uma outra pesquisa, que comparou a prevalência e a gravidade da DTM em mulheres na menopausa e na pré-menopausa revelou que a DTM é bem mais comum na menopausa.

Estratégias para lidar com a DTM

Caso tenha sintomas de DTM, como dores de cabeça frequentes, dores de dente, dificuldade de fala ou estalos dolorosos na mandíbula, consulte seu dentista. Existe um amplo leque de estratégias que podem ser sugeridas, tais como remédios anti-inflamatórios como ibuprofeno, injeções de Botox, relaxantes musculares, pomadas e acupuntura.

OPÇÕES FARMACOLÓGICAS

A terapia hormonal na menopausa demonstrou ter um impacto módico no avanço da DTM, ou seja, talvez ela apenas torne a progressão da doença mais lenta. Pelo que sabemos sobre o papel da reposição hormonal na recuperação da densidade óssea, a terapia hormonal pode ser muito útil caso a DTM seja provocada pela perda óssea na mandíbula.

Pesquisadores também andam examinando as diferentes vias de sinalização do estrogênio que podem ter participação no controle da dor nas disfunções da articulação temporomandibular. Os moduladores seletivos do receptor de estrogênio (SERMs), que são medicações que se conectam aos receptores de estrogênio para "ligá-los" ou "desligá-los", podem ser eficazes.

Disfunção sexual

Tenho 60 anos. Faz dez anos que estou lutando contra a menopausa. Primeiro, senti coceiras em certas áreas e eu tinha a sensação de algo parecido com um choque elétrico debaixo da pele, apresentava mudanças de humor, raiva, dor de cabeça, uma vez por mês eu sentia que estava gripada, sofria de exaustão, ondas de calor, suor noturno, perda da autoestima, névoa mental, falta de libido, secura vaginal e uma dor horrível durante o sexo. Também ganhei peso, não tinha orgasmos, sofri de depressão. Minha vida sexual está péssima. Meu marido tem sido muito paciente, muito carinhoso e até criativo na cama, mas as coisas que eu adorava sentir, sexualmente, eu não sinto mais. Elas não me causam aversão, mas é que fisicamente não sinto nada. O sintoma mais difícil, que continuo a ter e que me derrota, vem antes de ter uma onda de calor, quando sinto uma tristeza como nunca tinha sentido na vida. É uma sensação de escuridão absoluta. Dura uma fração de segundo e então eu desato a suar. Em seguida, a sensação desaparece. Depois de um dia inteiro disso acontecendo umas quinze vezes, fico emocionalmente exausta e questiono todos os aspectos da minha vida. Fico arrasada.

— Elizabeth L.

A função sexual é uma parte complexa do bem-estar geral e da qualidade de vida. Durante a menopausa, mudanças na saúde sexual são comuns, e elas podem ser desoladoras e ter um grande impacto nos relacionamentos. A compreensão das causas da disfunção sexual durante a menopausa pode acabar com o mistério em torno dos sintomas, e explorar as opções de tratamento pode trazer a esperança de que o alívio (e a retomada do prazer sexual) faça parte do seu futuro.

A disfunção sexual na menopausa pode se manifestar de algumas formas, tais como:

- TRANSTORNO DO DESEJO SEXUAL HIPOATIVO (DSH): É caracterizada por uma falta persistente ou recorrente de fantasias sexuais e desejo de relações sexuais. A prevalência do transtorno é maior em mulheres na meia-idade, subindo de 14,5% a 33%, e pode se dever a mudanças hormonais, fatores psicológicos e problemas de relacionamento. Calculo que quase 50% das pacientes que atendo na minha clínica especializada em menopausa sofrem de transtorno do desejo sexual hipoativo.

- TRANSTORNO DE EXCITAÇÃO SEXUAL: Na menopausa, é normal ter dificuldade de sentir excitação sexual, e o problema não está só na sua cabeça. A falta de excitação acontece devido ao fluxo reduzido de sangue para a vagina, ao ressecamento vaginal e à queda da sensibilidade. São transformações físicas que podem gerar incômodo durante as relações sexuais, além de reduzir o desejo sexual.

- TRANSTORNO ORGÁSMICO FEMININO: As mudanças hormonais, a queda do fluxo de sangue para a região pélvica e fatores psicológicos podem dificultar o orgasmo ou reduzir a intensidade de orgasmos durante a menopausa.

- DOR DURANTE A RELAÇÃO SEXUAL: A síndrome geniturinária da menopausa pode fazer com que a relação sexual seja dolorida. O afinamento e o ressecamento da mucosa vaginal podem causar incômodo, ardência ou dor durante o sexo, provocando a queda do desejo sexual. (Veja também a entrada sobre Síndrome geniturinária na página 289.)

- PROBLEMAS DE RELACIONAMENTO: As alterações no desejo e no funcionamento da sexualidade podem causar tensões em relacionamentos íntimos. Ainda que se sinta conectada e apoiada pelo parceiro ou pela parceira, a falta de desejo ou interesse na intimidade física pode acarretar desconexão e distanciamento.

Estratégias para lidar com a disfunção sexual

Como médica que trabalha com mulheres, acredito ser essencial conversar sobre a saúde sexual durante a menopausa e oferecer um ambiente seguro para que minhas pacientes expressem suas preocupações. Um número grande demais de mulheres luta contra as mudanças em sua saúde sexual — e isso é desnecessário. Seu médico pode ajudá-la a elaborar um plano personalizado que leve em conta os fatores específicos que causam sua disfunção. Você pode recuperar a satisfação sexual e melhorar sua qualidade de vida na menopausa, mas tudo começa com sua disposição para ser franca a respeito dos sintomas com seu médico ou profissional da saúde.

Na minha clínica, peço que todas as pacientes preencham o questionário a seguir. Você também pode respondê-lo para saber o que falar na conversa com seu médico.

Questionário sobre sintomas sexuais

Por favor, responda a essas perguntas sobre sua sexualidade nos últimos três meses.

1. Você está satisfeita com sua atividade sexual?
Sim/Não. Se a resposta for não, favor continuar a responder.

2. Há quanto tempo você está insatisfeita?

_____

3. O(s) problema(s) com sua atividade sexual envolve(m) (marque um ou mais):

   a. Pouco ou nenhum interesse em sexo
   b. Pouca sensibilidade genital (tato)
   c. Pouca lubrificação vaginal (ressecamento)
   d. Dificuldade em atingir o orgasmo
   e. Dor durante a relação sexual
   f. Outro: _____

4. Qual problema (da questão 3) é o mais incômodo?
   (Circule a, b, c, d, e ou f)

5. Você gostaria de discutir o assunto com seu médico?
   Sim/Não

Levar uma vida saudável (com alimentação anti-inflamatória, atividade física regular e hábitos de redução de estresse) pode melhorar o bem-estar geral e a função sexual. Em muitos casos, no entanto, lidar com a disfunção sexual durante a menopausa não se limita apenas a adaptações de estilo de vida. Uma abordagem abrangente, que leve em conta os aspectos físicos, psicológicos e de relacionamento, tende a ser a mais eficaz.

Entre as opções de *tratamentos não farmacológicos*, temos:

- INFORMAÇÃO: Informar-se sobre as mudanças da menopausa, saúde sexual e expectativas pode ajudá-la a entender melhor seu organismo e aliviar preocupações. Uma grande referência nessa área é o livro da dra. Kelly Casperson (e o podcast homônimo, em inglês) *You Are Not Broken*. Também recomendo *Come As You Are*, de Emily Nagowski.

- PSICOTERAPIA: Terapias individuais ou de casal, como a cognitivo-comportamental e as sexuais, podem ajudar no tratamento de questões psicológicas, melhorar a comunicação e aumentar a intimidade.

- FISIOTERAPIA PÉLVICA: Para mulheres com problemas no assoalho pélvico, a fisioterapia pélvica pode ser muito benéfica.

- TERAPIAS ALTERNATIVAS: Algumas mulheres percebem a atenuação dos sintomas de disfunção sexual ao adotar terapias complementares como acupuntura e exercícios de mindfulness.

- COMUNICAÇÃO: Uma comunicação franca com o parceiro ou a parceira é vital para resolver problemas de relacionamento relativos à disfunção sexual. A terapia de casal pode facilitar discussões e soluções.

OPÇÕES FARMACOLÓGICAS

- TERAPIA HORMONAL: A terapia hormonal, inclusive a reposição de estrogênio e testosterona, pode aliviar os sintomas geniturinários da menopausa que contribuem para a disfunção sexual. A reposição de testosterona, em especial, já se mostrou muito promissora para o aumento do desejo sexual em mulheres durante essa etapa da vida. Veja mais informações na página 124.

- MEDICAMENTOS APROVADOS PELA FDA: Dois medicamentos já foram aprovados pela FDA para o tratamento de transtornos do desejo sexual em mulheres na pré-menopausa. Também são muito usados no primeiro grupo, mas os ensaios clínicos foram feitos em mulheres na pré-menopausa. Os remédios são a *flibanserina*, conhecido como "Viagra feminino" porque aumenta o desejo sexual atuando sobre os receptores de serotonina, e a *bremelanotida*, que atua sobre os receptores de melanocortina para aumentar o desejo sexual, mas ainda não está disponível no Brasil.

- HIDRATANTES E LUBRIFICANTES VAGINAIS: Vendidos com ou sem receita médica, aliviam o ressecamento vaginal e o incômodo durante as relações sexuais.

Doença hepática gordurosa não alcoólica (DHGNA)

A doença hepática gordurosa não alcoólica (DHGNA) é uma condição em que o excesso de gordura se acumula nas células do fígado. Caso não seja tratada, pode se tornar esteatose hepática, cirrose ou câncer de fígado. Como o nome sugere, a DHGNA não tem ligação com o consumo de álcool: a doença do fígado causada pelo abuso de álcool é chamada de doença hepática alcoólica.

A doença hepática gordurosa não alcoólica se tornou mais comum entre mulheres nos últimos anos, e pesquisas mostram que na pós-menopausa, as mulheres são 2,4 vezes mais propensas à doença do que durante a pré-menopausa. Acredita-se que a elevação do risco se deve, em certa medida, à queda do estrogênio, que predispõe aquelas na menopausa ao ganho de gordura visceral. Conforme você deve se lembrar do Capítulo 6, trata-se do tipo de gordura que se aloja na parte mais profunda da cavidade abdominal, mais perto do fígado e de outros órgãos vitais. A gordura visceral é um desestabilizador metabólico que tende a interferir no funcionamento dos órgãos e pode contribuir para o acúmulo de gordura no fígado. Quando mais de 5% a 10% do fígado vira gordura, a doença hepática gordurosa não alcoólica tende a surgir.

Outros fatores que podem aumentar seu risco de desenvolver a doença são:

- Níveis elevados de testosterona livre, testosterona biodisponível e índice de andrógenos livres (a elevação pode ser natural ou causada pelo uso de reposição de testosterona; veja a observação sobre bolinhas Biote na página 126).

- Deficiência de vitamina D.

- Menopausa cirúrgica.

- Diabetes tipo 2.

- Obesidade.

- Resistência à insulina.

- Síndrome metabólica.

- Ingestão elevada de bebidas adoçadas com frutose, como refrigerantes.

Estratégias para reduzir o risco de DHGNA

NUTRIÇÃO

Pode-se reduzir o risco de doença hepática gordurosa não alcoólica ao tomar medidas para manter níveis normais de lipídios, glicose e insulina. Adotar uma dieta com baixa adição de açúcares e rica em fibras e antioxidantes, principalmente alimentos ricos em vitamina D (peixes oleosos, cogumelos) e vitamina E (oleaginosas, sementes e alguns óleos vegetais) pode ajudar a manter esses níveis numa escala saudável. Como precisamos de mais pesquisas para definir a dosagem ideal do consumo de suplementos de vitamina D para quem tem DHGNA, é melhor tentar obtê-la de fontes alimentícias.

SUPLEMENTAÇÃO

Em pessoas que desenvolveram a DHGNA, os seguintes suplementos (se combinados com uma dieta saudável e exercícios) podem melhorar a saúde do fígado por conta de suas propriedades antioxidantes e anti-inflamatórias, além de proteger o fígado de danos ainda maiores:

- VITAMINA E (A MAIS ESTUDADA): sob a forma de tocoferol, 800 UI/dia, segundo diversos estudos, ela consegue melhorar a estrutura e o funcionamento do fígado, bem como diminuir o risco de vida gerado pela DHGNA.

- SILIMARINA/CARDO MARIANO: 420-450 mg/dia em fórmula que contenha Eurosil 85.

- ÔMEGA-3: 4 g/dia foi a média usada nos ensaios clínicos.

- COENZIMA Q10: 100 mg/dia.

- BERBERINA: 0,3-1,5 g/dia; todas as dosagens se mostraram benéficas.

- CÚRCUMA/AÇAFRÃO: 500 mg/dia combinados com piperina para aumentar sua absorção (criei um suplemento de açafrão para minhas alunas e pacientes, veja os detalhes no site <thepauselife.com>, em inglês).

EXERCÍCIOS FÍSICOS

Praticar uma atividade física com regularidade é essencial para a saúde metabólica em geral, o que beneficia o funcionamento do fígado e de outros órgãos.

Quando os pesquisadores investigaram que tipo de exercício é mais eficaz para reduzir o risco de DHGNA, descobriram que pessoas que praticavam no mínimo 150 minutos por semana de atividades físicas e pelo menos dois treinos de força por semana corriam menos risco de DHGNA.

OPÇÕES FARMACOLÓGICAS

Mesmo tendo hábitos saudáveis, a queda do estrogênio pode aumentar seu risco de ganhar gordura visceral e de acumular gordura no fígado, o que pode causar DHGNA. Estudos mostram que a terapia hormonal pode proteger mulheres na pós-menopausa contra a DHGNA, ainda que a síndrome metabólica já esteja presente. Talvez a terapia transdérmica (administrada por meio de adesivos) seja a *mais* benéfica para evitar o avanço e interromper o progresso da DHGNA.

Doenças autoimunes (novas ou agravadas)

Por anos a fio, fui diagnosticada com uma doença autoimune atrás da outra: líquen escleroatrófico, ombro congelado, artrite reumatoide e doença inflamatória intestinal. Todas foram diagnosticadas pelo meu clínico geral ou por especialistas, mas ninguém tinha uma visão mais abrangente. Foi só depois de ler vários livros sobre menopausa que fazem breves menções a doenças autoimunes que eu liguei os pontos e falei com o meu médico. Minha menstruação descia com coágulos grandes fazia mais de cinco anos, e depois disso ela parou de vir. Então conversamos sobre a viabilidade da terapia hormonal, e agora faz um mês que estou usando um adesivo de estrogênio e comprimidos de progesterona (tenho 50 anos). Por favor, dedique um tempo a falar da ligação entre doenças autoimunes e menopausa!

— Caroline L.

As doenças autoimunes são caracterizadas pelo ataque do sistema imunológico contra as células e os tecidos saudáveis do corpo. Em um sistema imunológico saudável, a inflamação é uma coisa boa (protege o organismo de doenças e ajuda na recuperação de ferimentos), mas o excesso de reação inflamatória pode preparar o palco para a autoimunidade entrar em cena. Existem mais de oitenta doenças autoimunes, entre elas a artrite reumatoide, a esclerose múltipla, doença de Graves e Hashimoto (ambas na tireoide) e psoríase. As mulheres têm o dobro de chances de contraí-las, e em geral são diagnosticadas em épocas de profundo estresse ou mudanças hormonais significativas. É óbvio que a menopausa se enquadra nos dois quesitos!

As alterações hormonais que acontecem nessa fase afetam os processos inflamatórios e atrapalham o funcionamento do sistema imunológico, local de origem das doenças autoimunes. A redução natural da produção de estrogênio também faz parte disso. Conforme mencionei em capítulos anteriores, esse hormônio tem uma intensa ação anti-inflamatória. Quando cai durante a menopausa, um estado pró-inflamatório crônico de baixa intensidade pode se instalar.

A diminuição dos níveis de estrogênio também parece alterar a proporção entre neutrófilos e linfócitos, dois dos principais tipos de célula do sangue que exercem uma função importante na proteção contra vírus, bactérias e doenças. Pesquisadores apontam que, durante a transição da menopausa, essa proporção pode ser abalada e, com isso, criar um desequilíbrio que aumenta o risco de se desenvolverem doenças autoimunes.

ESTRATÉGIAS PARA LIDAR COM DOENÇAS AUTOIMUNES

As seguintes estratégias podem ajudá-la a se proteger de doenças autoimunes ou amenizá-las:

- TERAPIA HORMONAL: sabe-se que ela tem um efeito protetor em pessoas com artrite reumatoide, provavelmente devido à capacidade do estrogênio de reduzir inflamações articulares.

- VITAMINA D: auxilia na regulação do sistema imunológico e ajuda a reduzir inflamações, e é por isso que não surpreende que o índice baixo de vitamina D tenha sido apontado como um dos principais desencadeadores de doenças autoimunes. Embora não haja dosagem nem quantidade de sol específica que comprovadamente evite ou melhore esse tipo de doença, os benefícios da suplementação já foram comprovados. Recomendo que você verifique sua taxa de vitamina D uma vez por ano e suplemente caso esteja abaixo da faixa recomendada.

- Pesquisas mostram que componentes de vegetais chamados *flavonoides* talvez consigam proteger contra doenças autoimunes ao impedir que o sistema imunológico faça mal a si mesmo. Os flavonoides estão presentes em alimentos como maçã, mirtilo, cebola, frutas cítricas e espinafre, e em certos tipos de chás, inclusive o chá verde.

- PROBIÓTICOS que contenham *Lactobacillus* e *Bifidobacterium* podem promover o equilíbrio entre células imunes, importante para evitar doenças autoimunes. Os probióticos também se mostraram bons para o alívio de sintomas gastrointestinais e a redução da inflamação em caso de artrite reumatoide, colite ulcerativa e esclerose múltipla.

- CURCUMINA é um componente vegetal encontrado no pó amarelo-alaranjado extraído da raiz da cúrcuma, e, em suplementos, ela tem propriedades terapêuticas. No sistema imunológico, a curcumina combate os efeitos da citocina, uma proteína inflamatória que contribui para o tipo de dano celular que resulta em doenças autoimunes.

Dor durante relações sexuais, *ver* **Disfunção sexual**

Dor muscular, *ver* **Dor musculoesquelética**

Dor musculoesquelética

Tenho 52 anos, dois filhos e trabalho com terapia ocupacional para crianças com necessidades especiais. Nunca enfrentei dificuldades de fazer nenhum movimento que meu trabalho exige, como carregar as crianças menores da cadeirinha para o chão ou correr com elas. Aos quarenta e tantos anos, minha menstruação passou a ficar irregular, e eu comecei a ganhar peso e a me movimentar com menos facilidade. Minha ginecologista pediu alguns exames para descartar outros diagnósticos e ouvi a declaração oficial de que eu estava na perimenopausa. A parte mais difícil era que meu corpo doía. Eu sentia dores tão fortes nas articulações e principalmente nos músculos que tinha até espasmos intensos e dor pélvica. Essa dor geralmente acontecia pouco antes do meu ciclo menstrual. Eu não conseguia fazer exercícios e minhas colegas tinham que me ajudar com as demandas físicas do meu trabalho. Então vieram as ondas de calor e as noites de insônia. Cheguei a ter uma crise de eczema, algo que não me acontecia desde a adolescência. Minha sensação era de que eu estava desabando.

— Karen C.

Dor musculoesquelética é um termo único para uma coleção de sintomas que podem abarcar a dor muscular, a dor articular (artralgia), a inflamação articular (artrite) e o ombro congelado. Esse último, por sua vez, conta com a própria lista de opções de tratamento — e portanto criei uma entrada exclusiva para ele, na página 236.

A dor musculoesquelética é um dos sintomas dos quais as minhas pacientes mais reclamam, e é uma queixa muito comum nas redes sociais. A dor é imensa, assim como a frustração, já que os sintomas tendem a ser vistos como "parte do processo de envelhecimento" ou geram um diagnóstico errado de fibromialgia (veja na página 206 um destaque sobre fibromialgia e menopausa).

A dor musculoesquelética pode surgir em qualquer momento da menopausa, mas sobretudo na perimenopausa; alguns relatórios revelam que pouco mais de 70% das mulheres na perimenopausa enfrentam a dor musculoesquelética. Na pós-menopausa, as mulheres também correm um risco mais elevado de sentir o aumento do grau de dor, passando a ter o que os médicos descrevem como dor musculoesquelética moderada a grave. Não se sabe o porquê de haver um aumento tão acentuado na dor musculoesquelética na transição da menopausa para a pós-menopausa, mas dada a época em que o agravamento dos sintomas é relatado, é lógico presumir que as mudanças hormonais são as principais culpadas. Além disso, já vimos que a terapia hormonal é eficaz na diminuição da frequência e da intensidade das dores articulares associadas à chegada da menopausa.

Vejamos de que formas os sintomas da dor musculoesquelética podem se apresentar:

- ARTRALGIA: Refere-se à dor em pelo menos uma articulação sem sinais clínicos de inflamação ou doença articular latente. Estudos mostram que a artralgia está presente em no mínimo 50% das mulheres na época da menopausa, e 21% das mulheres dizem ser esse *o sintoma mais incômodo da menopausa*. As artralgias podem vir acompanhadas de dores musculares, fadiga, mudanças de humor, problemas de sono, ganho de peso, ansiedade e/ou estresse.

- ARTRITE: Ao contrário da artralgia, a artrite envolve sinais clínicos de inflamação articular ou uma anormalidade patológica latente. É importante distinguir a artralgia da artrite porque os tratamentos são diferentes. Relate as especificidades sintomáticas de sua dor articular ao médico para que ele possa avaliar e descartar a possibilidade de artrite precoce ou outra doença reumática inflamatória latente.

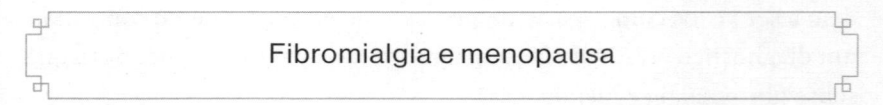

Fibromialgia e menopausa

A fibromialgia é uma condição crônica que provoca dores no corpo inteiro, inclusive musculoesqueléticas, e outros sintomas como fadiga, depressão e ansiedade, além de problemas de memória. Os mesmos sintomas podem ser uma reação às mudanças hormonais da menopausa; a diferença é que se acredita que a fibromialgia é causada por um problema no processamento da dor pelo sistema nervoso central, e não por oscilações hormonais. Entretanto, como os sintomas são muito parecidos, pesquisadores aventaram a hipótese de que a dor musculoesquelética na menopausa volta e meia seja diagnosticada erroneamente como fibromialgia e que a deficiência de estrogênio também pode desempenhar um papel no avanço da fibromialgia. Os dados reforçam essa teoria.

Quando os pesquisadores examinaram 100 pacientes com fibromialgia primária, viram que dois fatores muito importantes coincidiam com o diagnóstico de mudanças hormonais da menopausa: (1) o principal gênero afetado era o feminino, e (2) a idade média em que os sintomas de fibromialgia começavam era 46 anos (bem na época da perimenopausa). O curioso é que, das 100 pacientes, 65 tinham entrado na menopausa antes de serem diagnosticadas com fibromialgia, e a idade média da menopausa era 42 anos (muito antes da idade média típica, de 51 anos). Também é digno de nota que muitas das mulheres haviam tido uma menopausa cirurgicamente induzida e recebido uma quantidade de estrogênio insuficiente na terapia hormonal. A partir dessas estatísticas, ficou evidente que — pelo menos no grupo de participantes do estudo — as mudanças do estrogênio tiveram relação com o início da fibromialgia.

Uma outra pesquisa identificou a falta de estrogênio como fator significativo para o desenvolvimento da fibromialgia e apontou que a reposição de estrogênio pode aliviar os sintomas em certas pacientes.

Estratégias para atenuar as dores musculoesqueléticas

Em primeiro lugar, faça o que for, mas faça alguma coisa — você não precisa ficar quieta aguentando essa que pode ser uma dor debilitante e arrasadora. Segundo, seja qual for a estratégia escolhida, faça questão de manter a consistência, já que o alívio dos sintomas pode não ser perceptível de forma imediata. Aqui estão algumas estratégias para atenuar os sintomas da dor musculoesquelética:

NUTRIÇÃO

Tenha uma dieta anti-inflamatória, rica em frutas, legumes e verduras, proteínas magras e gorduras saudáveis, que podem ajudá-la a diminuir a inflamação e a dor nas articulações. Evitar alimentos processados e refinados, aditivos artificiais e álcool em excesso também ajuda a refrear a inflamação.

ATIVIDADES FÍSICAS

Exercícios físicos regulares também ajudam a manter as articulações lubrificadas e preservam a saúde articular. Caso esteja com dor articular, pense em exercícios de baixo impacto como ioga e natação. Além disso, não deixe de incorporar intervalos para se alongar, fazer caminhadas curtas ou ter momentos de atividade durante o dia, a fim de diminuir a rigidez corporal e aumentar a circulação.

SUPLEMENTAÇÃO

Suplementos de ômega-3 e de fibras ajudam a diminuir a inflamação e melhoram a saúde articular de modo geral. Substâncias naturais como cúrcuma e resveratrol também já demonstraram potencial para o controle das dores articulares.

OPÇÕES FARMACOLÓGICAS

A *terapia hormonal na menopausa* já foi associada à redução das dores articulares e da rigidez, e pode ser benéfica para as mulheres que sentem dores articulares intensas durante a menopausa. É preciso observar que em um estudo, a prevalência de dores articulares ou rigidez e de dores em geral era duas vezes maior em mulheres que interromperam a terapia hormonal do que naquelas que interromperam o uso de placebo.

Os *anti-inflamatórios não esteroides* (AINEs), como ibuprofeno, naproxeno e aspirina, são eficazes na contenção da dor e da inflamação causadas pelas dores musculoesqueléticas, mas só devem ser usados para tratar problemas a curto prazo.

Dores articulares, *ver* Dor musculoesquelética
Dores de cabeça, *ver* Enxaqueca/Dores de cabeça
Distúrbios do sono

Tenho 48 anos. Faz um ano e meio que comecei a ficar encharcada de suor durante a noite e a ter insônia. Depois vieram as palpitações cardíacas, a pele ressecada, a dor durante o sexo e a falta total de libido. Meu cabelo também parou de crescer. Meu médico me mandou fazer um exame de hormônio folículo-estimulante e, como o resultado não apontou nenhuma alteração, ele disse: "Não, não é menopausa. Vamos tentar Citalopram." Me senti ainda pior. Experimentei tomar maca peruana e outros suplementos durante seis meses, mas não notei melhora nenhuma. Sentia dores articulares, falta de energia e fadiga, e havia um acúmulo cada vez maior de uma gordura na barriga. Enfrentava cinquenta ondas de calor por dia, no mínimo. Por fim, dei um basta nessa situação e disse ao médico que queria fazer reposição hormonal. Depois de duas semanas tomando estradiol e progesterona, já não era mais atormentada por ondas de calor, dormia bem e as palpitações pararam. Nem acredito que não comecei antes; agora estou vendo uma luz no fim do túnel.

— Sheri D.

Os problemas de sono costumam se tornar mais predominantes e perceptíveis no início da menopausa devido a vários fatores, como o envelhecimento natural; problemas psicológicos, como o aumento dos casos de ansiedade e depressão; a coexistência com outras questões de saúde que podem atrapalhar o sono, como a apneia obstrutiva do sono; e sintomas da menopausa, como o suor noturno. Esses fatores, juntos ou separados, levam à insônia, um clássico destruidor da qualidade de vida e um dos distúrbios do sono mais comuns em mulheres na menopausa. Segundo a American Psychiatric Association, a insônia é definida como um problema que ocorre pelo menos três vezes por semana ao longo de pelo menos três meses e causa sofrimento ou prejuízo às atividades executadas durante o dia. O problema pode ser a dificuldade de adormecer, ter um sono não restaurador e sentir dificuldade de permanecer acordada.

Um estudo que usou dados da National Health Interview Survey revelou que os distúrbios do sono tendem a variar de acordo com a fase da menopausa: na perimenopausa, as mulheres são mais propensas a dormir menos de sete horas por dia e relatam ter um sono de má qualidade, enquanto as que estão na pós-menopausa são mais predispostas a ter dificuldades para adormecer e continuarem dormindo.

As quatro categorias mais importantes de possíveis causas de insônia são:

1. *Insônia causada pela menopausa:* Em geral, ligada a sintomas vasomotores como ondas de calor e suor noturno, esse tipo de insônia é subdiagnosticado ou mau diagnosticado.

2. *Insônia primária:* É psicofisiológica e pode ter a ver com fatores como ansiedade e maus hábitos de sono.

3. *Insônia secundária:* Tem a ver com distúrbios do sono latentes, questões de saúde mental ou física, ou envelhecimento.

4. *Insônia induzida por fatores comportamentais, ambientais ou psicossociais:* Esses fatores podem ser estilo de vida, estresse e condições ambientais.

Estratégias para lidar com distúrbios do sono

Na maioria dos casos, para melhorar a qualidade e a duração do sono é preciso adotar um plano multifacetado, que leve em consideração todas as possíveis causas latentes do problema. Um bom ponto de partida é tentar melhorar a higiene do sono com o estabelecimento de um cronograma regular, que garanta o conforto do ambiente onde você dorme (temperatura certa, iluminação baixa, travesseiro confortável) e elimine a exposição a aparelhos que emitem luz azul (celular, tablet, televisão de LED) no mínimo duas horas antes de ir para a cama. Sei que parece difícil cumprir esse último item, mas experimente trocar um programa de TV ou a mudança constante de canais por um jogo de tabuleiro, um livro físico ou uma conversa e veja se você não nota uma melhora no sono.

OPÇÕES TERAPÊUTICAS

Existem diversos tipos de terapia para melhorar o sono. Para cada uma das opções terapêuticas, recomendo que você procure um médico especialista em sono ou um terapeuta do sono. São elas:

- TERAPIA COGNITIVO-COMPORTAMENTAL: Esse tipo de terapia ajuda a identificar e mudar pensamentos e comportamentos negativos que possam estar contribuindo para os problemas de sono.

- TERAPIA DE CONTROLE DE ESTÍMULOS: Essa técnica se concentra na criação de um vínculo forte entre sua cama e o sono e age restringindo as atividades feitas na cama apenas ao sono e ao sexo.

- TERAPIA DE RELAXAMENTO: Técnicas como o relaxamento gradual dos músculos e exercícios de respiração profunda ajudam a reduzir a ansiedade e a promover o relaxamento antes do sono.

- TERAPIA DE RESTRIÇÃO DO SONO: Método que limita o tempo passado na cama para aumentar a eficácia do descanso e consolidar o sono.

SUPLEMENTAÇÃO

Algumas mulheres relatam conseguir uma qualidade superior de sono por meio de suplementos de magnésio, sobretudo na forma de magnésio L-treonato. Esse suplemento já foi associado a uma melhora da qualidade do sono e à redução dos "pensamentos acelerados" durante a noite. No entanto, é preciso lembrar que suplementos não são produtos regulamentados e variam em termos de qualidade e pureza.

OPÇÕES FARMACOLÓGICAS

Alguns tratamentos para distúrbios do sono são eficazes, mas não deixe de conversar com seu médico sobre possíveis efeitos colaterais e contraindicações, e sempre opte por eles segundo as orientações de um profissional de saúde.

Muitas das medicações prescritas para melhorar a qualidade do sono durante a menopausa visam a aliviar as ondas de calor, já que essas perturbam o sono. Algumas delas são:

- TERAPIA HORMONAL: embora não seja indicada para tratar distúrbios primários do sono, é eficaz na redução de sintomas vasomotores noturnos.

- INIBIDORES SELETIVOS DE RECAPTAÇÃO DE SEROTONINA: escitalopram e paroxetina.

- INIBIDORES DA RECAPTAÇÃO DE SEROTONINA E NOREPINEFRINA: venlafaxina.

- AGENTES GABA: gabapentina.

Outros tratamentos farmacológicos que podem melhorar diferentes aspectos dos distúrbios do sono:

- AGONISTA DO RECEPTOR DE MELATONINA: Rozerem (ramelteona) é um remédio agonista do receptor de melatonina que pode ser receitado para reduzir a dificuldade de adormecer.

- ANTAGONISTA DO RECEPTOR DE OREXINA: O suvorexanto é um remédio novo, ainda não disponível no Brasil, que reduz a excitação e a vigília, e pode ajudar nos casos de insônia caracterizada pela dificuldade de adormecer.

Eczema, *ver* **Mudanças na pele**

Enxaqueca/Dores de cabeça

A enxaqueca é caracterizada por uma dor latejante intensa em um dos lados da cabeça. Afeta muito mais mulheres do que homens e acontece com mais frequência na meia-idade. Existem dois tipos principais de enxaqueca:

1. *Enxaqueca sem aura:* É o tipo mais comum e não apresenta os sintomas neurológicos ou a "aura" que precedem uma crise de enxaqueca.

2. *Enxaqueca com aura:* Caracterizada pelos sintomas neurológicos que ocorrem antes da enxaqueca ou no início dela, como confusão visual, problemas de fala, dormência, formigamento e fraqueza. (Caso sofra de enxaquecas com aura e tenha perguntas sobre o uso da terapia hormonal, recomendo a leitura do destaque do conteúdo na página 214.)

Essas dores de cabeça debilitantes são muito associadas a oscilações hormonais. Tendem a começar por volta da época da menarca (a primeira menstruação), e muitas mulheres sofrem de enxaquecas menstruais, ou seja, episódios ligados ao ciclo menstrual. Podem acontecer pouco antes, durante ou depois da menstruação. Outras mulheres sentem alguma piora durante a transição da menopausa. Já outras tinham apenas enxaquecas menstruais e pararam de tê-las durante a menopausa. Em todos esses casos, está evidente que as oscilações do estrogênio desencadeiam ou aliviam as enxaquecas. Pesquisadores já defenderam a hipótese de que a queda do nível de estrogênio durante a menopausa seja mais brusca em mulheres com enxaquecas, o que as tornaria mais suscetíveis a enxaquecas hormonais.

Estratégias para lidar com enxaqueca e dores de cabeça

A relação entre enxaqueca e menopausa é complexa, e as oscilações hormonais têm um papel significativo no desencadeamento ou no alívio dessas dores. Recomendo que você consulte um médico para obter um plano de tratamento personalizado, que pode incluir algumas das táticas mencionadas aqui. No final das contas, talvez você encontre uma combinação que funcione bem para atenuar seus sintomas.

SUPLEMENTAÇÃO

As opções incluem alguns *nutracêuticos* vendidos sem prescrição médica, como magnésio, riboflavina (vitamina B2), petasites, matricária e a coenzima Q10, que já demonstraram potencial para evitar enxaquecas e podem reduzir a frequência e a intensidade das crises.

OPÇÕES FARMACOLÓGICAS

- TERAPIA ABORTIVA: São tratamentos que focam no alívio dos sintomas agudos da enxaqueca quando eles surgem. Tratamentos abortivos comuns incluem remédios vendidos com prescrição médica, como triptanos, anti-inflamatórios não esteroides (AINEs) e antieméticos para combater a náusea e os vômitos.

- TERAPIA PREVENTIVA: Para quem tem crises fortes ou frequentes, recomenda-se a terapia preventiva. Remédios como betabloqueadores, antidepressivos tricíclicos, anticonvulsionantes e algumas medicações para pressão alta já se mostraram eficazes.

- TERAPIA HORMONAL NA MENOPAUSA: Embora não seja aprovada pela FDA para tratar ou prevenir enxaquecas, alguns médicos cogitam seu uso em mulheres na pré-menopausa e na perimenopausa para equilibrar os níveis decrescentes de estrogênio, o que talvez alivie as enxaquecas causadas pela queda desse hormônio.

- NOVAS TERAPIAS: Estão surgindo tratamentos direcionados ao peptídeo relacionado ao gene da calcitonina, um neuropeptídeo associado às enxaquecas. Essas terapias de anticorpos monoclonais podem se provar muito eficazes.

Enxaquecas com aura e terapia hormonal na menopausa

Caso tenha alterações na visão, problemas de fala, dormência ou formigamento nas extremidades antes ou durante a enxaqueca, saiba que está com enxaqueca com aura. Mulheres com histórico de enxaqueca, sobretudo com aura, já foram advertidas contra o uso de terapia hormonal devido ao risco de derrame. Mas seria mesmo o caso de todas as mulheres que sofrem dessa condição? Vamos recapitular.

Historicamente, o uso de estrogênios (em geral, sob a forma de agentes contraceptivos) foi vinculado ao agravamento do risco, leve, mas existente, a depender da dosagem, de coágulos arteriais, como os característicos dos derrames. Por conta dessa preocupação, mulheres com enxaqueca, em especial as que têm aura, foram desencorajadas a recorrer à terapia hormonal. No entanto, pesquisas recentes investigaram a questão e colocaram em xeque a ideia de que todas as mulheres que sofrem de enxaqueca correm o mesmo risco ao adotar a terapia hormonal.

É importante ressaltar que qualquer forma de estrogênio sistêmico pode causar um *ligeiro* aumento do risco de coágulos arteriais como os do derrame devido ao "sangue pegajoso", mas principalmente em pacientes que tomam doses altas de estrogênio, como as encontradas em pílulas anticoncepcionais de alta dose e sobretudo em mulheres com fatores de risco preexistentes como aterosclerose e histórico de tabagismo. Como o risco mais elevado de derrame parece depender da dosagem e a terapia hormonal tradicional utiliza uma dose de estrogênio bem menor do que a presente em contraceptivos, faz sentido que o risco de derrame causado pela dosagem da terapia hormonal seja cada vez mais baixo.

É crucial reconhecer que nem todas as mulheres que sofrem de enxaqueca, mesmo com aura, têm o mesmo perfil de risco para coágulos arteriais.

Avaliar os riscos individuais, como idade, tabagismo e outras questões de saúde, é essencial quando se fala em terapia hormonal.

No final das contas, caso você tenha um histórico de enxaqueca, com ou sem aura, e não apresente nenhum outro fator de risco para coagulação, a alternativa da terapia hormonal não deve ser automaticamente descartada. No entanto, é aconselhável que procure um médico com quem se sinta à vontade para conversar e elaborar um plano de terapia hormonal. O ideal é que esse profissional a ajude a escolher a melhor forma de reposição de estrogênio (no seu caso, os benefícios superem os riscos) e monitore possíveis efeitos colaterais.

Fadiga

Eu achei que era sequela pós Covid-19 ou que havia alguma coisa muito errada comigo. Eu tinha palpitação cardíaca, ansiedade, zumbido no ouvido, fadiga, insônia, depressão e mudanças de humor. Tinha parado de fazer exercícios porque achava que estava com algum problema cardíaco, e esse fato só piorou os sintomas. Fui examinada por um cardiologista que me mandou tomar um betabloqueador de baixa dosagem (minha pressão estava alta), mas foi só isso. Fui ao meu clínico geral e ele pediu exames. Meu colesterol estava alto. Ele queria me passar um comprimido para cada sintoma: uma estatina, um antidepressivo, um sonífero e assim por diante. Então descobri a dra. Haver nas redes sociais e marquei consulta com o meu ginecologista. Dei a ele minha lista de problemas, discutimos reposição hormonal e comecei a tomar estradiol e progesterona. PUF! Recuperei minha vida! Voltei a fazer exercícios e agora estou melhorando minha alimentação.

— Cindy S.

Conforme envelhecemos e ganhamos mais responsabilidades, a vida fica mais movimentada e diversas coisas demandam a nossa energia. Com isso, o cansaço vira a norma. Mas o tipo de fadiga que pode abater a mulher durante a menopausa vai muito além do cansaço após um dia atarefado; ele pode causar esgotamento físico e mental e criar uma sensação quase insuportável de peso ou uma necessidade enorme de repouso. Eu considero esse um dos principais fatores que minam a resiliência das minhas pacientes com o passar do tempo.

Estudos também mostram que a fadiga é um sintoma muito comum durante a perimenopausa e a pós-menopausa. Em um estudo de corte transversal com trezentas mulheres, a sensação cada vez maior de fadiga foi associada ao avanço das etapas da menopausa. Ele revelou que:

- Cerca de 19,7% das mulheres na pré-menopausa relataram ter sintomas de exaustão física e mental.

- Na perimenopausa, o número saltou para 46,5%.

- Na pós-menopausa, alarmantes 85,3% das mulheres sentiam fadiga.

A questão é: por que isso acontece? A resposta está nas mudanças hormonais que acompanham a menopausa. Enquanto seu corpo se adapta à redução da produção de estrogênio e progesterona, outros hormônios, como os das glândulas adrenal e tireoide, têm seu comportamento alterado. São eles que regulam o uso da energia do organismo, então qualquer desequilíbrio pode gerar a sensação de cansaço.

Existe também o cansaço decorrente dos próprios sintomas da menopausa. Com as ondas de calor e os episódios de suor noturno, as mulheres despertam várias vezes durante a noite e têm problemas para voltar a dormir, o que atrapalha os padrões de sono e gera ainda mais fadiga durante o dia.

A fadiga na menopausa também pode ser intensificada por outros fatores que se desenvolvem nessa época da vida. Alguns deles são:

- APNEIA DO SONO: distúrbios do sono como a apneia tendem a surgir mais com o envelhecimento e podem levar a uma má qualidade do sono e à fadiga diurna. É essencial descartar esses problemas com a ajuda de um médico.

- MEDICAÇÕES: alguns medicamentos vendidos com receita (principalmente os que tratam ansiedade e depressão) têm a fadiga como efeito colateral.

Estratégias para reduzir a fadiga

SONO

Parece óbvio, mas vale a pena reforçar: caso esteja sofrendo de fadiga causada pela menopausa, torna-se ainda mais relevante que você resguarde seu sono. Uma das estratégias mais eficazes para isso é criar um ambiente ideal para a hora de dormir. Assim, seu quarto deve estar na temperatura certa (entre 15 e 19 graus) e ser aconchegante — tire todas as luzes muito fortes ou ruídos perturbadores, use roupas leves e certifique-se de que as roupas de cama estão condizentes com a temperatura. Também é recomendável que você não se exponha a aparelhos que emitem luz azul (celular, tablet, TV de LED) pelo menos duas horas antes de se deitar.

ATIVIDADES FÍSICAS

Quando está exausta, a ideia de fazer exercícios pode parecer terrível e deixá-la ainda mais cansada. Mas sabemos que eles melhoram a qualidade do sono (o que, por sua vez, melhora a fadiga), além de aumentar o nível de energia do indivíduo. Embora não haja muitos estudos que avaliem a relação entre tipos específicos de exercícios e fadiga em mulheres na pós-menopausa, um estudo de 2023 revelou que as participantes que completaram três sessões de trinta minutos de Pilates por semana ao longo de oito semanas declararam ter sentido a redução da fadiga geral, física e mental. Isso significa algo muito simples: qualquer coisa que você faça com regularidade para movimentar o corpo reduz seu nível de exaustão.

OPÇÕES FARMACOLÓGICAS

Por estabilizar as oscilações hormonais subjacentes a esse sintoma muito comum e debilitante, a terapia hormonal pode amenizar a fadiga.

Síndrome da fadiga crônica

A síndrome da fadiga crônica (SFC), também chamada de encefalomielite miálgica (EM), é uma doença complexa e muitas vezes debilitante caracterizada por uma fadiga persistente e inexplicável, bem como diversos outros sintomas como dor, problemas cognitivos e distúrbios do sono. Existem pesquisas em andamento que investigam a ligação entre a síndrome da fadiga crônica e a menopausa. Ainda não foi constatada uma ligação definitiva, mas há muitas observações importantes, entre elas:

- *A síndrome afeta principalmente mulheres.* É muito curioso que a maioria dos casos de síndrome da fadiga crônica seja diagnosticada durante os anos reprodutivos, bem como antes ou por volta da época da menopausa. O fato de esses momentos na vida de uma mulher serem dominados pelos hormônios, além da disparidade entre os gêneros no número de casos da síndrome, suscita questões sobre as influências hormonais, inclusive as relativas à menopausa.

- *Oscilações hormonais podem contribuir para o desenvolvimento ou o agravamento dos sintomas da síndrome.* A inflamação de baixa intensidade é considerada um fator importante no desencadeamento da síndrome da fadiga crônica. Pelas informações que temos sobre o papel do estrogênio na regulação do sistema imunológico e na proteção contra inflamações, sabemos que a perda de estrogênio na menopausa pode colaborar para o desenvolvimento ou a piora dos sintomas da síndrome da fadiga crônica.

- *Talvez exista ligação entre cirurgias ginecológicas e a síndrome da fadiga crônica.* Mulheres que passaram por histerectomia (retirada do útero) ou ooforectomia (retirada de um ovário ou ambos), principalmente se tais cirurgias tiverem sido motivadas por menopausa precoce, podem correr um risco maior de sofrer de sintomas da síndrome da fadiga crônica.

- *A menopausa pode agravar os sintomas.* Algumas mulheres declaram que os sintomas da síndrome pioraram durante a perimenopausa e a menopausa. As mudanças hormonais associadas podem causar o aumento da fadiga, distúrbios do sono e mudanças de humor, que também podem se combinar com os sintomas preexistentes da síndrome.

- *Sobreposição de sintomas*. Alguns dos sintomas da síndrome da fadiga crônica coincidem com os da menopausa (entre eles a fadiga, os distúrbios do sono e as mudanças de humor). Essa sobreposição de sintomas pode dificultar a distinção entre as duas condições, gerando erros ou demora no diagnóstico.

As pesquisas continuam buscando uma compreensão mais aprofundada da síndrome da fadiga crônica e de suas origens, e talvez acabemos descobrindo que as mudanças hormonais desempenham um papel ainda mais significativo nela do que imaginávamos. Torço para que as conclusões futuras nos levem a tratamentos melhores para essa doença complicada e incapacitante.

Fibromialgia, *ver* **Dor musculoesquelética**

Ganho de peso, *ver* **Mudança na constituição física/Gordura abdominal**

Inchaço, *ver* **Problemas gastrointestinais**

Incontinência, *ver* **Síndrome geniturinária**

Infecções do trato urinário, *ver* **Síndrome geniturinária**

Irritabilidade, *ver* **Problemas de saúde mental e mudanças de humor**

Mudança na constituição física/Gordura abdominal

Eu achava que tinha ganhado na loteria: com 55 anos, a minha menstruação ainda funcionava como um reloginho, e eu me sentia como se estivesse com trinta e poucos anos — a vida estava ótima! Até que piorou. Erupções vulcânicas de suor começaram quase da noite para o dia! Eu acordava três ou quatro vezes durante a noite. Ficava bem desperta, encharcada, e me perguntava o que cargas-d'água estava acontecendo com o meu corpo. Em uma dessas noites de insônia, me levantei da cama com os ombros, o quadril e os seios doendo, e me deparei com a minha barriga saliente como se eu estivesse grávida de seis meses! E, mesmo com tantos sintomas, eu não conhecia ninguém que tivesse passado por isso, e pensava comigo mesma: cadê as minhas amigas que enfrentaram essa lava incandescente, elas estão sofrendo caladas? POR QUÊ? Por que ficamos confusas e não falamos nada? É vergonha? Ceticismo? A ideia de que nossa experiência não é compartilhada, mas sim única? Vamos, mulheres, isso é real e é sério, e a gente precisa falar sobre o assunto e correr atrás de ficar saudável!

— Cindy F.

Quase todo mundo ganhou peso sem querer em algum momento da vida; sabemos qual é a sensação, quais mudanças ocorrem no corpo com os quilos a mais, e temos estratégias para nos ajudar a voltar para onde queríamos estar. Por outro lado, existe o ganho de peso hormonal, que ocorre perto da época da perimenopausa. Ele pode parecer repentino, resultar mais em uma mudança de forma do que num ganho de peso. E pode ser persistente e não ceder diante das estratégias às quais recorríamos antes. A impressão que se tem é de que desta vez é *diferente*. Porque é mesmo.

Como mencionei no Capítulo 6, uma das principais razões para as mulheres marcarem consulta comigo é esse ganho de peso diferenciado e muitas vezes surpreendente. Em geral, explico que ele é justificável e que acontece por causa da alteração do nível de estrogênio. Quando este começa a oscilar, na perimenopausa, e entra em queda, o corpo passa a estocar gorduras em lugares até então inéditos, principalmente gerando aumento da gordura intra-abdominal. Talvez você tenha a sensação de que sua barriga está saliente e as calças, cada vez mais apertadas. É provável que isso esteja ocorrendo devido a um novo depósito de gordura visceral.

A gordura visceral é um tipo de gordura abdominal que pode gerar muitos problemas metabólicos ao liberar proteínas inflamatórias, com efeitos extensos. Esse tipo de gordura já foi associado ao colesterol alto, à resistência à insulina e à inflamação crônica, e é um fator de risco para diabetes tipo 2, doenças cardiovasculares e déficit cognitivo.

O problema é que a perda de estrogênio parece nos programar para o ganho de gordura visceral, e saltos relevantes nesse tipo de gordura são vistos em mulheres pré-menopausa e pós-menopausa: um estudo mostrou que na pré-menopausa a gordura total da mulher tende a ser feita de 5% a 8% de gordura visceral, e na pós-menopausa a porcentagem fica entre 15% e 20%.

A boa notícia é que várias estratégias podem ajudar a combater esse ganho de peso. Talvez sejam diferentes de tudo que você já tentou fazer, portanto eu a convido a manter a mente aberta!

Estratégias para lidar com as mudanças na constituição física

Muitas das estratégias que mencionei em "As melhores práticas para a menopausa", na página 174, também funcionam para combater o aumento de gordura visceral. Entre elas, estão uma dieta rica em fibras naturais, proteínas magras, oleaginosas, sementes, frutas, leguminosas e antioxidantes, e pobre em carboidratos processados (reitero os detalhes nesta entrada para facilitar a sua consulta). Algumas estratégias que estimulam e auxiliam a perda de gordura abdominal são:

- NÃO FUMAR. Caso você fume, saiba que parar auxilia na perda de gordura visceral e diminui o risco de doenças cardiovasculares, derrame e outros distúrbios metabólicos. (Visite os sites, em inglês, do CDC, da American Cancer Society ou da American Lung Association para se inteirar sobre recursos que podem ajudá-la a parar de fumar.)

- ENCONTRAR OS HÁBITOS DE REDUÇÃO DE ESTRESSE QUE FUNCIONAM PARA VOCÊ. O estresse faz subir o nível de hormônios como o cortisol, que aumenta a inflamação e contribui para o ganho de gordura visceral. Além disso, ele diminui a qualidade de vida e intensifica os sintomas da menopausa. Nessa época da vida, é imperativo priorizar a descoberta das atividades de redução de estresse que mais funcionam para você. O que dava certo quando você tinha 20 ou 30 anos talvez não funcione agora. Pergunte a si mesma: o que me traz uma sensação de paz e tranquilidade? Se sua resposta levá-la a alguma atividade, passe a praticá-la com mais frequência. Se não conseguiu pensar em nada, dou algumas sugestões: dar caminhadas curtas, tomar mais ar fresco, escrever um diário, usar um aplicativo de meditação ou fazer sessões com uma psicóloga ou terapeuta.

- DORMIR BEM. Estudos revelam que a perda crônica de sono pode ter ligação com o aumento da gordura visceral. O desafio na menopausa é encontrar maneiras de dormir bem apesar do suor noturno e do agravamento de outros sintomas que atrapalham o descanso, como apneia do sono e ansiedade. Veja na entrada sobre problemas do sono da Caixa de Ferramentas uma lista de estratégias, mas sua prioridade deve ser melhorar sua higiene do sono. Ou seja, avaliar a temperatura do seu quarto, usar roupa de cama e pijamas confortáveis e eliminar barulhos e luzes que possam perturbá-la.

Também incentivo a:

- PARTICIPAR DE UMA COMUNIDADE. Talvez você se sinta muito sozinha ao lidar com a menopausa e seus sintomas, mas há muitas outras mulheres por aí que sabem e entendem o que você está passando: conectar-se com elas pode aliviar sua sensação de isolamento. Nos últimos anos, houve uma explosão de comunidades on-line voltadas para o tema — elas nos dão chances de conexão e acesso a informações. Você pode conhecer nossa comunidade do site Pause Life, Stripes (ambos em inglês), entre outras.

- ESTABELECER UM PARÂMETRO COMO BASE. Já reparei que, com muitas das minhas pacientes, calcular a relação cintura-quadril pode ajudar a estabelecer um marco confiável que sirva de referência para qualquer mudança. Para calcular a relação cintura-quadril, meça sua cintura na altura em que é mais fina (em geral, no umbigo ou um pouco acima) e depois meça o quadril na altura em que é mais largo. Em seguida, divida a medida da cintura pela medida do quadril (medida da cintura ÷ medida do quadril). Nas mulheres, a razão de 0,85 ou menos indica um risco mais baixo para certas doenças.

NUTRIÇÃO

Algumas boas estratégias de alimentação são:

- ADOTAR UMA DIETA ANTI-INFLAMATÓRIA: uma dieta cheia de carboidratos complexos, proteínas magras e gorduras saudáveis (oleaginosas, sementes, abacate, azeite de oliva/óleo de abacate, peixes oleosos ricos em ômega-3) diminui a inflamação, reforça a produção hormonal e melhora a saúde como um todo. Visite nosso site <thepauselife.com> (site em inglês) para saber mais sobre a Dieta Galveston.

- LIMITAR AÇÚCARES ADICIONADOS: não consuma mais de 25 gramas de açúcar adicionado por dia. Os açúcares adicionados são aqueles acrescidos durante o cozimento e o processamento de alimentos e bebidas alcóolicas.

- AUMENTE A INGESTÃO DE FIBRAS: tente consumir no mínimo 25 gramas de fibra por dia. A maioria delas deve vir da alimentação, mas muitas pessoas têm dificuldade de atingir essa meta. Criei um suplemento de fibras para minhas pacientes e alunas; veja os detalhes em <thepauselife.com> (em inglês).

- CONSUMA MAIS PROTEÍNAS: conforme discuti na página 175, a necessidade de proteína varia de pessoa para pessoa. Entretanto, estudos mostram que quem consome pelo menos 1,2-1,6 grama de proteína para cada quilo de seu peso ideal tem menos gordura abdominal, mais músculos e menos fragilidades (baseadas nas medidas de força funcionais — força de preensão, capacidade de se levantar do chão, entre outras coisas) do que quem come menos. Boas fontes de proteína são ovos inteiros, peixes, leguminosas, oleaginosas, carnes e laticínios.

- OBTENHA SEUS PROBIÓTICOS ATRAVÉS DA ALIMENTAÇÃO: alguns alimentos ricos em probióticos são iogurte, chucrute alemão, sopa de missô, queijos cremosos, kefir, pão de fermentação natural, leite acidófilo e picles fermentado. Considere um suplemento probiótico caso não o consiga por meio da alimentação.

- CONSIDERE A POSSIBILIDADE DE FAZER JEJUM INTERMITENTE: pesquisas apontam que o jejum intermitente é uma tática eficaz para reduzir a gordura visceral. O estudo PROFAST demonstrou que a combinação de doze semanas de jejum intermitente com a suplementação de probióticos em adultos com obesidade e pré-diabetes teve como resultado a perda de 5% do peso corporal, a diminuição da glicose no sangue, a redução significativa da gordura corporal total, da gordura abdominal e da gordura visceral e o aumento da massa livre de gordura (músculos), segundo medição em densitometria óssea. Um outro estudo feito em 2022 revelou que o jejum intermitente, somado à "proteína regular" (refeições e lanches cheios de proteína ao longo do dia), é mais eficaz do que a dieta padrão de restrição calórica em termos de perda de peso, constituição física, saúde cardiometabólica e gestão da fome. (Existem diversas formas de fazer jejum intermitente, tema que discuto longamente em *A dieta Galveston*. O que recomendo às minhas pacientes é que elas considerem o método 16:8, que determina dezesseis horas de jejum contínuo e uma "janela" de oito horas de alimentação.)

ATIVIDADES FÍSICAS

Embora abdominais não sirvam para acabar com a gordura visceral, praticar exercícios com regularidade pode trazer mudanças metabólicas positivas que promovem a perda de gordura visceral e evitam o ganho de gordura abdominal. Exercícios frequentes realmente vão ser um dos "tratamentos" mais potentes para corrigir as mudanças de constituição física causadas pelos hormônios; um pesquisador chegou ao ponto de escrever que os exercícios são "cruciais para mitigar o acúmulo de gordura visceral durante a menopausa". Um bom equilíbrio de treino cardiovascular vigoroso e treino de força traz benefícios metabólicos que promovem uma relação cintura-quadril saudável, reforçam a saúde dos ossos e das articulações e produzem endorfinas, que melhoram o humor e a qualidade do sono.

SUPLEMENTAÇÃO

Alguns estudos revelaram que o *óleo de peixe com ômega-3* e *suplementos de fibras* estimulam a perda de gordura visceral.

Os *probióticos* também ajudam especificamente a reduzir a gordura abdominal, e estudos revelam que probióticos que incluem *Lactobacillus* reduzem a gordura visceral e subcutânea, enquanto os probióticos que incluem *Bifidobacterium* reduzem a gordura visceral.

O *óleo de borragem* tem uma concentração alta de ácido gama-linolênico (GLA), um ácido graxo estudado por sua capacidade de reduzir inflamações. Em mulheres na menopausa, também se sabe que promove a diminuição da relação cintura-quadril.

OPÇÕES FARMACOLÓGICAS

Uma pesquisa publicada no *Journal of Clinical Endocrinology and Metabolism* observou que o uso de terapia hormonal na menopausa está associado à redução significativa da gordura visceral. É importante notar, entretanto, que esse benefício não foi observado nas usuárias anteriores da terapia hormonal, fato que indica que, caso você esteja planejando parar de usar a terapia hormonal, é importante que tenha outras táticas em mente para o futuro.

Os hormônios que controlam seu peso

Ao longo deste livro, me concentrei bastante em falar sobre a sinfonia complexa dos hormônios sexuais, como estrogênio e testosterona, que ocorre no seu organismo e influencia boa parte do que acontece nele. Pois bem, uma outra sinfonia está acontecendo entre seus hormônios do apetite. Eles têm um papel importante no controle da fome e na sensação de saciedade, e incluem a insulina, a leptina, a grelina e o cortisol. No livro *A dieta Galveston,* falei bastante deles e apresentei planos alimentares e receitas para otimizá-los na menopausa. Caso você ainda não tenha feito isso, dê uma olhada no livro ou no programa on-line, em <thepauselife.org> (em inglês). Você também pode fazer muito pelos seus hormônios do apetite ao implementar as estratégias nutricionais que abordo aqui na Caixa de Ferramentas.

O uso de fármacos agonistas de GLP-1, como semaglutida, é opcional no tratamento do ganho de peso durante a menopausa. Assim como acontece com qualquer medicação, os benefícios devem superar os riscos. Meus colegas e eu apoiamos seu uso quando há indicação, mas com o cuidado de verificar se a paciente está consumindo a quantidade adequada de proteína e fazendo exercícios de resistência com regularidade. São hábitos que ajudam a garantir uma perda de peso sem resultar em perda excessiva de massa muscular, o que aumenta o risco de osteoporose e fraturas.

Mudanças na pele

Quando tinha 38 anos, não me dei conta de que estava com sintomas de perimenopausa. A minha sensação era de que alienígenas tinham se apossado do meu corpo e eu não me sentia mais nele. Era um corpo estranho, com ansiedade, perda de memória, com pele seca, que coçava, sentia ondas de calor, irritabilidade, minha menstruação era irregular... e esse foi só o começo! Eu me sentia perdida, sozinha e, para ser muito sincera, completamente louca! Minha mãe faleceu aos 62 anos, e eu fui a primeira do meu círculo de amigas a passar pela "mudança". Me sentia sozinha e não tinha com quem conversar. Fiquei uma pilha de nervos nessa fase e queria voltar a ser como era antes, uma pessoa feliz, sensata. Minha melhor amiga me falou para seguir a dra. Haver nas redes sociais. Foi ela que me deu as ferramentas para eu me cuidar. Vou ser eternamente grata!

— Jennifer H.

É impossível negar que sua pele vai mudar durante a menopausa. Em grande medida, isso se deve ao fato de que essa fase provoca a perda acelerada de colágeno, elastina e água na pele, um trio que causa diversas alterações dermatológicas, inclusive o aumento da sensibilidade. A queda do estrogênio, que começa na perimenopausa, também diminui o fluxo de sangue para a pele, prejudicando a cicatrização de feridas, e pode contribuir para a redução da gordura facial e, com isso, alterar os contornos da face. Outras mudanças que podem ocorrer na época da menopausa são:

- Pele ressecada.

- Rugas/perda de colágeno.

- Dificuldade de cicatrização de feridas/mau funcionamento da barreira cutânea.

- Afinamento da pele.

- Coceiras na pele.

- Coceiras na orelha (a pele das orelhas parece ser extremamente suscetível a essas mudanças, e o tratamento da região é mais complicado);

- Eczema.

- Dermatite.

- Percepção maior do envelhecimento.

As alterações no colágeno, na elastina e na água que acontecem na menopausa contribuem, cada um à sua maneira, para as transformações que vemos no espelho.

O colágeno é a proteína presente na pele e é o responsável por sua força e sua elasticidade. Perdemos quase *um terço do colágeno da pele* nos primeiros cinco anos após a menopausa, e nos quinze anos seguintes continuamos perdendo mais 2% por ano. Essa redução ocorre na pós-menopausa e independe da idade cronológica.

A elastina é a proteína responsável pela elasticidade da pele. Ao perdê-la na menopausa, o resultado é o aumento das rugas e uma flacidez perceptível.

A perda de água tem um papel importante na eficácia da pele como barreira e ajuda a prevenir seu ressecamento. Na pré-menopausa, nossas células cutâneas retêm água para estimular a resistência a irritantes externos e manter a hidratação. No entanto, durante a menopausa, começamos a sentir algo que é chamado de perda transepidérmica de água, que quebra a integridade da barreira da pele e contribui para o ressecamento. Essas duas alterações deixam a pele mais sensível, mais propensa a pruridos (coceira), xerose (pele extremamente ressecada), eczema e dermatite. Infelizmente, não conseguimos compensar essa perda de água quando ingerimos mais líquidos.

Estratégias para lidar com mudanças na pele

Maior órgão do nosso corpo, a pele reage aos mesmos hábitos de saúde que fazem bem ao resto do organismo. Alguns deles são: ter uma dieta anti-inflamatória rica em antioxidantes que evitam danos celulares; praticar exercícios para aumentar a circulação sanguínea; e não consumir álcool em excesso nem fumar.

Também é essencial proteger a pele dos raios UV emitidos pelo sol, que causam danos que aceleram o envelhecimento e aumentam o risco de câncer de pele. Boas medidas para se proteger dos raios UV são:

- Usar os filtros solares mais eficazes que puder, que hoje são os que incluem zinco ou óxido de titânio. Para que os filtros de fato alcancem a eficácia máxima, deve-se reaplicá-los na frequência indicada pelo fabricante.

- Usar roupas com proteção UV.

- Evitar exposição nos horários em que raios solares são mais intensos.

Além desses hábitos básicos de proteção e saúde dermatológica, outras estratégias podem melhorar sua pele durante a menopausa.

OPÇÕES FARMACOLÓGICAS

É comprovado que a reposição sistêmica de estrogênio reduz a perda transepidérmica de água, o que pode diminuir a ocorrência de dermatites e outros problemas de pele. A reposição de estrogênio também aumenta o nível de colágeno na pele, elevando-o ao patamar da pré-menopausa, e ajuda a aumentar a densidade cutânea e evitar que mais colágeno seja perdido. Os resultados já são percebidos três meses após o começo do tratamento, e o aumento do colágeno parece acontecer independentemente da via através da qual se administra o hormônio.

Alguns estudos mostraram que o estrogênio tópico aumenta a elastina quando aplicado em áreas como glúteos e abdômen. Estou usando um creme de estriol (vendido sob prescrição médica) e o recomendo às minhas pacientes. Entretanto, o estrogênio sistêmico (ver página 118) não aumenta o nível de elastina.

Existe também um mercado cada vez maior de produtos para a pele contendo fitoestrogênios e moduladores seletivos do receptor de estrogênio (SERMs), capazes de enfrentar diretamente a deficiência de estrogênio na pele. São promissores, mas até o momento em que escrevo este livro, ainda não existem pesquisas conclusivas para que eu os recomende mais do que outros tratamentos.

PRODUTOS/TRATAMENTOS

Vários produtos melhoram a saúde da pele diante das mudanças hormonais da menopausa e depois dessa fase. Listei alguns deles aqui. Também sugiro que você siga o dr. Anthony Youn nas redes sociais para saber das descobertas mais recentes sobre saúde e proteção da pele.

- Hidratantes com ingredientes como ceramidas e ácido hialurônico ajudam a reter a umidade e a hidratação da pele.

- Estudos mostram que o uso de resveratrol e equol melhoram a saúde da pele e seu aspecto durante a menopausa. Eles são vendidos sem receita médica.

- Outras pesquisas revelaram que a ingestão de um peptídeo de colágeno chamado Verisol aumentou os níveis de elastina e de um precursor importante do colágeno e gerou uma redução significativa nas rugas ao redor dos olhos. (É esse colágeno que uso na minha fórmula de suplemento de colágeno da Pause Life: eu o tomo há anos!)

- Retinoides, alfa-hidroxiácidos (AHA) e beta-hidroxiácidos (BHA) tópicos melhoram a textura da pele.

- Peelings, lasers fracionados, lasers vasculares e tratamentos intensos com luz pulsada, oferecidos por dermatologistas ou clínicas.

- Preenchimentos com ácido hialurônico e injeções de toxinas como a botulínica (Botox) podem oferecer uma solução temporária às rugas e à perda de volume.

- Tratamentos de radiofrequência e ultrassom focalizado estimulam a produção de colágeno e o remodelamento dos tecidos nas camadas mais profundas da pele.

- Estimuladores de colágeno, como o ácido polilático, restauram as estruturas subjacentes à pele, e ácidos hialurônicos modificados dão volume e sustentação a áreas específicas da face.

Mudanças de humor, *ver* Problemas de saúde mental e mudanças de humor
Névoa mental/*Brain fog*

No auge da menopausa, eu ficava sempre com um tipo de cansaço mental que me impossibilitava de me concentrar e de trabalhar direito. Meu chefe achava que eu estava de preguiça, mas não fazia ideia do que eu estava passando. Eu malhava regularmente, comia direitinho e não via resultado nenhum; pelo contrário, ganhei peso principalmente na barriga e parecia estar grávida. Agora, na minha décima semana de terapia hormonal, estou bem melhor. Ainda estou me acostumando, mas não tive mais nenhuma onda de calor e de modo geral me sinto em paz. Estou tranquila e sem ansiedade nenhuma. Estou animada para ver como vão ser os próximos meses.

— Crystal B.

Durante a menopausa, é comum perceber uma mudança no funcionamento do cérebro, chamada de névoa mental. Uma espécie de cansaço mental, mas é bem provável que seu médico o defina como um déficit cognitivo ou uma dificuldade cognitiva. Em geral, névoa mental interfere no aprendizado e na memória verbal e pode se manifestar como uma dificuldade de lembrar de nomes, palavras ou histórias, e na incapacidade de manter a linha de pensamento ou lembrar o que você foi fazer em algum lugar.

É bastante comum começar na perimenopausa, quando os níveis de estrogênio passam a oscilar. Temos receptores de estrogênio no hipocampo e no córtex pré-frontal, áreas do cérebro responsáveis pela memória e por outras funções cognitivas. Com a queda desse hormônio, os receptores podem não ser acionados para desempenhar atividades essenciais à memorização, à concentração e ao foco, fazendo com que você se sinta incapaz.

Estudos apontam que aquelas que sofrem de ondas de calor frequentes são mais propensas a enfrentar problemas de memória, o que só piora com as questões de humor e os problemas de sono (que podem acontecer em decorrência das ondas de calor... em um belo círculo vicioso). A presença de sintomas da menopausa também pode indicar que seu cérebro passou por mudanças estruturais devido às alterações hormonais. A boa notícia é que essas transformações parecem se reverter sozinhas com o tempo.

Muitas vezes, a névoa mental gera sentimentos de preocupação porque as pessoas temem que possa ser um indício de demência, só que é raro manifestar esse quadro antes dos 64 anos, logo é mais plausível que os problemas cognitivos na faixa dos 40 ou 50 anos sejam uma consequência da queda dos níveis hormonais. Muitas mulheres, se não a maioria, sentem a reversão dos problemas de memória depois que entram na pós-menopausa. (Você também não vai chegar à menopausa e receber de volta a chave da sua memória; é mais um retorno gradativo ao funcionamento cerebral que lhe era mais familiar.) Entretanto, algumas mulheres com vulnerabilidades cognitivas, induzidas por fatores genéticos, ambientais ou de estilo de vida, são mais suscetíveis ao declínio continuado das funções cerebrais.

Estratégias para minimizar a névoa mental

A perda do estrogênio na menopausa pode causar um impacto significativo no cérebro. O estrogênio é neuroprotetor, blindando as células cerebrais dos efeitos do estresse oxidativo e a toxicidade beta-amiloide, cujo nível alto já foi associado ao tipo de dano celular que ocorre na doença de Alzheimer. Ao que tudo indica, o estrogênio também combate os efeitos dos hormônios do estresse sobre o cérebro, aumentando sua resiliência e proteção. Com a queda do nível de estrogênio, vemos as funções cerebrais piorarem tanto em termos de cognição como de saúde mental, talvez devido à perda das muitas camadas de proteção. Tudo isso significa que a primeira linha de defesa na proteção do cérebro provavelmente tem algo a ver com o retorno do estrogênio ao organismo, mas há estratégias que podem beneficiar o funcionamento do cérebro na menopausa.

Via de regra, você pode proteger a saúde do seu cérebro a longo prazo e amenizar a névoa mental e o risco de demência incorporando muitas das mesmas atividades que preservam ou levam a uma boa saúde geral. Algumas delas são:

- Monitorar a pressão, as taxas de colesterol e de glicose no sangue, e tratar qualquer alteração detectada.

- Evitar o tabagismo e o excesso de álcool.

- Fazer no mínimo 150 minutos de atividade aeróbica de intensidade moderada por semana.

- Evitar o ganho de peso.

- Manter suas relações sociais.

- Fazer exercícios cognitivos com regularidade: ler, aprender algo novo ou fazer qualquer coisa que desafie seu cérebro.

OPÇÕES FARMACOLÓGICAS

Alguns estudos mostram que a reposição de estrogênio pode restabelecer a proteção contra a neuroinflamação e os efeitos dos hormônios do estresse sobre o cérebro. Mais pesquisas são necessárias para podermos afirmar que a terapia hormonal melhora a memória e o foco das mulheres na menopausa. Por enquanto, os estudos científicos comprovaram que:

- Em mulheres cuja menopausa começou entre os 40 e os 45 anos (menopausa precoce), a reposição de estrogênio pode ajudar a manter a função cognitiva e diminuir o risco de demência.

- Em outras mulheres na menopausa, o uso da terapia hormonal parece ser segura para as funções cognitivas. Mas, se a menopausa começou há mais de dez anos, preste muita atenção na medicação que está usando. Pesquisas revelam que, nesse grupo, o uso de estrogênio equino conjugado (Premarin) e acetato de medroxiprogesterona eleva os riscos, enquanto o estradiol oral junto à progesterona tem um efeito neutro.

Muitos esforços notáveis estão em curso para identificar métodos mais confiáveis para a manutenção da saúde cognitiva apesar das mudanças hormonais da menopausa. A dra. Lisa Mosconi, que mencionei pela primeira vez no Capítulo 4, discute a fundo as pesquisas mais recentes em seu livro *O cérebro e a menopausa*, leitura imprescindível para quem deseja se aprofundar nos aspectos neurocientíficos da menopausa.

NUTRIÇÃO

Para aumentar a proteção do cérebro durante o processo de envelhecimento, é recomendável que você consuma muitos micronutrientes antioxidantes, como as vitaminas C e E, e macronutrientes anti-inflamatórios, como os ácidos graxos poli-insaturados ômega-3.

- Algumas das melhores fontes de vitaminas C e E são sementes de girassol, amêndoas, verduras folhosas (folhas de beterraba, couve, espinafre e couve-galega), frutas cítricas e vegetais crucíferos.

- Para consumir ômega-3, inclua na alimentação peixes oleosos de água fria, como salmão, cavala e sardinha, além de oleaginosas e sementes, como linhaça, chia e nozes.

Olhos secos ou irritados

A menopausa foi implacável comigo! Minhas ondas de calor eram tão horríveis que tinha dias em que eu nem saía de casa. Lembro de estar lendo o jornal (catorze anos atrás) e de ver o suor pingar nas páginas e escorrer pelas minhas costas. A secura dos olhos começou na mesma época, e eu achava que era só uma infecção que irrompia e deixava meu olho vermelho. Duas vezes, cheguei a jogar fora toda a maquiagem que eu tinha para os olhos, e só depois me dei conta do que estava acontecendo. Meu cabelo estava uma palha e minha pele, seca e flácida. Quando eu me via no espelho das lojas, quase não me reconhecia. Todas as articulações do corpo doíam, até as dos dedos dos pés. A fadiga era um terror. Por fim, recebi o diagnóstico de Hashimoto e os remédios ajudaram. Naquela época, eu morria de medo de terapia de reposição hormonal. Hoje, meu conselho a todo mundo que quiser ouvir é considerar a reposição.

— Jacki D.

A síndrome do olho seco é um problema oftalmológico comum, que afeta a superfície do olho. Pode causar desconforto, dor e alterações na visão, e de modo geral atrapalha a capacidade de concentração e na execução de tarefas corriqueiras da vida cotidiana. É mais comum em mulheres, sobretudo nas fases da perimenopausa e da pós-menopausa.

Embora muitos fatores provoquem a síndrome do olho seco, a baixa das taxas hormonais pode, por si só, causar a doença. Isso acontece porque o equilíbrio entre estrogênios e andrógenos desempenham um papel importante na produção das lágrimas e na manutenção da camada aquosa que hidrata e protege a superfície dos olhos. Quando essa camada é afetada, a pessoa fica mais propensa a essa síndrome.

Estratégias para lidar com a síndrome do olho seco

É possível amenizar os sintomas da síndrome do olho seco por meio de mudanças de estilo de vida, suplementação e, caso necessário, medicações.

Segundo o National Eye Institute, as mudanças de estilo de vida mais eficazes para preservar a saúde ocular e aliviar os sintomas da síndrome do olho seco são as seguintes:

- Evitar fumaça, vento e ar-condicionado em excesso.

- Agregar umidade a ambientes fechados e secos com a ajuda de um umidificador.

- Estabelecer intervalos sem usar aparelhos eletrônicos para diminuir o esforço ocular e sempre que possível limitar o tempo de tela.

- Usar óculos escuros que acompanham a curvatura do rosto, afunilando apenas no osso temporal, quando estiver ao ar livre.

- Manter o corpo hidratado tomando bastante água diariamente.

- Dormir entre sete e oito horas por dia.

SUPLEMENTAÇÃO

Diversas vitaminas são essenciais para a manutenção da camada protetora dos olhos, e a deficiência de algumas delas, em especial as vitaminas D, A e B, aumentam o risco de que a pessoa desenvolva a síndrome do olho seco.

- Ácidos graxos ômega-3: no mínimo 1.000 mg/dia.

- Vitamina A: 5.000 UI/dia.

- Vitamina D: não existe dosagem preestabelecida, mas não tome uma quantidade acima de 4.000 UI/dia sem acompanhamento médico.

- Vitamina E: 400 UI/dia.

OPÇÕES FARMACOLÓGICAS

A terapia de reposição hormonal já foi sugerida como tratamento para os sintomas oculares associados à menopausa. Converse com um médico a respeito.

Para quem prefere alternativas que não envolvam a terapia hormonal ou para quem quer usá-las como tratamento complementar, existem várias outras opções:

- COLÍRIOS VENDIDOS SEM RECEITA MÉDICA: via de regra, a síndrome branda pode ser combatida com lágrimas artificiais, prontamente disponíveis sem necessidade de prescrição médica. São colírios que aliviam o ressecamento e o incômodo.

- REMÉDIOS VENDIDOS COM RECEITA MÉDICA: nos casos mais graves, remédios como ciclosporina (Restasis) ou lifitegraste (Xiidra) podem ser prescritos pelo oftalmologista. Esses medicamentos ajudam os olhos a produzir mais lágrimas e reduzem a inflamação.

Ombro congelado

O ombro congelado, que oficialmente se chama capsulite adesiva, é caracterizado pelo enrijecimento e pela dor na articulação do ombro. Esse problema complexo e pouco compreendido tipicamente progride em três etapas: a fase da dor, a fase de congelamento e a fase de descongelamento. Na fase da dor, os pacientes sentem dor no ombro, que apenas piora, sobretudo à noite, e é muito comum que seja intensa e atrapalhe o sono. Na fase de congelamento, há perda gradual da amplitude de movimento, enquanto a fase de descongelamento envolve a recuperação lenta do funcionamento do ombro. As causas do ombro congelado variam e incluem lesões, inflamações e problemas de saúde latentes.

As pesquisas que estão surgindo mostram que a perda do estrogênio na menopausa pode ter a ver com essa condição. Não seria surpreendente, pois sabemos que o estrogênio desempenha papel fundamental na estimulação do crescimento ósseo, na redução de inflamações e na manutenção da integridade dos tecidos conjuntivos; as mudanças em qualquer uma dessas áreas pode preparar o terreno para o surgimento de um problema como o ombro congelado.

Em 2022, quando pesquisadores da Universidade Duke investigaram o vínculo entre mulheres na pós-menopausa, a terapia de reposição hormonal e o ombro congelado, eles chegaram a algumas conclusões revolucionárias. Os estudiosos olharam os prontuários médicos de quase 2 mil mulheres na pós-menopausa, com idades entre 45 e 60 anos, todas acometidas por dores e rigidez no ombro e capsulite adesiva. Entre suas descobertas fascinantes, estava a de que a reposição de estrogênio parece evitar o ombro congelado. Na investigação, as mulheres que fizeram reposição hormonal tiveram uma porcentagem menor (3,95%) de casos de ombro congelado em comparação com mulheres que não fizeram (7,65%). Embora a diferença percentual não seja tão grande a ponto de haver certeza de que não foi obra do acaso, ela nos faz questionar se o estrogênio não tem um papel na prevenção do ombro congelado. Os pesquisadores da Universidade Duke ficaram convencidos de que a queda do estrogênio na menopausa pode ter a ver com o desenvolvimento do problema. Antes desse estudo, não se compreendiam tão bem as possíveis origens do ombro congelado em mulheres na menopausa, e é por isso que a mera alusão à ideia de que haveria algum vínculo já foi considerada inovadora. Pelo menos agora temos um ponto de partida em torno do qual outras pesquisas podem ser elaboradas e possíveis tratamentos podem ser estruturados. Apesar de precisarmos de mais estudos conclusivos, podemos torcer para que em breve tenhamos mais evidências sobre as melhores formas de prevenir e tratar essa condição tão dolorosa.

Estratégias para lidar com o ombro congelado

O pilar do tratamento do ombro congelado é a fisioterapia, e quanto antes o tratamento começar, melhor, já que ele vai prevenir futuros casos de enrijecimento e perda de funcionalidade. A fisioterapeuta vai ajudá-la a recuperar gradualmente a mobilidade do ombro por meio de exercícios, alongamentos e técnicas manuais. Também é possível que incentive o uso de gelo e calor para amenizar a dor e reduzir a inflamação.

Algumas *opções farmacológicas* são:

- MEDICAMENTOS: na fase mais dolorida do ombro congelado, anti-inflamatórios não esteroides (AINEs) e analgésicos diminuem o incômodo e a inflamação. Em geral, são medicações receitadas para o alívio da dor forte associada ao problema. No entanto, o uso prolongado deve ser acompanhado por um médico.

- INJEÇÕES DE CORTICOSTEROIDES: em alguns casos, injeções de corticosteroides na articulação do ombro são recomendáveis. Elas oferecem alívio a curto prazo, mas sua eficácia a longo prazo é limitada. Costumam ser usadas como parte de um tratamento mais abrangente, aliada a outras terapias.

Alguns dos *procedimentos médicos* que podem ser usados são:

- HIDRODILATAÇÃO: é um procedimento em que se injeta soro na articulação do ombro para distender a cápsula articular. A técnica ajuda a dissolver aderências e aumenta a amplitude de movimentos. Via de regra, é guiada por imagens de ultrassom e pode ser combinada com injeções de corticosteroides.

- MANIPULAÇÃO SOB ANESTESIA: para quem sofre de um caso de ombro congelado tão grave que nenhum tratamento funcionou até agora, a manipulação sob anestesia é uma alternativa. Trata-se de um procedimento em que a paciente é anestesiada e o ombro é manipulado para dissolver aderências e melhorar a mobilidade. Em geral, é seguido por um programa intenso de reabilitação articular.

- INTERVENÇÃO CIRÚRGICA: é raro que se considere uma cirurgia para tratar o ombro congelado, mas ela pode ser uma alternativa quando nenhum tratamento funciona. No procedimento, a cápsula articular é liberada para melhorar a mobilidade. A fisioterapia pós-operatória é essencial para que se obtenham os melhores resultados possíveis.

Ondas de calor

Tenho 52 anos e sou médica plantonista em um pronto socorro movimentado que fica numa área urbana. Entrei na menopausa aos quarenta e oito, depois de pular algumas menstruações, e comecei a ter umas ondas de calor horríveis que me vinham de meia em meia hora! Eu sentia um calor tenebroso e alguma coisa me pinicava do meio das costas até a nuca e depois invadia meu couro cabeludo, que acabava encharcado de suor. Teve até uma vez que eu pedi para o meu marido raspar a minha cabeça! Isso também aconteceu no começo da pandemia, quando eu vivia de touca, máscara e avental de plástico para cuidar de pacientes em estado grave. Na maior parte dos dias, alguns minutos depois de começar o plantão eu já estava ensopada de suor. Era um horror. Mas minha ginecologista (um anjo na minha vida) me receitou terapia hormonal oral e me ajudou a ajustar os remédios até eu voltar a me sentir normal e capaz de realizar minhas atividades cotidianas.

— Stefanie E.

As ondas de calor — também conhecidas como fogachos — são um sintoma muito comum da menopausa, e entre 60% a 80% das mulheres relatam senti-las durante a perimenopausa e/ou pós-menopausa. Fazem parte da categoria "sintomas vasomotores". (Outro sintoma vasomotor, as palpitações cardíacas, merece uma entrada própria na Caixa de Ferramentas. Está na página 248.) "Vasomotor" é tudo que tem a ver com a contração ou dilatação dos vasos sanguíneos, embora na verdade os fogachos comecem numa área do cérebro chamada hipotálamo. O hipotálamo é um termostato interno muito sensível, que exige diferentes tipos de neurônios para controlar a temperatura corporal e atingir um equilíbrio específico. Este último é abalado quando o nível de estrogênio cai, causando uma medição de temperatura confusa que resulta na dilatação dos vasos sanguíneos mesmo quando não é necessária. Esse é o processo que gera a sensação de calor e o rubor dos fogachos. O efeito pode se espalhar pelo peito e chegar ao rosto e também fazer a pessoa suar muito. Quando acontecem à noite, os fogachos são chamados de suor noturno.

É normal que as ondas de calor sejam consideradas o sintoma mais incômodo da menopausa, mas, pela minha experiência e minhas pesquisas, seria mais preciso descrevê-las como as mais *representativas* da menopausa. Não estou querendo dizer que elas não são um transtorno, uma irritação insuportável ou que não sejam muito comuns (sem dúvida, são todas essas coisas), mas faz tempo que são o sintoma mais divulgado da menopausa, e por isso chamam toda a atenção enquanto sintomas menos visíveis são ignorados, tratados como questões psicológicas ou parte do envelhecimento. O problema das ondas de calor que *merecia* mais divulgação é o fato de elas aumentarem os riscos à saúde. Pesquisas já apontaram o vínculo da alta frequência de fogachos com o aumento do ganho de gordura corporal, e de ondas de calor mais intensas com um risco elevado de doenças cardiovasculares.

A esta altura, você deve estar se perguntando como saber se suas ondas de calor são mais frequentes ou intensas que o esperado. Na pesquisa mencionada, sofrer de ondas de calor/episódios de suor noturno frequentes era apresentá-los pelo menos seis dias num período de duas semanas. E a intensidade (em outro estudo) foi definida quando se pediu que as participantes descrevessem suas ondas de calor como inexistentes, brandas, moderadas ou intensas.

Ainda não temos respaldo científico sobre os motivos por que os fogachos intensos e/ou frequentes são associados ao aumento de riscos à saúde. Os distúrbios do sono que costumam andar de mãos dadas com os episódios de suor noturno, isto é, as ondas de calor que ocorrem durante o sono, devem ter algo a ver com isso. O sono tumultuado pode indicar níveis reduzidos de melatonina, que já foram vinculados ao ganho de peso em mulheres na pós-menopausa. Caso seus fogachos sejam intensos ou frequentes, é importante que você preste atenção e seja muito proativa ao lidar com eles.

Infelizmente, embora a maioria das mulheres tenha ondas de calor durante alguns anos, algumas continuam com esse sintoma por décadas a fio, e estudos mostram que a duração média é de 7,4 anos. Elas melhoram — mais cedo ou mais tarde — com o passar do tempo, mas esse é um intervalo longo demais para suportar.

De novo, nos faltam respostas quanto aos motivos por que algumas mulheres têm ondas de calor intensas por muitos anos enquanto outras não sentem nada ou têm uma versão mais branda que logo desaparece. Caso seus fogachos sejam brandos ou moderados, talvez você sinta algum alívio depois de algumas mudanças no seu estilo de vida, detalhadas a seguir. Se tiver ondas de calor intensas, talvez também se beneficie dessas transformações, mas, para que o alívio seja maior, é provável que você precise tomar remédios prescritos por um médico.

Estratégias para amenizar as ondas de calor

A primeira estratégia para lidar com as ondas de calor é prestar atenção. Isso é importante porque, caso tenha ondas intensas ou frequentes, é possível que você corra o risco de ganhar muita gordura visceral ou de ter doenças cardíacas, e é recomendável que discuta opções de tratamento e/ou outras medidas preventivas com seu médico o mais depressa possível.

Para ajudar na avaliação delas, pense em manter um diário das ondas de calor, como exemplifico na página 305, no Apêndice C. Sempre que registrar uma ocorrência de fogacho, você deve "classificar" a intensidade dela com base no transtorno que causou ao seu cotidiano. Pode usar a seguinte escala:

1 = branda (não interfere nas suas atividades rotineiras)
2 = moderada (interfere nas suas atividades rotineiras até certo ponto)

3 = intensa (quando é impossível seguir em frente com suas atividades rotineiras habituais)

Caso perceba muitos episódios da categoria 3, pode ser que esteja sofrendo do que clinicamente definimos como ondas de calor intensas e/ou frequentes, e sugiro que você marque uma consulta com o médico.

OPÇÕES FARMACOLÓGICAS/TERAPÊUTICAS

Para o tratamento das ondas de calor, a *terapia hormonal* é o padrão ouro e é considerada a mais eficaz para sintomas vasomotores. Deve ser vista como a primeira e a melhor alternativa para pacientes na menopausa que menstruaram pela última vez há menos de dez anos.

Caso você não possa usar a terapia hormonal devido a uma contraindicação, a outro fator de risco ou a uma preferência pessoal, existem várias opções que não incluem hormônios. Em junho de 2023, a Menopausa Society divulgou a classificação de muitas das opções não hormonais segundo a qualidade e o número de estudos científicos que respaldam seu uso. Como praticante de uma medicina baseada em evidências, fico contente porque assim você não precisa desperdiçar dinheiro e tempo filtrando todos os produtos e métodos que fazem promessas falsas de "alívio rápido para as ondas de calor!"; você pode começar pelos que contam com o respaldo da ciência.

De acordo com a Menopause Society, existem evidências científicas consistentes de que os seguintes tratamentos não baseados em hormônios são eficazes para as ondas de calor:

- TERAPIA COGNITIVO-COMPORTAMENTAL: a literatura científica respalda seu uso para reduzir as ondas de calor.

- HIPNOSE CLÍNICA: a hipnose já foi estudada como tratamento para ondas de calor em dois ensaios clínicos. Em ambos, a hipnose clínica se mostrou a melhor forma de diminuir as ondas.

- **INIBIDORES SELETIVOS DE RECAPTAÇÃO DE SEROTONINA/INIBIDORES DA RECAPTAÇÃO DE SEROTONINA E NOREPINEFRINA:** esses remédios são associados a uma melhora branda a moderada nos sintomas vasomotores. Apenas a paroxetina é aprovada pela FDA, a 7,5 mg/dia, para o tratamento de ondas de calor.

- **GABAPENTINA (NEURONTIN):** a gabapentina é associada à redução da frequência e da gravidade dos sintomas vasomotores.

- **FEZOLINETAN:** lançado nos Estados Unidos com o nome de Veozah, em 2023 o remédio ganhou a aprovação da FDA para o tratamento de fogachos. Ele inibe a atividade neuronal que emite sinais de calor e desencadeia as temidas ondas. Embora seja uma medicação promissora, por enquanto é muito cara e tende a não ser coberta pelos planos de saúde estadunidenses.

Existem menos pesquisas que comprovam a eficácia da oxibutinina, um remédio antiespasmódico feito para tratar a bexiga hiperativa. No entanto, os estudos já feitos revelaram que mulheres que a tomaram sentem uma redução de 70 a 86% nas ondas de calor. Dentre as participantes, havia sobreviventes do câncer de mama que tomavam inibidores de aromatase ou tamoxifeno.

NUTRIÇÃO

Embora a Menopause Society não recomende nenhuma alteração no estilo de vida para tratar as ondas de calor, como o consumo regular de alimentos específicos ou a prática de certos tipos de exercícios, há estudos que mostram que mudanças no estilo de vida podem amenizar o problema. Um estudo de 2022 publicado no periódico *Menopause*, por exemplo, revelou que uma dieta vegana com baixo teor de gordura e ingestão diária de soja causa uma drástica redução na frequência e na intensidade das ondas de calor, alivia outros sintomas físicos e sexuais associados à menopausa e promove uma perda de peso significativa. Como os pesquisadores combinaram a questão do veganismo ao consumo diário de soja, é impossível saber qual parte da intervenção alimentar foi a mais eficaz — mas o que mais me agrada no estudo é que ele demonstra o potencial das estratégias alimentares na produção de melhoras visíveis.

A manutenção dos hábitos de vida que promovem uma boa saúde pode influenciar na intensidade de suas ondas de calor. Manter sob controle o nível de glicose no sangue, a pressão sanguínea e as taxas de colesterol, além de não fumar, são grandes passos para se estabelecer o tipo de saúde metabólica que pode beneficiar sua vivência da menopausa. Infelizmente, não existe garantia de que seus esforços serão recompensados com fogachos (ou outros sintomas da menopausa) menos intensos, mas o investimento na saúde sempre vale a pena.

Osteoporose

A osteoporose é uma doença óssea progressiva que deixa os ossos finos, quebradiços, fracos, aumentando o risco de fraturas. No Capítulo 6, discuti o viés de gênero da osteoporose, já bem evidente nas estatísticas: as mulheres são quatro vezes mais propensas à osteoporose do que os homens. A principal razão para essa discrepância é a queda do estrogênio na menopausa, considerada a causa mais comum da doença, que ocorre porque o processo de remodelação óssea, que é como uma renovação constante do osso, se desequilibra. Normalmente, o corpo remove os tecidos ósseos velhos e fracos e os substitui por ossos novos e fortes. Mas na menopausa, devido à falta de estrogênio e ao possível declínio dos níveis de testosterona, o processo de remodelação é prejudicado, e forma-se menos ossos novos do que a quantidade que foi removida. A discrepância gerada enfraquece os ossos e os torna mais propensos a quebras, motivo pelo qual muitas vezes a osteoporose é chamada de "doença dos ossos fracos". Ela é considerada uma doença silenciosa porque não existem sinais visíveis ou sintomas das mudanças na densidade óssea em vigor dentro do corpo. Em muitos casos, as pessoas só a detectam depois de fraturar um osso. Levando em conta que 40% a 50% das mulheres na menopausa sofrerão alguma fratura osteoporótica, e que o caminho para a osteoporose é longo e pode começar na faixa dos 30 anos, o diagnóstico surpresa é muito comum. É por isso que quero ressaltar:

todas as mulheres que estão na perimenopausa ou na menopausa devem se considerar propensas à osteoporose e priorizar a construção e a manutenção da saúde óssea.

Estratégias para lidar com o risco de osteoporose

Existem alguns hábitos gerais que você pode implementar para diminuir o risco de sofrer da doença, como não fumar (ou parar de fumar) e limitar o consumo de cafeína e álcool. Tanto o tabagismo quanto o consumo excessivo de álcool e cafeína reduzem a densidade óssea, aumentando o risco de fraturas.

Também é recomendável incorporar exercícios de equilíbrio e retirar objetos que gerem risco de tropeços do seu ambiente. Temos uma tendência a achar que só pessoas acima dos 70 anos devem tornar sua casa à prova de quedas, mas acredite: com um celular na mão e quatro sacolas de compras penduradas no braço quando entramos correndo pela porta, ficamos igualmente vulneráveis à ponta dobrada do tapete ou à perna da mesa que se projeta para fora. Uma análise rápida do ambiente e algumas mudanças sutis de organização podem fazer toda a diferença do mundo quando você estiver distraída.

E, por favor, caso você tenha em casa aquela coisa na qual você quase tropeçou milhares de vezes, sempre pensando "Eu devia tirar isso daqui!", VÁ AGORA TIRÁ-LA. Não interessa quantos anos você tem ou em que etapa da menopausa está, se recuperar de uma queda não é moleza (e é óbvio que é um processo muito mais demorado e mais difícil se a queda provocar uma fratura); não existe desvantagem na prevenção de quedas.

NUTRIÇÃO

Preste atenção no seu consumo de proteínas: elas são essenciais para a manutenção do tecido muscular, que, por sua vez, é crucial para a proteção dos ossos. Veja na página 281 a quantidade de proteína recomendada.

Faça dos alimentos sua fonte de cálcio: junto à vitamina D, o cálcio é essencial para a formação da massa óssea, e você deve consumi-lo em quantidade suficiente para fortalecer seus ossos. O ideal é obter boa parte do cálcio por meio da alimentação, visto que algumas pesquisas sugerem que o consumo elevado desse mineral na forma de suplemento pode aumentar o risco de pedras nos rins e doença arterial coronariana. Algumas das melhores fontes de cálcio são:

- Sardinha enlatada e salmão (com a espinha — não se preocupe, ela é macia e comestível).

- Laticínios, como ricota, iogurte e leite.

- Verduras escuras, como couve-galega, couve toscana, folhas de brócolis, repolho chinês.

- Edamame.

SUPLEMENTAÇÃO

Talvez você precise tomar um suplemento de cálcio para chegar à ingestão diária recomendada, de 1.000-2.000 mg/dia, mas, de novo, sugiro veementemente que você supra a maior parte dessa necessidade por meio da alimentação. Conforme mencionei anteriormente, o uso do suplemento de cálcio já foi associado ao aumento do risco de pedras nos rins e de doença arterial coronariana, essa última sobretudo em mulheres na pós-menopausa. E não está comprovado que doses maiores de suplementos de cálcio protegem mais os ossos.

A *vitamina D* é essencial para ajudar seu corpo a absorver o cálcio. A dose diária mínima recomendada é de 600 UI se você tiver entre 19 e 50 anos, e de 800 UI se tiver mais de 50.

Creatina: O suplemento de creatina (5g/dia, em geral na modalidade em pó) pode ajudá-la a repor as taxas baixas de creatina, muito comuns em mulheres na menopausa, talvez resultando numa melhora do funcionamento muscular e da densidade óssea. Esse suplemento é benéfico principalmente quando acompanhado de treinos de resistência, e também se sabe que melhora o humor e a cognição.

Muitas pesquisas respaldam o uso da creatina para a saúde óssea, inclusive um estudo que revela que doze meses de suplementação de creatina, aliada a treinos de resistência, resultaram no aumento da densidade mineral óssea no colo do fêmur — a parte superior dele, que parece uma cabeça e fica próxima da articulação do quadril. A densidade óssea nessa área pode ser um alerta do risco de fraturas em mulheres na pós-menopausa.

O mesmo estudo revelou que o uso da creatina também aumenta a resistência à flexão do osso, o que significa que ele desenvolve uma tolerância maior ao estresse — isso é, fica menos propenso a fraturas.

As participantes do estudo tomaram 0,1 grama de creatina por quilo do peso corporal por dia e fizeram treinos de resistência três vezes por semana. Uma dose razoável, segura e eficaz é de 5 g/dia para a maioria das mulheres na menopausa.

Foi constatado que o uso a longo prazo de *peptídeos bioativos de colágeno* (Fortibone) desacelera a perda da densidade mineral óssea em pessoas com osteoporose ou osteopenia (a baixa densidade óssea que precede a osteoporose). A manutenção da densidade mineral óssea pode ajudar a reduzir o risco de fraturas e outras lesões relativas aos ossos. As participantes do estudo tomaram 5 gramas de peptídeos bioativos de colágeno Fortibone por dia durante quatro anos. Em geral, esse suplemento é vendido na modalidade pó e deve ser misturado à água.

EXERCÍCIOS FÍSICOS

Treinos de resistência põem uma carga sobre os ossos e, quando repetidos, aumentam sua força. *Exercícios feitos com o peso do corpo* como dança, caminhadas, corridas, tai chi, fazer trilhas e esportes com raquetes como pickleball e tênis também podem fortalecer os ossos e melhorar o equilíbrio.

OPÇÕES FARMACOLÓGICAS

Em ensaios clínicos randomizados controlados (inclusive o estudo da Women's Health Initiative), ficou comprovado que a terapia hormonal diminui o risco de fraturas relacionadas à osteoporose. Essa redução foi percebida em mulheres já com osteoporose e naquelas que tinham baixo risco de fraturas causadas por essa condição.

Para proteger os ossos, um adesivo transdérmico de 50 microgramas combinado com 2 miligramas de estradiol oral ou 0,625 miligramas de estrogênio equino pode ser mais eficaz, porém dosagens mais baixas também podem funcionar. (O adesivo transdérmico de estradiol é o que prefiro para mim e para as minhas pacientes; veja mais sobre a terapia hormonal no Capítulo 7.)

Outras medicações para a osteoporose atuam no controle da forma como os ossos se rompem e se reconstroem, o que aumenta a força óssea. Dependendo de suas necessidades, seu médico pode sugerir remédios que desacelerem o enfraquecimento dos seus ossos. Essas medicações podem ser receptores de estrogênio com ação agonista, bisfosfonatos ou um remédio chamado denosumabe, que suspende o processo de declínio dos ossos.

Palpitações cardíacas

Tudo começou com uma fadiga insuportável. Às vezes, eu sentia meu peito tão "pesado" que imaginava estar infartando. Depois vieram as palpitações. Meu clínico geral me encaminhou para um cardiologista. Estava tudo bem com o meu coração. Ouvi que devia estar desidratada ou exagerando no café. Então comecei a ter uma vertigem fortíssima! Procurei um otorrino e os exames vieram com resultados normais, mas a vertigem era tão forte que eu precisava me arrastar pelo chão. Eu achava que estava sofrendo um derrame, e a certa altura meu marido teve que me levar para o pronto-socorro. Uma médica que estava de plantão pediu uma tomografia cerebral, exames de sangue para ver se não era infarte etc., mas, quando falei para ela que estava menstruada, ela sugeriu que o problema poderia ser hormonal. Depois de dois anos, ela foi a ÚNICA médica que ligou os pontos. Ela me deu uma luz! Eu nem imaginava que aos 45 anos estava passando por desequilíbrios hormonais ou estava na perimenopausa. Fiz minhas pesquisas e achei um médico que me receitou terapia hormonal bioidêntica e agora me sinto ótima.

— Alayna H.

Cerca de 42% das mulheres na perimenopausa e 52% das mulheres na pós-menopausa declaram ter palpitações cardíacas, isto é, uma alteração na forma como a pessoa percebe os batimentos cardíacos. Pode ser tanto um batimento cardíaco acelerado ou irregular (arritmia) quanto a sensação de que seu coração "saltou" um compasso ou ainda de que está batendo muito forte.

A queda de estrogênio já foi associada à essa condição, ao aumento da frequência das palpitações e a arritmias que não representam um risco de vida. Apesar de haver uma ligação comprovada, poucas pacientes na menopausa que vão ao médico com palpitações escutam sobre a possibilidade de ser resultado das alterações hormonais. Na verdade, é comum que esse sintoma seja considerado apenas uma consequência de estresse ou ansiedade.

Para ser justa, a culpa pelas palpitações durante a menopausa não deve ser automaticamente jogada no colo dos hormônios, pois pode haver problemas latentes que as expliquem. Elas podem ser decorrentes de arritmias cardíacas, por exemplo, e, a depender da natureza delas, talvez você precise consultar um cardiologista para descartar essa hipótese. Entretanto, qualquer avaliação cujo objetivo seja investigar o problema a fundo deve incluir a atenção à sua idade e à fase da menopausa em que possa estar. Essas palpitações são motivo de muita preocupação, atrapalham o sono, desencadeiam sintomas de depressão e abalam a qualidade de vida. Nesse contexto, apenas o fato de ouvir que há uma grande probabilidade de que os hormônios sejam parte do problema pode ajudar bastante a diminuir o sofrimento.

Estratégias para reduzir as palpitações cardíacas

Há pouquíssimos estudos a respeito das palpitações causadas pela menopausa, e, portanto, pouquíssimos métodos comprovados para tratar ou amenizar o problema. Assim como em muitas áreas da menopausa, *precisamos de mais pesquisas* sobre tratamentos eficazes contra as palpitações.

No momento em que escrevo este livro, apenas a terapia hormonal é comprovadamente eficaz na redução ou na gravidade das palpitações causadas pela queda das taxas de estrogênio. Não há evidências que respaldem a recomendação de outros tratamentos, como medicamentos, suplementos, intervenções cognitivo-comportamentais ou auriculoterapia (acupuntura com sementes).

Palpitações, *ver* **Palpitações cardíacas**

Pele seca, *ver* **Mudanças na pele**

Pele mais fina, *ver* **Mudanças na pele**

Pelos indesejados, *ver* **Problemas induzidos por andrógenos**

Pedras nos rins

Pedras nos rins são depósitos minerais que provocam dores renais. Em 2023, foi divulgada uma pesquisa inovadora que sugere haver correlação entre os níveis de estrogênio e cálculos renais, o que mostra um possível caminho para o avanço no controle do problema. O curioso é que a pesquisa revelou que pode haver um vínculo entre taxas mais altas de estrogênio e um risco mais baixo de cálculo renal. Para entender os motivos, precisamos dar uma olhada em como o estrogênio afeta um personagem crucial nessa situação: uma proteína chamada PAT1.

A PAT1 é encontrada nos rins e ajuda a deslocar íons de carga negativa pelas membranas celulares. Um desses íons, o oxalato, é um componente importante das pedras nos rins. Quando entra em cena, o estrogênio desacelera a atividade da PAT1, causando a queda do transporte de oxalato. Deste modo, tudo indica que o hormônio reduz a formação de pedras ao dificultar o acúmulo de minerais nos rins.

A conexão entre estrogênio e pedras nos rins não serve apenas à prevenção de pedras dolorosas; também tem a ver com o bom funcionamento dos rins. Pelo visto, a capacidade do hormônio de ajustar a PAT1 contribui para o equilíbrio de íons de carga negativa no corpo, e a manutenção desse equilíbrio é fundamental para o funcionamento correto e eficaz dos rins.

Estratégias para lidar com pedras nos rins

As pesquisas nessa área começaram há tão pouco tempo que ainda não temos dados conclusivos. O que é animador é que estão prestando atenção à relevância da falta de estrogênio para a saúde feminina — assim, saberemos cada vez mais sobre o tema daqui em diante! Por enquanto, não deixe de conversar sobre seu status hormonal com seu médico caso esteja lidando com pedras nos rins.

Perda de cabelo, ver Problemas induzidos por andrógenos

Perda de massa muscular, ver Sarcopenia

Problemas de memória, ver Névoa mental/*Brain fog*

Problemas de saúde mental e mudanças de humor

Aos 45 anos, comecei a sofrer de uma ansiedade inexplicável. Também passei a ter menstruações muito intensas, insônia, tontura, palpitações cardíacas, problemas digestivos e síndrome das pernas inquietas. Minha ginecologista disse que eu estava anêmica por causa do sangramento intenso. Era uma explicação para algumas das coisas que estavam acontecendo, mas agora sei que também era a perimenopausa. Quando perguntei sobre os outros sintomas, ela apontou para a barriga dela e disse "eu só trato disso, não disso", e apontou para o coração e a cabeça. Isso me levou a uma jornada longa, solitária e sombria para entender o que estava "errado" comigo. Em vez de respostas, os médicos me davam receitas de antidepressivos e Xanax, e fui encaminhada a uma terapeuta. Fiquei péssima. Às vezes, tinha vontade de morrer. Precisei achar as respostas sozinha e defender meus pontos de vista. Levou cinco anos, milhares de horas gastas em pesquisa e a adoção da terapia hormonal para que eu finalmente voltasse a ser eu mesma. Sempre terei o trauma dessa época da minha vida e do tratamento que recebi dos médicos, do fato de eles não terem me levado a sério.

— Amy P.

Apesar de causada pela falência ovariana, a menopausa também pode provocar muitas mudanças psicológicas. As pesquisas sempre mostram que o início da menopausa é acompanhado por um risco elevado de problemas de saúde mental como depressão e ansiedade, e que alterações no humor, na cognição e no bem-estar emocional são comuns. Os sintomas vão de brandos a graves e podem afetar bastante a qualidade de vida.

Em muitos sentidos, não entendemos por que as mulheres são mais suscetíveis a questões de saúde mental durante algumas fases da vida, inclusive a menopausa (de novo, precisamos de mais pesquisas!). Porém algumas constatações científicas sugerem que talvez tenha a ver com o conceito de "janelas de vulnerabilidade biológica". São períodos de vulnerabilidade exacerbada a transtornos do humor e são "destravados" quando há grandes oscilações hormonais, geradas pelo ciclo menstrual, a gravidez, o pós-parto e principalmente a chegada da menopausa. Sem dúvida, outros fatores influenciam, já que nem todas as mulheres que passam por tais momentos de vulnerabilidade desenvolvem transtornos do humor ou sentem mudanças profundas em seu bem-estar emocional. Mas, para algumas delas, é notável o quanto as oscilações hormonais abalam a saúde mental e o bem-estar.

A tese mais plausível é de que a alta vulnerabilidade a mudanças de humor e transtornos do humor durante a menopausa tem enorme relação com a queda do estrogênio, que ajuda a regular a atividade dos neurotransmissores de serotonina, dopamina e norepinefrina, ligados à depressão e ao ânimo. Existem também receptores de estrogênio espalhados pelo cérebro. Nos dois casos, diante do declínio do estrogênio, as funções metabólicas e neurológicas dependentes do hormônio são afetadas.

Estratégias para lidar com problemas de saúde mental e mudanças de humor

Vou ser objetiva aqui: não sou profissional da área de saúde mental, e as estratégias listadas aqui não devem substituir o tratamento psicológico oferecido por terapeutas, psicólogos e psiquiatras.

Caso esteja pensando em se ferir ou ferir os outros, trate a situação como uma emergência e busque ajuda imediatamente em um pronto-socorro. Você também pode obter ajuda ligando para o Centro de Valorização da Vida (CVV), cujo número é 188 e está disponível on-line em <cvv.org.br>. É um serviço voluntário gratuito de apoio emocional e prevenção do suicídio para todas as pessoas que querem e precisam conversar sob total sigilo e anonimato.

As questões de saúde mental que surgem durante a menopausa nunca devem ser encaradas com uma postura de "vou sofrer no meu canto e aguentar firme", não quando há tratamentos e protocolos eficazes que melhoram de forma tão substancial o humor e seus transtornos. Caso esteja notando mudanças prolongadas na sua saúde mental, recomendo que procure um profissional da área para ajudá-la. Você também pode tentar as várias intervenções mencionadas aqui, como a terapia hormonal, os suplementos de ômega-3 e medicamentos fitoterápicos.

OPÇÕES FARMACOLÓGICAS

A reposição de estrogênio ainda não foi aprovada pela FDA como tratamento de transtornos do humor, mas *há* comprovação de que oferece benefícios psicológicos e de que pode surtir os seguintes efeitos:

- REDUZIR OS SINTOMAS DE DEPRESSÃO. A terapia hormonal, sobretudo as intervenções baseadas em estrogênio, tem um efeito similar ao dos antidepressivos clássicos, como os inibidores seletivos de recaptação de serotonina e os inibidores da recaptação de serotonina e norepinefrina. Já foi comprovado que os estrogênios, em especial o estradiol, possuem propriedades antidepressivas.

- PREVENIR A DEPRESSÃO NA PERIMENOPAUSA. Na perimenopausa, o estradiol previne o desenvolvimento de novos transtornos depressivos — ou seja, a mulher que usa estrogênio durante a perimenopausa é menos propensa a ter novos episódios de depressão. Um ensaio clínico randomizado com a participação de 172 mulheres investigou a eficácia da administração de estrogênio, em especial o estradiol transdérmico (0,1 mg/dia) combinado com doses intermitentes de progesterona oral micronizada (200 mg/dia durante doze dias a cada três meses), em comparação com placebo. Depois de um ano, as mulheres que tomaram estrogênios mais progesterona demonstram uma tendência bem menor a exibir sintomas depressivos em comparação com as que receberam placebo. O impacto mais acentuado foi em mulheres no começo da perimenopausa.

- SERVE DE TERAPIA ADJUVANTE PARA DEPRESSÃO NA PÓS-MENOPAUSA (JUNTO AO ANTIDEPRESSIVO). Atualmente, a reposição de estrogênio é considerada ineficaz como único tratamento para transtornos depressivos em mulheres na pós-menopausa e não deve ser considerada uma substituta dos antidepressivos; entretanto, ela pode atenuar os sintomas e aumentar a eficácia clínica de antidepressivos.

- PREVENIR O APARECIMENTO DE SINTOMAS DEPRESSIVOS EM MULHERES. A reposição de estrogênio, sob a forma de estradiol transdérmico, quando combinada com a progesterona micronizada intermitente, pode prevenir o aparecimento de sintomas depressivos em mulheres não deprimidas que estão na perimenopausa.

- MELHORAR O HUMOR E O BEM-ESTAR. As evidências mostram que a reposição de estrogênio melhora o humor e o bem-estar em mulheres não deprimidas que estão na perimenopausa.

SUPLEMENTAÇÃO

Certos suplementos, inclusive fitoterápicos, já tiveram seu potencial avaliado para atenuar mudanças de humor e ansiedade durante a menopausa. Algumas das opções mais promissoras são:

- ERVA-DE-SÃO-JOÃO: Planta tradicionalmente usada por suas propriedades antidepressivas, ela já se mostrou eficaz no tratamento de depressões leves a moderadas. Acredita-se que aumente os níveis de neurotransmissores como serotonina e dopamina no cérebro.

- BLACK COHOSH: *Black cohosh*, ou cimicífuga racemosa, é uma planta usada para tratar vários problemas de saúde feminina, e sabe-se que ameniza os sintomas da menopausa. Ao se ligar a receptores de estrogênio e reduzir os níveis de hormônios luteinizantes, pode aliviar mudanças de humor.

- GINSENG: Embora sejam necessárias mais pesquisas sobre o ginseng, uma raiz usada na medicina tradicional chinesa, ela pode ser benéfica para mudanças de humor e ansiedade durante a menopausa, pois já se mostrou promissora na melhora do bem-estar geral e no enfrentamento do estresse pelo organismo.

- KAVA-KAVA: Planta do Pacífico Sul, é possível que ela amenize a ansiedade em mulheres na perimenopausa e na pós-menopausa. Aumenta os níveis de GABA no cérebro, promovendo o relaxamento. Seu ingrediente ativo é a kavapirona, e é eficaz a partir dos 70 mg/dia, mas não se deve tomar uma dose acima dos 250 mg/dia devido à possível toxicidade.

- ÔMEGA-3 (N-3 PUFA): O papel dos ácidos graxos ômega-3 na melhora de comportamentos emocionais e cognitivos na transição da menopausa já foi objeto de pesquisa. O ácido eicosapentaenoico (EPA) é um dos vários ácidos graxos do ômega-3. É encontrado em peixes oleosos de água fria, como o salmão. Também está presente em suplementos de óleo de peixe, junto ao ácido docosahexaenoico (DHA). Estudos apontam que uma dose de até 2 gramas por dia de EPA ameniza sintomas de depressão profunda, transtorno bipolar, esquizofrenia, transtorno de ansiedade e TDAH.

Problemas gastrointestinais

Antes da menopausa eu era *mignon*: tinha 1,60 metro e 50 quilos depois de ter três filhos. Fazia exercício moderado, comia de tudo e não engordava, dormia bem e era cheia de vigor. A menopausa chegou e, como se fosse um interruptor, eu virei uma pessoa sem energia, estressada, irritadiça e que não dormia. Não conseguia explicar as dores constantes e por que eu me sentia sempre inchada. De repente, apareceu uma pochete na minha barriga, e eu não conseguia de jeito nenhum me livrar do inchaço e do excesso de peso. Ganhei 14 quilos em dois anos e, sinceramente, a minha impressão era de que não tinha mudado nada na alimentação e nos exercícios físicos. Então consultei minha médica, especialista em menopausa, e depois de começar a terapia hormonal e entender minha dieta um pouco melhor, além de adotar o jejum intermitente, consegui perder peso e todas as minhas medidas diminuíram. Passei a usar roupas um número abaixo do que estava usando antes, porém o mais importante é que minha qualidade de vida está melhor a cada dia!

— Donna M.

O trato gastrointestinal humano é um sistema complexo responsável pela digestão, pela absorção de nutrientes e eliminação de dejetos. Pesquisas recentes mostram que o estrogênio e seus receptores cumprem um papel vital na manutenção da saúde e no funcionamento desse sistema intricado. Quando o estrogênio se esgota, na menopausa, sua ausência influencia as doenças e os incômodos gastrointestinais, contribuindo para o surgimento de vários problemas.

Refluxo gastroesofágico

No refluxo gastroesofágico, o ácido do estômago volta ao esôfago, o que provoca azia, uma sensação de nó na garganta e incômodo ao engolir. Até os 50 anos, os homens são mais propensos ao refluxo do que as mulheres, mas após a menopausa a situação se inverte drasticamente. Aliás, as pesquisas revelam que a pós-menopausa torna as mulheres *3,5 vezes mais propensas ao refluxo gastroesofágico* se comparadas àquelas na pré-menopausa. O estrogênio pode adiar o surgimento do refluxo ao reduzir a inflamação e tornar o revestimento do esôfago mais resistente aos ácidos do estômago.

O curioso é que mulheres que nunca fizeram terapia hormonal na pós-menopausa correm um risco menor de apresentar os sintomas do refluxo em comparação com as que fizeram ou ainda fazem reposição de estrogênio. E o risco de desenvolver sintomas de refluxo aumenta com a alta dosagem de estrogênio e seu uso prolongado. Os moduladores seletivos do receptor de estrogênio e os hormônios manipulados vendidos sem receita médica também são associados a um risco maior de refluxo gastroesofágico.

Isso significa que o esfíncter esofágico inferior provavelmente é muito reativo à reposição de estrogênio, e ele relaxa a ponto de *aumentar* o risco de refluxo entre as usuárias da terapia hormonal que promove a produção de estrogênio durante a menopausa. O refluxo gastroesofágico é um dos poucos sintomas da menopausa que não melhoram com a terapia hormonal. Alguns especialistas acreditam que ele pode ser um efeito colateral apenas de estrogênios *orais* e que os métodos não orais podem não ter efeito nenhum sobre a doença, mas... precisamos de mais estudos.

Síndrome do intestino irritável (SII)

A síndrome do intestino irritável é um distúrbio gastrointestinal bastante comum que afeta o intestino grosso e causa sintomas como dor abdominal, inchaço e alterações nos hábitos intestinais, como o aumento da constipação e/ou diarreia. Os hormônios sexuais, sobretudo o estrogênio, interferem significativamente no sistema digestivo, inclusive em relação a um mau funcionamento. A síndrome do intestino irritável é mais comum em mulheres do que em homens, e os sintomas mudam em momentos diferentes do ciclo menstrual, na gravidez e, é evidente, depois da menopausa. Por isso, os pesquisadores associam os hormônios sexuais ao funcionamento gastrointestinal, sim, mas ainda existem muitos enigmas sobre a relação entre eles. Pesquisas mostram que o estrogênio afeta a motilidade do cólon, o que deve agravar os sintomas da síndrome. Após a menopausa, as mulheres com síndrome do intestino irritável tendem a ter sintomas mais fortes do que as que ainda não chegaram a essa fase da vida. Essa mudança relacionada à idade não é constatada em homens com SII. Essa diferença talvez se deva ao fato de os hormônios sexuais femininos terem uma forte influência sobre a comunicação do cérebro com o intestino, afetando a percepção que as mulheres têm de seus desconfortos estomacais e o funcionamento do sistema digestivo.

Câncer de cólon

O câncer de cólon é um tumor maligno que afeta o trato gastrointestinal e é a principal causa de mortalidade relacionada ao câncer no mundo inteiro. O curioso é que afeta mais mulheres do que homens. O estudo da Women's Health Initiative apontou uma redução de 30% na predominância de câncer de cólon após o tratamento de reposição hormonal em mulheres na pós-menopausa. Esse número indica que provavelmente o estrogênio exerce um papel de proteção contra o câncer de cólon.

Mudanças na microbiota intestinal

Os problemas gastrointestinais durante a menopausa também podem ser causados por mudanças na microbiota intestinal, que é a complexa comunidade de microrganismos que habitam o trato digestivo e cumprem um papel vital na manutenção da saúde. Essa comunidade é influenciada por diversos fatores, como o envelhecimento e os hormônios sexuais, e algumas pesquisas estão começando a revelar a complexa relação entre a menopausa e a microbiota intestinal. A menopausa já foi associada às seguintes alterações da microbiota:

- DIVERSIDADE MICROBIANA REDUZIDA: a menopausa e a queda do nível de estrogênio já foram associadas a essa redução. Tal condição pode alterar o delicado equilíbrio interno da microbiota, levando a complicações de saúde.

- GUINADA RUMO A UMA COMPOSIÇÃO MAIS MASCULINA: pesquisas indicam que a menopausa pode alterar a composição da microbiota intestinal, tornando-a mais semelhante à microbiota masculina. Apesar de ainda não sabermos qual é a relação desse fato com as alterações de saúde, as mudanças da microbiota associadas à menopausa já foram associadas a perfis cardiometabólicos adversos, o que inclui alta glicose no sangue, colesterol alto e aumento da circunferência da cintura.

- MUDANÇA NO ESTROBOLOMA: há uma nova área de pesquisas relativa ao estroboloma, uma comunidade de genes produtores de enzimas que vivem na microbiota intestinal e viabilizam a metabolização de estrogênio pelas bactérias intestinais. O interessante é que as ações do estroboloma permitem que o estrogênio inativo retome a atividade e volte à corrente sanguínea. Durante a menopausa, o potencial do estroboloma pode cair, impactando a metabolização do estrogênio e a saúde hormonal. Pesquisadores estão investigando o possível papel dessa comunidade em cânceres receptores de estrogênio, e desconfio de que ainda vamos ouvir falar muito sobre o assunto no futuro.

- AUMENTO DA PERMEABILIDADE DA BARREIRA INTESTINAL: a queda dos níveis de estrogênio e progesterona durante a menopausa pode contribuir para essa condição. A maior permeabilidade pode fazer com que bactérias e seus derivados entrem na corrente sanguínea e desencadeiem inflamações.

Estratégias para mitigar problemas gastrointestinais

Suspeito de que a ciência continuará revelando ligações cada vez mais significativas entre a menopausa e a microbiota intestinal e as formas como essa conexão afeta a saúde gastrointestinal. Também espero que tenhamos mais estratégias baseadas em evidências daqui a alguns anos. Por enquanto, listo aqui algumas que podem ser benéficas para sua microbiota intestinal e sua saúde gastrointestinal.

NUTRIÇÃO

Ter uma dieta rica em fibras é a estratégia nutricional mais importante para a saúde do intestino. A fibra é uma fonte de nutrição para as bactérias intestinais benéficas, promovendo o crescimento e a produção de ácidos graxos de cadeia curta, que fazem bem à saúde intestinal. Também ajuda na digestão e minimiza a pressão sobre o esfíncter esofágico inferior, diminuindo a azia e outros sintomas de refluxo. Seria perfeito se as mulheres consumissem pelo menos 25 gramas de fibra por dia — mas a maioria ainda ingere apenas metade disso.

Algumas das minhas fontes preferidas de fibras são abacate (minha favorita), feijão, brócolis, frutas silvestres e sementes de chia (veja as melhores práticas na página 174). Os suplementos também são úteis, mas a maior parte delas deve vir da alimentação. Na página 175, falo sobre eles.

SUPLEMENTAÇÃO

Alimentos ricos em probióticos (iogurte, kefir, chucrute, entre outros) e suplementos probióticos que contenham cepas de espécies de *Lactobacillus* como *casei, helveticus, rhamnosus* e *reuteri* mostraram potencial benéfico para a saúde intestinal na pós-menopausa. Por sua vez, isso nos protege dos riscos à saúde que aumentam com a queda das taxas hormonais. Tais probióticos influenciam a absorção de cálcio pelo intestino, reduzem a perda de densidade óssea, melhoram os sintomas geniturinários, promovem o equilíbrio do pH vaginal e mantêm sob controle os fatores de risco cardiometabólicos.

O potencial dos probióticos

Probióticos são bactérias que não fazem mal e que promovem o crescimento de bactérias "boas" no intestino, sendo encontrados em alimentos e suplementos. Exercem um impacto positivo na saúde ao aumentar a absorção de nutrientes, combater infecções e outros elementos que geram doenças, colaborar para a prevenção de intolerâncias e alergias a alimentos e muito mais. Como grande parte da saúde começa na microbiota intestinal, talvez você note que os probióticos servem de estratégia para lidar com vários sintomas da menopausa. Apesar das poucas evidências sobre seu exato impacto (é complicado isolar seu efeito), há muitas pesquisas que demonstram a existência de um potencial relevante no fortalecimento da saúde — em especial no início da menopausa.

Para elaborar um artigo publicado em 2023 pela *Current Nutrition Reports*, os pesquisadores revisaram diversos ensaios clínicos randomizados a respeito do uso dos probióticos na menopausa e concluíram que eles podem ter um "efeito pleiotrópico", ou seja, beneficiar diversos sistemas e funções. Eles podem melhorar a saúde durante a menopausa das seguintes formas:

- Aumento da absorção do cálcio, que protege a densidade óssea e protela os danos ósseos associados à queda do estrogênio na menopausa.

- Redução do pH vaginal, o que protege contra a hiperplasia endometrial ao restringir a atividade de bactérias patogênicas.

- Proteção contra inflamações, colesterol elevado e resistência à insulina, e esses fatores somados reduzem o risco de síndrome metabólica e doenças cardiovasculares.

- Redução da incidência de câncer de mama (provavelmente relacionada ao efeito dos probióticos sobre a metabolização do estrogênio no estroboloma) e alívio dos sintomas geniturinários resultantes do tratamento de câncer de mama.

É importante observar que, para as mulheres participantes do estudo, os probióticos que contêm as espécies de *Bifidobacterium* e *Lactobacillus casei, helveticus, rhamnosus* e *reuteri* pareceram gerar mais efeitos positivos.

Problemas induzidos por andrógenos (Acne/Perda de cabelo/Cheiro de suor/Pelos indesejados)

Como todos esses sintomas têm a mesma causa, eu os abordo em uma única entrada.

Durante a perimenopausa, é possível haver um aumento *relativo* na produção de andrógenos, os hormônios sexuais como testosterona que tipicamente são associados a características masculinas como desenvolvimento de músculos e pelos faciais. Por *relativo*, quero dizer que o aumento na quantidade de andrógenos não é um acontecimento isolado, mas sim uma reação a outras mudanças hormonais e químicas, entre elas:

- DIMINUIÇÃO DA GLOBULINA LIGADORA DE HORMÔNIOS SEXUAIS (SHBG). A queda na produção de estrogênio e progesterona faz com que o fígado produza menos globulina ligadora de hormônios sexuais. Essa globulina é uma proteína que se liga a hormônios sexuais ao ser transportada pela corrente sanguínea e os torna inativos, portanto quando seu nível cai, mais andrógenos ficam livres e ativos no sangue.

- QUEDA NA CONVERSÃO DE ANDRÓGENOS EM ESTROGÊNIO. O número de folículos ovarianos cai durante a perimenopausa, e menos folículos significa menos transformação de andrógenos em estrogênio.

- PRODUÇÃO CONTÍNUA DE ANDRÓGENOS PELAS GLÂNDULAS ADRENAIS. Alguns andrógenos são produzidos pelas glândulas adrenais, e a contribuição delas se torna um pouco mais substancial à medida que a produção de estrogênio cai. Uma vantagem disso é que, para algumas mulheres, o aumento relativo dos andrógenos resulta em uma libido maior.

É importante observar que nem todas as mulheres sofrem de um aumento expressivo e sintomático dos andrógenos na perimenopausa, e os efeitos podem variar bastante de pessoa para pessoa. O equilíbrio hormonal durante essa transição é complexo e influenciado por fatores genéticos e pelo estado geral da saúde da paciente. Em algumas mulheres, o aumento relativo dos andrógenos pode ter uma das quatro consequências que cito a seguir.

Acne

Passei anos lutando contra as mudanças que estavam acontecendo no meu corpo, sem me dar conta de que estava na perimenopausa. Eu nem sabia que isso existia! Ganhei peso sem motivo aparente, tive acne cística, depressão, sangramentos muito irregulares e corri atrás de um monte de médicos, suplementos, tratamentos... Ninguém cogitou que poderia ser a perimenopausa. Minha ginecologista (que tem a mesma idade que eu) foi bastante empática, mas não tinha respostas — nem para ela mesma! Foi só quando assisti às lives no Facebook da dra. Haver que a ficha caiu! Acabei fazendo histerectomia devido aos sangramentos irregulares, por isso não tenho como saber em que ponto estou da minha jornada pela menopausa — a não ser que eu faça um exame de sangue para descobrir. Enquanto isso, estou lidando com os meus sintomas seguindo a Dieta Galveston. Ela me ajudou a reduzir a incidência e a gravidade dos sintomas e a retomar o controle da minha saúde de uma forma que nenhum médico teria sido capaz de imaginar.

— Margaret W.

A acne é uma doença inflamatória crônica que afeta o folículo piloso, a haste capilar e as glândulas sebáceas da sua pele. Quem teve acne na adolescência e no começo da vida adulta conhece muito bem suas várias manifestações, como entupimento dos poros, cravos, espinhas (ou pústulas) e espinhas internas doloridas que podem causar cicatrizes.

Algumas pessoas se surpreendem quando a acne surge ou ressurge na meia-idade, mas tudo faz sentido quando pensamos que ela tende a aparecer em momentos de agitação hormonal, como a puberdade e a perimenopausa. Isso acontece porque as glândulas sebáceas da pele são controladas basicamente pelos níveis de andrógenos como testosterona e DHEA; caso a mulher sofra de certa elevação nos andrógenos durante a transição da menopausa, talvez tenha um risco mais alto de desenvolver acne adulta ou, caso já tenha passado por esse problema na adolescência, depare-se com uma recorrência da acne.

Também nos tornamos mais propensas a ter acne por volta da época da menopausa devido a um aumento da sensibilidade da pele de modo geral, causada pela perda de umidade, colágeno e elastina. Exposição ao sol, cosméticos, tabagismo, medicações, estresse e perda do sono podem desencadeá-la na pele mais sensível e em processo de envelhecimento.

ESTRATÉGIAS PARA REDUZIR A ACNE NA MENOPAUSA

Existem muitas opções no mercado para tratar e reduzir a acne adulta, e a melhor opção para cada mulher varia de acordo com a gravidade do problema. Como o tratamento da acne pode diminuir as cicatrizes, é importante que você não o adie.

É possível reduzir a acne durante a menopausa adotando-se alguns hábitos relativos ao estilo de vida (que, além do mais, promovem a saúde de modo geral). Entre outros, sugiro tomar medidas para reduzir o estresse; aderir a uma dieta com pouco açúcar, muita fibra e rica em antioxidantes; e se exercitar com frequência. Caso ainda não siga uma rotina de cuidados com a pele adequada à sua idade, faça o favor de se dar esse presente. É indispensável tomar uma série de cuidados antes de ir se deitar, para que a pele seja nutrida enquanto você dorme — e também para diminuir o aparecimento de acne.

Caso você tenha desenvolvido acne na menopausa, considere procurar um dermatologista que a ajude a estruturar um protocolo específico para as necessidades da sua pele. Ele pode incluir procedimentos feitos no consultório para tratar cicatrizes de acne e minimizar o envelhecimento da pele.

Quanto às opções farmacológicas, a acne moderada geralmente é amenizada com a terapia tópica prolongada:

- RETINOIDES TÓPICOS incluem prescrições como o adapaleno (0,3%), tretinoína, retinol ou retinaldeído. Desses, a tretinoína talvez seja a mais eficaz, mas pode causar irritação em peles sensíveis.

- PERÓXIDO DE BENZOÍLA, comprado com ou sem receita, deve ser usado com cuidado, pois pode causar irritação e ressecamento da pele.

- ÁCIDO AZELAICO é um princípio vendido com ou sem receita médica que tem propriedades anti-inflamatórias e antimicrobianas. Também pode ajudar com a hiperpigmentação pós-inflamatória.

- GEL DE DAPSONA (diaminodifenilsulfona) é um tratamento antimicrobiano e anti-inflamatório vendido com receita médica. Tem boa tolerância ao uso e pode ser ministrado para a manutenção da terapia por longos períodos.

- TERAPIAS COMBINADAS PRESCRITAS, unindo peróxido de benzoíla e adapaleno ou tretinoína e clindamicina também são eficazes, mas o risco de irritação é mais elevado.

- HIDRATANTES NÃO COMEDOGÊNICOS (que não obstruem os poros) podem ser usados para aliviar as crises de acne.

Outras opções de tratamento incluem o uso de contraceptivos orais, úteis durante a perimenopausa por diminuírem a produção ovariana de andrógenos. Infelizmente, ainda não há estudos conclusivos sobre a terapia hormonal como tratamento para a acne na menopausa.

Se sua acne for de moderada a grave ou resistente a tratamentos tópicos, talvez seja recomendável uma terapia sistêmica com antiandrógenos ou isotretinoína. A espironolactona, um diurético usado no tratamento da pressão alta, é um recurso muito utilizado por sua ação antiandrógena (embora seu efeito sobre casos de acne não esteja descrito na bula nem tenha sido aprovado com esse intuito pela FDA). É vendida sob a forma de comprimidos (com receita médica) e já apresentou bons resultados na diminuição da acne hormonal e cística.

Cheiro de suor

Tirei meu DIU de progesterona aos 43 anos. Meu médico me falou que eu ainda podia engravidar, mas não comentou nada sobre o impacto hormonal. Meu cabelo caiu (aos montes), comecei a perceber que ele estava mais ralo no alto da cabeça, eu ficava com um cheiro horrível de cebola quando suava e minhas partes íntimas também estavam esquisitas. Passei a ter acne no couro cabeludo, raiz oleosa e a pele do resto do corpo ficou ressecada. Fiquei com mais libido, sim. Meu médico me falou que fazer um exame hormonal não serviria para nada e afirmou que não tinha nada de errado comigo. Por fim, recorri a alguém da medicina natural que me deu ervas para ajustar meu nível de progesterona e descobri que eu estava produzindo muita di-hidrotestosterona. Comecei a tomar saw palmetto e logo em seguida já comecei a ver melhoras. Dois anos depois, finalmente estou voltando a me reconhecer. Meu cabelo está crescendo de novo, não estou mais com cheiro ruim, minhas partes íntimas não estão mais nojentas e a raiz oleosa e a pele ressecada estão bem melhores.

— Nadine H.

O aumento relativo da testosterona durante a menopausa pode causar uma concentração maior de bactérias no suor, o que altera o cheiro do corpo... e não para melhor. A transpiração em excesso durante as ondas de calor e o suor noturno também podem alimentar as bactérias das axilas, intensificando o odor. O aumento do estresse e da ansiedade, comum na menopausa, também pode modificar seu cheiro (sim, o estresse fede).

ESTRATÉGIAS PARA AMENIZAR O CHEIRO DE SUOR

Você pode diminuir o cheiro de suor mantendo as ondas de calor sob controle — junto ao suor excessivo que elas provocam — com ajuda da terapia hormonal. Você não vai se livrar do cheiro por completo, mas a diminuição do suor pode resultar em menos odor.

Outros métodos para lidar com o cheiro de suor são os seguintes:

- SAW PALMETTO é um suplemento fitoterápico oral derivado dos frutos de uma pequena palmeira nativa da América do Norte. É comprovado que seu extrato interfere na ação androgênica bloqueando a conversão de testosterona em di-hidrotestosterona (DHT), o andrógeno mais associado ao cheiro forte de suor.

- ESPIRONOLACTONA é um medicamento vendido com receita que pode reduzir o cheiro de suor, além de bloquear os efeitos dos andrógenos sobre a pele. Converse com seu médico sobre a possibilidade de tomá-lo.

- ÁCIDO MANDÉLICO, quando aplicado à pele, bloqueia a digestão dos fluidos corporais pelas bactérias e é bacteriostático e não irritante. Em geral, é aplicado na pele como desodorante e é uma alternativa aos desodorantes comuns, que contêm alumínio. Minha marca preferida é Lume Whole Body Deodorant.

Queda de cabelo

Quando eu estava com quarenta e tantos anos, um monte de sintomas começou a surgir: bursite no quadril, dor nos joelhos, queda de cabelo, problemas de sono, escape de urina, dor nos seios, infecções urinárias, ombro congelado e erupções cutâneas, entre outros. Alguns anos antes, eu tinha recebido o diagnóstico de doença da tireoide. A certa altura, eu tinha um endocrinologista que prescrevia os remédios para a tireoide, um cirurgião ortopedista para cuidar das articulações, eu questionava meu ginecologista a respeito da disfunção sexual e da dor nos seios, a incontinência era tratada por um urologista, e eu tinha um dermatologista para tratar a queda de cabelo e os problemas de pele. E o endocrinologista e o ginecologista ficavam discutindo se os sintomas que persistiam eram causados pela tireoide ou pelos hormônios femininos. Por fim, descobri uma endocrinologista na Califórnia, que não atendia pelo meu convênio, disposta a me ajudar com todos os sintomas. Comecei minha reposição hormonal, que resolveu boa parte das minhas queixas. Ela viu meu sistema hormonal como uma coisa só.

— Denise S.

A queda de cabelo é comum durante a menopausa e costuma causar muito sofrimento. Pode ser uma reação a diversos fatores, como estresse, medicações, doenças e predisposição genética, mas é desencadeada principalmente pelo aumento relativo dos andrógenos, que começa a acontecer durante a menopausa. Durante essa fase, pode haver:

- ALOPECIA DE PADRÃO FEMININO: envolve a queda gradual de cabelo no alto da cabeça, que vai ficando mais ralo na parte central do couro cabeludo. Em geral, a linha limite do cabelo permanece intacta.

- EFLÚVIO TELÓGENO: também conhecida como queda repentina de cabelo, essa condição pode surgir depois de grandes estresses, doenças crônicas, Covid-19 ou como efeito colateral de remédios específicos. Esses dois problemas podem coexistir, e a alopecia androgênica pode se agravar depois de um episódio agudo de eflúvio telógeno (condição que se caracteriza pela queda excessiva e diária de cabelo).

- ALOPECIA DE PADRÃO MASCULINO: embora menos comum, pode acometer mulheres e causar calvície no alto da cabeça e o recuo na região das têmporas (também conhecidas como "entradas").

- ALOPECIA FRONTAL FIBROSANTE: vista principalmente em mulheres na pós-menopausa, é uma condição inflamatória que pode levar à queda de cabelo nas têmporas e à perda de pelos, inclusive das sobrancelhas e dos cílios.

Outros problemas que não têm relação com a menopausa, inclusive doenças da tireoide, alopecias cicatriciais, tricotilomania e alopecia areata também podem causar queda de cabelo. É importante consultar um dermatologista para descobrir a raiz dos sintomas.

ESTRATÉGIAS PARA EVITAR A QUEDA DE CABELO

No caso da queda de cabelo na menopausa, o objetivo do tratamento em geral é mais focado na prevenção do agravamento da queda do que no estímulo do crescimento capilar. Por isso, caso perceba a queda acentuada do cabelo e queira preservá-lo, é importante que você consulte seu dermatologista assim que possível. Talvez ele solicite exames para verificar se não há alguma deficiência de nutrientes, que causa ou intensifica o problema e pode ser corrigida com o uso de suplementos.

Opções farmacológicas: existe um punhado de tratamentos para a queda de cabelo, mas só um foi aprovado pela FDA para a alopecia de padrão feminino:

- MINOXIDIL TÓPICO (aprovado pela FDA): promove o crescimento capilar através do prolongamento da fase anágena e o aumento do tamanho do folículo, e costuma ser usado junto a antiandrógenos orais (como a espironolactona). Eu mesma sou usuária de Minoxidil. Compro o extraforte masculino, de 5%, que despejo em um borrifador e aplico três vezes por semana no couro cabeludo, à noite, em áreas de cinco centímetros. Os possíveis efeitos colaterais são, entre outros, o crescimento de pelos faciais indesejados, irritação e dermatite de contato. No começo, o Minoxidil pode aumentar a perda de cabelo, causando aquela queda assustadora, mas quatro a seis meses após o início do uso o quadro se estabiliza ou melhora.

Outros tratamentos são:

- Laser de baixa intensidade.

- Plasma rico em plaquetas.

- Implante capilar.

- Tratamentos hormonais, antiandrógenos e reposição de estrogênio também são considerados úteis, mas ainda não contamos com evidências conclusivas que comprovem que a terapia hormonal por si só é eficaz na promoção do crescimento capilar em mulheres na pós-menopausa.

- A espironolactona é uma medicação vendida com receita e que bloqueia competitivamente os andrógenos. É aprovada pela FDA para tratar outros problemas, mas não a queda de cabelo. No entanto, volta e meia receitada por médicos para esse fim.

- A finasterida, também vendida com receita, é eficaz para a alopecia de padrão masculino, mas não é indicada para mulheres.

- Outras alternativas são a reposição de estrogênio e outras terapias secundárias como bimatoprosta, shampoo de cetoconazol e aparelhos de laser de baixa intensidade.

- Sprays ou pós de camuflagem e extensões podem disfarçar a falta de densidade capilar.

Crescimento de pelos indesejados

O hirsutismo é uma condição que causa nas mulheres o crescimento de pelos excessivos, grossos e/ou escuros em áreas sensíveis a andrógenos, como peito, costas e rosto. A face, o queixo, o lábio superior e as bochechas são as regiões mais suscetíveis ao hormônio e, portanto, é onde você provavelmente os verá surgir.

O hirsutismo sempre tem a ver com os andrógenos. Durante a fase reprodutiva, o crescimento de pelos indesejados pode acontecer quando os ovários produzem andrógenos demais, o que acontece em caso de síndrome dos ovários policísticos ou de hipersensibilidade a níveis normais de andrógenos (condição chamada de hirsutismo idiopático). Na menopausa ou na fase pós-reprodutiva, o crescimento de pelos indesejados pode acontecer por causa do aumento dos andrógenos relativo à queda dos estrogênios. (Numa reviravolta cruel do destino, ao usar Minoxidil para tratar a alopecia de padrão feminino, você pode acabar aumentando a quantidade de pelos faciais.)

ESTRATÉGIAS PARA REDUZIR O SURGIMENTO DE PELOS INDESEJADOS

O controle dos pelos indesejados varia bastante de acordo com a frustração e o sofrimento que eles causam. Para algumas mulheres, uma boa pinça e uma boa luz já bastam. Para outras, isso não é "tratamento" suficiente. Caso você faça parte do segundo grupo, consulte um dermatologista para elaborar um plano de combate aos pelos. Talvez ele solicite exames para verificar se seus andrógenos estão elevados e descartar outras anormalidades antes de começar o tratamento.

OPÇÕES FARMACOLÓGICAS:

Algumas das opções são:

- Antiandrógenos/bloqueadores de andróginos como espironolactona.

- Inibidores da 5-alfa-redutase, como finasterida e dutasterida.

- Terapia farmacológica seguida de remoção mecânica do pelo, como depilação ou raspagem.

- Descoloração e/ou agentes depilatórios químicos.

- Eletrólise ou tratamentos com laser (os possíveis efeitos adversos incluem foliculite, despigmentação e hidradenite supurativa).

- A reposição de estrogênio pode conter o avanço do hirsutismo, mas não afina os pelos grossos.

Problemas odontológicos

Meu primeiro sintoma de menopausa foi o ganho de peso, depois a fadiga e os problemas nos dentes e na gengiva. Isso sem falar dos problemas nos dentes e na gengiva! Eu procurei médicos e dentistas. Todos eles me disseram que eu estava pirando.

— Kelly C.

Acredite ou não, seu dentista pode ser a primeira pessoa a identificar as mudanças no seu corpo decorrentes da menopausa. Isso porque as mudanças hormonais podem interferir na sua saúde bucal e ter um efeito negativo e surpreendente sobre os dentes e a gengiva. Durante a perimenopausa e a pós-menopausa, você corre mais risco de ter:

- Acúmulo de tártaro.

- Gengivite ou periodontite avançada.

- Boca seca (perceptível se seus lábios começarem a grudar nos dentes ou se a língua parecer seca ao toque).

- Sensibilidade, dor ou deterioração dos dentes.

- Deterioração do osso do maxilar, o que pode causar a perda de dentes ou a retração da gengiva.

- Menor produção de saliva.

- Sangramentos ou irritações na gengiva.

Estratégias para lidar com problemas odontológicos

É crucial que você adote bons hábitos de higiene oral diariamente (ou melhor, duas vezes por dia) para evitar ou amenizar problemas odontológicos que podem surgir na época da menopausa. A boa higiene bucal inclui:

- Escovar os dentes duas vezes por dia, certificando-se de limpar a linha gengival e áreas de difícil alcance.

- Usar o fio dental no mínimo uma vez por dia.

- Fazer suas consultas de rotina com o dentista e comunicar quaisquer mudanças na sua saúde bucal.

Você também contribui para a saúde de seus dentes, gengiva e boca ao tomar as seguintes medidas:

- Adotar uma dieta anti-inflamatória que inclua muitas verduras, vegetais crucíferos, azeite de oliva, abacate, peixes oleosos de água fria e frutas silvestres.

- Restringir o consumo de cafeína, álcool e alimentos com alto teor de açúcar ou de sal.

- Manter-se hidratada.

Também é bom implementar hábitos que reduzam o estresse. Quando estamos ansiosas ou estressadas, ficamos mais propensas a ter bruxismo, o que causa irritações bucais, e o sistema imunológico pode ficar comprometido, nos deixando mais suscetíveis a episódios de herpes (caso você tenha sido exposta ao vírus herpes simplex HSV-1) ou a aftas. Escolha sua técnica predileta de redução de estresse e se comprometa a praticá-la todos os dias, se possível.

OPÇÕES FARMACOLÓGICAS

Existem pesquisas promissoras que indicam que a terapia hormonal pode beneficiar a saúde bucal e aliviar os sintomas nessa área que surgem na época da menopausa. Um estudo revelou que cerca de dois terços das mulheres na menopausa com sintomas bucais sentem alívio após a reposição hormonal. Não é uma constatação surpreendente se pensarmos que o desconforto bucal é relatado com muito mais frequência por mulheres na perimenopausa e na pós-menopausa do que por mulheres na pré-menopausa, fato que sugere que as mudanças hormonais interfere na saúde bucal (e a reposição hormonal pode ajudar).

Refluxo gastroesofágico, *ver* **Problemas gastrointestinais**

Resistência à insulina

A perimenopausa começou quando eu estava na faculdade de farmácia. Por causa da névoa mental, eu pensava que estava enlouquecendo, que talvez estivesse até com demência precoce. Minha incapacidade de reter informações levou um professor a me dizer que achava que eu não passaria nos exames do conselho. Descobri gente no TikTok falando de menopausa e comecei a fazer minhas pesquisas. Procurei uma ginecologista que não me levou a sério, nem minhas preocupações, por causa dos resultados dos exames de sangue. Ela disse que minha lista longa de sintomas de perimenopausa se deviam a um leve aumento da hemoglobina glicada. Pouco importava o fato de a insensibilidade à insulina ser comum na menopausa. Fiz mais pesquisas e depois procurei meu clínico geral (que sabe que tenho um conhecimento aprofundado sobre a área de saúde). Essa consulta correu bem melhor, ainda mais porque eu tinha encontrado uma combinação de suplementos que já estava começando a fazer meu cérebro voltar a funcionar e estava me ajudando a voltar a me sentir eu mesma. Desde então eu passei nos exames (depois de algumas tentativas fracassadas), mas agora tenho a sensação de que os suplementos não são a solução para todos os meus problemas, mas não sei direito a quem recorrer.

— Jessica T.

A resistência à insulina é o que acontece quando as células se tornam menos sensíveis a esse hormônio eliminado pelo pâncreas, essencial para a metabolização da glicose (o açúcar no sangue). Quando suas células não reagem à insulina, a pessoa pode ter um nível sempre alto de glicose no sangue, um fator de risco para a diabetes tipo 2 e para inflamação crônica de baixo grau.

Como já mencionei no Capítulo 6, a queda do nível de estrogênio na menopausa aumenta o risco de desenvolver resistência à insulina. O estrogênio auxilia a metabolização da glicose de várias formas: ao ajudar o tecido muscular a usar a glicose como combustível e ao suprimir a gliconeogênese, ou seja, a produção de glicose pelo fígado. À medida que perdemos estrogênio, perdemos seu envolvimento nos processos metabólicos, e assim ficamos vulneráveis a uma disfunção da capacidade celular de usar e guardar o combustível extraído dos alimentos e, também, a glicemia sempre alta.

A resistência à insulina apresenta sintomas que não são óbvios, mas existem fatores de risco já comprovados. Alguns deles são:

- Idade acima dos 45 anos.

- Histórico familiar de diabetes tipo 2.

- Obesidade, principalmente a obesidade abdominal (gordura visceral).

- Sedentarismo.

- Pressão alta e/ou colesterol alto.

- Síndrome do ovário policístico (SOP).

- Apneia do sono.

- Doença hepática gordurosa não alcoólica.

- Uso de certos remédios para pressão alta, esteroides, além de medicações para transtornos psiquiátricos ou HIV.

- Doença de Cushing e hipotireoidismo.

É importante prestar atenção nos fatores de risco que você possa ter para resistência à insulina, pois, caso não seja tratada, ela pode causar pré-diabetes e depois diabetes tipo 2. Essa diabetes é associada ao risco elevado de problemas graves de saúde, como derrame, cardiopatias, doenças renais e oculares e neuropatia diabética.

Estratégias para corrigir a resistência à insulina

Para tratar e reduzir seu risco de apresentar resistência à insulina, você deve priorizar hábitos saudáveis que maximizem o potencial metabólico do corpo. Concentre-se em se alimentar e se exercitar de formas estratégicas, de modo a estimular a sensibilidade de suas células à insulina (compartilho sugestões a seguir). É preferível que suas células sejam sensíveis à insulina (o oposto de resistentes), porque isso se traduz numa taxa equilibrada de glicose no sangue e num baixo grau de inflamação.

Você pode dar um grande passo para se proteger de algumas das doenças crônicas mais comuns ao incorporar à sua rotina hábitos que promovam a sensibilidade à insulina. Compartilho alguns dos melhores a seguir.

NUTRIÇÃO

Você deve almejar dois grandes objetivos nutricionais para proteger sua saúde metabólica durante a menopausa e depois dela. (Esses objetivos são os alicerces da *Dieta Galveston*, meu programa e livro elaborado para mulheres na menopausa.)

Consuma alimentos com baixo índice glicêmico: o índice glicêmico é uma ferramenta que mede a velocidade usada pelo alimento para elevar a quantidade de açúcar no seu sangue. Alimentos de baixo índice glicêmico produzem uma elevação mais lenta da glicose, o que, entre outras coisas, é melhor para o metabolismo e o humor (não há nenhuma "queda de energia" após a ingestão de açúcar). Alguns exemplos de alimentos com baixo índice glicêmico são verduras e legumes, frutas, produtos integrais, oleaginosas, carnes magras e feijões.

Consuma no mínimo 25 gramas de fibras por dia: pesquisas apontam que a ingestão diária de fibras reduz a glicemia e o nível de insulina no sangue. Tanto a fibra solúvel quanto as fibras de alimentos naturais são eficazes no controle do açúcar no sangue e na sensibilidade à insulina.

Algumas das melhores fontes de fibras (como também detalho em *A dieta Galveston*) são feijões, brócolis, frutas silvestres, abacate (minha predileta), sementes de chia, sementes de abóbora, alcachofra, edamame (vagem de soja verde), abóbora, verduras, aveia integral, milho, espelta, quinoa, sementes de girassol, banana, maçã, farelo de cereais, amêndoas, batata-doce e ameixa seca.

Ao consumir alimentos de baixo índice glicêmico e ingerir uma boa quantidade de fibras todos os dias, você ajuda seu corpo a seguir o caminho certo para alcançar e manter uma constituição física saudável.

Incorpore muitos polifenóis à sua dieta. Eles são substâncias benéficas existentes em plantas e são antioxidantes incríveis. Algumas de suas melhores fontes são:

maçãs
frutas silvestres
brócolis
cenoura
pimenta-malagueta

cominho
chocolate amargo (porque o cacau é uma grande fonte de polifenóis)
semente de linhaça

SUPLEMENTAÇÃO

Alguns suplementos complementam o esforço alimentar de melhorar a sensibilidade à insulina. Alguns deles são:

- MAGNÉSIO: Muitos estudos que investigam vários tipos de suplementação de magnésio apontam benefícios: o resultado da ingestão de magnésio sob diversas formas, entre 250 e 360 mg/dia de Mg++, se mostrou positivo.

- ZINCO: Sua deficiência tem um vínculo perceptível com o risco mais elevado de resistência à insulina, mas a suplementação para mulheres sem deficiência de zinco apresentou resultados variados.

- VITAMINA C: Pesquisas sugerem que o nível de vitamina C tem relação com a síndrome metabólica; contudo, precisamos de mais estudos para descobrir exatamente qual é a dosagem benéfica.

- PROBIÓTICOS: O uso de probióticos já foi vinculado à melhora do grau de resistência à insulina em mulheres na menopausa; os suplementos devem conter espécies de *Lactobacillus* e *Bifidobacterium*.

Embora não seja tão eficaz quanto as mencionadas anteriormente, sabe-se que a vitamina D também contribui com mudanças positivas visíveis na metabolização da glicose.

ATIVIDADES FÍSICAS

Exercícios físicos regulares são importantíssimos para melhorar a sensibilidade à insulina. Apenas trinta minutos de exercícios pelo menos cinco vezes por semana já melhora a reatividade das células à insulina e melhora a "absorção de glicose". Ou seja, seus tecidos usam mais glicose e resta uma quantidade menor na corrente sanguínea, onde ela poderia causar problemas.

OPÇÕES FARMACOLÓGICAS

Conforme discutimos no Capítulo 6, a terapia hormonal parece ser eficaz.

Ressecamento vaginal, *ver* **Síndrome geniturinária**

Rugas, *ver* **Mudanças na pele**

Sarcopenia

A sarcopenia é uma condição progressiva, relacionada ao envelhecimento, caracterizada pela perda da massa, da força e do funcionamento musculoesquelético. Muitas vezes, leva a um menor desempenho físico e a um risco maior de quedas e fraturas, que obviamente afetam a qualidade de vida de modo geral. Pesquisas mostram que as oscilações hormonais da menopausa podem causar sarcopenia e provocar a perda muscular mais cedo do que se espera; as alterações da massa muscular já foram registradas entre o início e o fim da perimenopausa.

Conforme mencionei no Capítulo 6, o estrogênio e a testosterona exercem um papel importante na manutenção do tecido muscular. Quando seus níveis caem, começamos a perder músculos, em geral sem nem perceber. Por sua vez, a perda da massa muscular pode contribuir para a redução da densidade óssea e causar condições como a osteoporose. A saúde muscular e a óssea são interligadas metabólica e anatomicamente e muitas vezes se espelham ao se tratar de força ou de fragilidade. É por isso que muitas das estratégias para mantê-las coincidem.

Medidas para preservar a massa muscular são essenciais (e nunca é cedo demais para começar). Afinal, ela é decisiva para a saúde em geral e faz parte de muitos aspectos das capacidades físicas, do metabolismo e do bem-estar, entre eles:

- PREVENÇÃO DA FRAGILIDADE: Ter uma boa massa muscular é vital para evitar a fragilidade, sobretudo em mulheres idosas. A síndrome da fragilidade é caracterizada pelo declínio do funcionamento do corpo e uma vulnerabilidade mais elevada a resultados adversos a intervenções, tratamentos e procedimentos de saúde. A perda da massa muscular é a principal causa da fragilidade e leva à fraqueza, à redução da mobilidade e a um risco maior de quedas e fraturas.

- FUNCIONAMENTO FÍSICO: Músculos firmes nos dão a força e a resistência necessárias para as atividades cotidianas, de subir escadas e carregar sacolas de compras a manter o equilíbrio e evitar lesões. Nas mulheres, sobretudo as idosas, preservar a massa muscular é essencial para não perder a autonomia e a qualidade de vida.

- SENSIBILIDADE À INSULINA E CONTROLE DA GLICOSE: O tecido muscular desempenha um papel importante na metabolização da glicose. Os músculos esqueléticos são responsáveis por absorver e utilizar a glicose presente na corrente sanguínea, tornando o tecido muscular um aliado essencial na proteção da sensibilidade à insulina. Isso é elementar para a prevenção e o controle de problemas como diabetes tipo 2 e resistência à insulina, aos quais somos mais suscetíveis durante a menopausa.

- TAXA METABÓLICA BASAL (TMB): O tecido muscular é metabolicamente ativo, ou seja, queima calorias até em repouso. Ter mais músculos aumenta essa taxa, que é o número de calorias necessário para que o organismo conserve as funções fisiológicas básicas, como respiração, circulação e restauração celular. As mulheres com mais massa muscular tendem a ter uma taxa metabólica basal mais elevada, e por isso contam com uma facilidade maior para manter um peso saudável e controlar sua constituição física.

- SAÚDE ÓSSEA: Embora músculo e osso sejam tecidos distintos, a associação entre eles é enorme. Exercícios de resistência que desenvolvem e preservam os músculos também tensionam os ossos, aumentando sua densidade. Isso é muito importante para nós no processo de envelhecimento! Manter uma boa densidade óssea evita lesões e fraturas.

- CONTROLE DE PESO: A massa muscular pode ser benéfica para o controle de peso e a constituição física. O tecido muscular é mais denso do que o adiposo, ou seja, ter mais músculos não a torna só mais forte, mas também mais magra. Além disso, a taxa metabólica basal elevada, associada a uma massa muscular mais alta, aumenta a queima calórica.

Em geral, o diagnóstico de sarcopenia exige uma avaliação da massa muscular por meio da técnica de absorciometria de raios X de dupla energia (DEXA) ou um exame de bioimpedância e um teste de força. Tenho uma balança de bioimpedância que uso para medir a massa muscular das pacientes. Além disso, tenho uma conversa aprofundada com todas elas sobre massa muscular e seus muitos impactos sobre a saúde. Meu plano geral para a atenuação de sintomas volta e meia é baseado fortemente em táticas para proteger e criar tecidos musculares.

Estratégias para lidar com a sarcopenia

Para tratar e prevenir a sarcopenia, é preciso conjugar uma ótima alimentação com exercícios físicos que aumentem a força muscular e o desempenho físico. Além disso, como a inflamação pode acarretar a aceleração da ruptura do tecido muscular, também ajuda consumir muitos alimentos anti-inflamatórios, restringir o consumo de álcool, não fumar, dormir bem e adotar hábitos de redução de estresse.

NUTRIÇÃO

Estudos mostram que estratégias nutricionais benéficas incluem o aumento do consumo de frutas e legumes; o consumo diário mínimo recomendado é de 1,2 grama de proteína por quilo do peso corporal; e a ingestão de um shake ou de uma refeição ricos em proteína (20 gramas) logo após os exercícios para promover a manutenção e o desenvolvimento do tecido muscular.

Além da proteína proveniente da alimentação, é importante garantir a ingestão de quantidades suficientes de vitamina D e cálcio, essenciais para a saúde óssea. A osteoporose e a sarcopenia são interligadas devido ao impacto que causam na saúde musculoesquelética e no funcionamento do corpo de modo geral. Quantidades adequadas de cálcio e vitamina D são cruciais para o enfrentamento e a prevenção de ambas as doenças. O cálcio promove a saúde óssea e a vitamina D ajuda na absorção do cálcio ao mesmo tempo em que atua no funcionamento muscular. Caso tenha risco ou já esteja lidando com a osteoporose e a sarcopenia, é importante consultar profissionais de saúde que avaliem suas necessidades nutricionais e elaborem um plano personalizado que a ajude a manter a saúde musculoesquelética e a prevenir fraturas e fraqueza muscular.

EXERCÍCIOS FÍSICOS

A rotina de exercícios mais eficaz para tratar a sarcopenia parece ser uma combinação de atividades aeróbicas e treinos de resistência. O compromisso constante com os treinos de resistência é inestimável para evitar a sarcopenia, pois está comprovado que eles desenvolvem e preservam a massa muscular e a força. Um estudo do Centro Cochrane (conduzido e publicado pela Colaboração Cochrane, um grupo de médicos especialistas) sugere que um treino de resistência gradual, duas ou três vezes por semana, traz muitos benefícios.

Firmei comigo mesma o compromisso de tornar o aumento e a manutenção da massa muscular uma prioridade, e por isso minha meta é fazer pelo menos três treinos de força por semana. Caso queira mais orientações sobre esse assunto, uma fonte excelente é o livro *A revolução dos músculos*, da dra. Gabrielle Lyon.

Acho importante ressaltar que o treino de resistência é, sim, ideal para criar e manter o tecido muscular, mas caso você não possa torná-lo parte de sua rotina por alguma razão, pense em alguma alternativa: encontre uma atividade com a qual consiga se comprometer e não pare de fazê-la. Exercícios físicos regulares evitam várias doenças; melhoram o humor, a energia e a autoestima; melhoram o metabolismo; fortalecem o coração... a lista é interminável. Fazer exercícios realmente é o melhor remédio que existe.

SUPLEMENTAÇÃO

Estudos mostram que as mulheres na pós-menopausa que tomam suplementos de *creatina* (5 g/dia) e fazem treinos de força conseguem aumentar a massa e a força muscular.

Selênio, magnésio e ômega-3 ajudam a preservar a massa muscular e protegem os tecidos musculares contra danos inflamatórios.

OPÇÕES FARMACOLÓGICAS

A *terapia hormonal na menopausa* tem resultados variados na conservação da massa muscular em mulheres na pós-menopausa. Embora possa ser benéfica para a força muscular e o que chamamos de regulação de contrações musculares, ainda não se sabe qual é seu impacto sobre a massa muscular (apesar de a reposição de testosterona já ter se mostrado eficiente para a tonificação e a massa muscular em mulheres que estão na menopausa).

Quanto de proteína é considerado suficiente?

É fundamental aumentar a ingestão de proteína durante a menopausa, pois promove a saúde de modo geral e protege e preserva a massa e o funcionamento muscular. À medida que as mulheres envelhecem, a demanda de proteína tende a aumentar devido a vários fatores, inclusive mudanças na síntese proteica muscular e o risco elevado de perda muscular gerada pelas mudanças hormonais. Caso se torne resistente à insulina (algo que já mencionamos ser mais comum durante a menopausa), talvez precise consumir mais proteínas para manter a massa e o funcionamento muscular. Isso se deve ao fato de que a resistência à insulina prejudica a capacidade do organismo de usar a proteína dietética para a síntese proteica muscular.

Diversos estudos observacionais destacam a associação positiva entre o consumo alto de proteínas e a melhora da saúde muscular em mulheres na pós-menopausa. As pesquisas da Women's Health Initiative, por exemplo, revelaram que o consumo de 1,2 grama de proteína por quilo corporal está ligado a um risco 32% menor de fragilidade e a um funcionamento melhor do corpo. Um consumo ainda maior, de 1,6 grama por quilo do peso corporal, foi associado a um índice maior de massa muscular esquelética (MME) em mulheres na pós-menopausa. (Para obter seu consumo ideal de proteínas em gramas, basta multiplicar o seu peso por 1,2 ou 1,6 grama.)

É preciso observar que esse grau de consumo de proteínas é mais elevado do que a quantidade diária recomendada, de 0,8 grama por quilo corporal. Mas, com base no que sabemos sobre risco de perda muscular e fragilidade na pós-menopausa, tenho a convicção de que a quantidade recomendada é insuficiente e você deve almejar algo entre 1,2 e 1,6 grama por quilo de peso corporal.

Na tentativa de aumentar sua ingestão de proteína, não deixe de explorar as várias fontes da substância, que incluem carnes magras, aves, peixes, laticínios, legumes, vegetais e alimentos à base de plantas. Assim você garante o consumo de todos os nutrientes e aminoácidos essenciais necessários para a manutenção dos músculos e da saúde em geral. Além disso, ao prestar atenção no consumo de proteínas, aproveite para analisar também em que momentos as consome — é melhor dividir as proteínas entre lanches e refeições no decorrer do dia em vez de ingeri-las todas de uma vez.

Seios doloridos/sensíveis

Minha história com a menopausa começou quando eu tinha 36 anos. Passei por um período em que meus seios ficaram muito sensíveis e doloridos. Meu seio direito doía tanto que imaginei estar com câncer de mama. A sorte é que passou, mas, com quarenta e poucos anos, comecei a ter insônia e olhos sempre secos. Com o tempo, passei a ter fogachos fortíssimos, em geral durante a noite. Foram dois anos assim. Quando completei 49 anos, meu médico me disse que meus ovários já tinham parado de funcionar e eu não precisava mais me preocupar com contraceptivos. As ondas de calor acabaram, oba! Eu achei que estava bem; ledo engano! Meus fogachos voltaram dois anos depois e eu ainda estou lidando com eles. Em março deste ano, eles sumiram. Torci para terem acabado de vez. Não foi o que aconteceu, pois quatro semanas depois eu comecei a ter escape de sangue, meus mamilos endureceram, e eu fiquei com gases e inchaço no abdome. Os fogachos, sim, voltaram... será que um dia isso vai passar? Estou começando a duvidar.

— Jennifer P.

A dor e a sensibilidade nos seios, algo que recebe o nome de mastalgia, é comum na gravidez e na pré-menopausa durante o ciclo menstrual, então seria lógico esperar que cessassem quando esses ciclos terminassem. Para algumas mulheres, no entanto, a dor nos seios pode teimar em aparecer e gerar o medo de que se trate de um sintoma de câncer de mama. Contudo, dor nos seios raramente é sintoma de câncer, qualquer que seja a idade da paciente.

Esse tipo de dor pode ser cíclica ou acíclica.

A *dor cíclica* é a mais comum e é associada à menstruação. É causada pelas oscilações mensais de estrogênio e progesterona, pois ambos têm um efeito estimulante sobre o tecido mamário, fazendo-o reter água e aumentando o tamanho e o número de dutos e glândulas de leite.

Se você ainda menstrua, talvez sinta a dor cíclica nos seios alguns dias antes do sangramento. A região fica mais sensível, dolorida ou nodosa, e a dor pode se estender às partes superiores e externas do seio, da axila e do braço. Então, quando a menstruação acaba, os sintomas costumam sumir. A dor cíclica pode piorar durante a perimenopausa, quando os hormônios têm altos e baixos caóticos, e continuar na menopausa, sobretudo em mulheres que usam contraceptivos orais ou fazem terapia hormonal.

A *dor acíclica* não é ligada à menstruação e não segue nenhum padrão. Pode ser constante ou intermitente, afetar um seio ou ambos, e impactar o seio inteiro ou apenas uma pequena parte dele. Em geral, a dor acíclica é sintoma de algum problema específico, como um cisto, trauma ou tumor benigno. Vários problemas que afetam a parede torácica, o esôfago, o pescoço e a parte de cima das costas e até o coração podem gerar sintomas que parecem ser dor nos seios.

Caso tenha displasia mamária, você talvez sofra de dor cíclica ou acíclica em um dos seios ou em ambos. Essa condição é muito comum e causa o engrossamento do tecido ou um número grande de cistos em seios que de resto são normais, provocando mais casos de dor, sensibilidade ou granulosidade.

Você também pode ser mais suscetível a dores nos seios caso tenha um desequilíbrio de ácidos graxos nas células, o que torna o tecido mamário mais vulnerável a mudanças hormonais.

Estratégias para lidar com seios doloridos

Você pode amenizar a dor nos seios usando sutiãs de alta sustentação, evitando cafeína e nicotina e usando compressas quentes ou geladas. Suplementos de óleo de prímula ou de óleo de peixe também aliviam os sintomas.

Além dessas táticas, o que funciona para cada mulher depende bastante dos problemas subjacentes que possam existir. É aconselhável que você teste:

- Anti-inflamatórios não esteroides (AINEs) — medicamentos como ibuprofeno e aspirina, usados para tratar dor, febre e inflamação.

- Medicamentos como ibuprofeno e aspirina, usados para tratar dor, febre e inflamação.

- Exercícios para distensão do músculo peitoral ou para artrite.

- Antibióticos para mastite.

- Drenagem de abcessos ou cistos.

Sensação de ardência na boca/língua

Tudo começou depois do nascimento do meu terceiro filho. Eu tinha 33 anos e minhas menstruações passaram a ser bastante esporádicas. A princípio, era de três em três meses, depois a cada seis, até parar de vez quando eu estava com 40 anos. Minha médica pediu todos os exames e então me receitou hormônios para tentar reativar minha menstruação. Não deu certo. Ela fez dilatação e curetagem porque o revestimento do útero tinha engrossado. Por fim, ela concluiu que meu caso era de menopausa prematura. Então comecei a ter formigamento e ardências nos pés e na língua. Minha médica me encaminhou a um neurologista, que fez todos os exames de sangue imagináveis. Fiz biópsias tanto nos braços quanto nas pernas para verificar os nervos. Os exames de sangue vieram todos normais. O neurologista declarou que meus sintomas eram idiopáticos e basicamente disse "me avisa se eles piorarem". Ninguém nunca cogitou que pudesse ser a menopausa.

— Patty V.

A síndrome de ardência bucal é definida como ardência, formigamento, queimação, sensibilidade ou torpor na boca, apesar de não haver feridas visíveis. Em geral, é sentida na ponta da língua, mas também atinge os lábios, as laterais da língua e o céu da boca. É bem mais comum nas mulheres do que nos homens (proporção 7:1), e a maioria dos pacientes com essa síndrome frustrante e dolorosa é de mulheres de meia-idade na pós-menopausa.

Ainda não entendemos por que as mulheres na menopausa têm mais propensão a enfrentar a síndrome de ardência bucal, mas uma tese é de que a queda drástica de estrogênio perto dessa fase da vida altera a produção de compostos químicos que afetam o funcionamento dos nervos, e essa perturbação pode ser o que causa dor e formigamento na rede de nervos da boca. Outros pesquisadores sugerem que a saliva sofre mudanças que alteram a forma como as células bucais percebem sensações.

Estratégias para aliviar a sensação de ardência na boca

As opções de tratamento para essa síndrome têm o objetivo de amenizar os sintomas, sobretudo a dor, que pode ser nociva e debilitante. Entre elas estão:

- A combinação de benzodiazepina de baixa dosagem, um antidepressivo tricíclico e gabapentina.

- O clonazepam tópico ou oral ajuda bastante (neste caso, "tópico" significa chupar o comprimido de clonazepam como se fosse uma pastilha para que os efeitos mais significativos da medicação sejam absorvidos localmente, ou seja, na boca).

- Talvez pareça esquisito, mas molho de pimenta diluído também reduz a dor bucal associada à síndrome (e, sim, já fizeram um estudo para testar essa solução). O molho picante contém capsaicina, que traz alívio ao dessensibilizar o tecido bucal. Faça uma mistura na proporção 1:2 de molho para água e aplique às áreas da boca mais afetadas três ou quatro vezes por dia.

- Estudos já investigaram se a terapia hormonal é eficaz para a redução de sintomas da síndrome de ardência bucal, mas os resultados são contraditórios. Ela pode ser útil e vale a pena tentar, sobretudo se você já estiver cogitando fazer reposição hormonal por outros motivos.

- Há estudos em que algumas pacientes com síndrome de ardência bucal perceberam que o antioxidante ácido alfa-lipoico amenizou os sintomas e outras o consideraram ineficaz. Apesar dos resultados contraditórios, caso esteja procurando uma alternativa que dispense receita médica, o ácido alfa-lipoico existe sob a forma de suplemento e talvez funcione para você.

- Talvez você já tenha ouvido falar que a erva-de-são-joão melhora a ardência bucal, mas os pesquisadores que investigaram seu uso descobriram que essa informação não procede.

Sensação de choques elétricos, *ver* **Sensação de formigamento na pele**

Sensação de dormência nas extremidades, *ver* **Sensação de formigamento na pele**

Sensação de formigamento na pele/Sensação de dormência nas extremidades/Sensação de choque elétrico

Minhas ondas de calor eram acompanhadas de dor. Minha perimenopausa começou aos meus 47 anos e passei a ter fogachos a cada quarenta minutos, dia e noite, e eu também sentia dor... Era como se fosse uma dor nos nervos superficiais no meu corpo inteiro. Minhas cobertas e até minhas roupas agravavam a dor. Os médicos me diziam que nunca tinham ouvido falar numa coisa dessas ou que as duas coisas não tinham relação. De toda forma, não havia o que fazer. Por fim, quando eu estava prestes a completar 63 anos, a dor passou e os fogachos diminuíram. Estou com quase 65 anos e só tenho entre três e cinco ondas de calor por dia e não sinto mais dor. Já fui a vários médicos e nenhum deles sugeriu terapia hormonal. Mas não moro numa região que incentive ou apoie a reposição. Agora já me sinto melhor, mas a pele, o cabelo, os pelos faciais e o ganho de peso ainda me assolam.

— Angela P.

Disestesias e *parestesias* são sensações anormais na pele, como choques elétricos, formigamentos, dormências, coceiras ou ardências. São formas de neuropatias periféricas resultantes de problemas no sistema nervoso periférico, que inclui os nervos externos ao cérebro e à medula espinhal. As neuropatias periféricas podem ter diversas causas, como condições médicas latentes, lesões e, como indicam pesquisas recentes, mudanças hormonais associadas à menopausa.

Boa parte das pesquisas estão concluindo que o possível elo entre disestesias e parestesias é relevante sobretudo nas mulheres pós-menopausa. O estrogênio contribui para a proteção e a regeneração dos nervos, e é por isso que a queda dos níveis de estrogênio pode causar a neuropatia periférica e afetar a sensibilidade à dor. E, ao que tudo indica, quanto mais tempo passamos sem estrogênio, mais propensas ficamos a esse problema.

Estratégias para lidar com sensação de formigamento na pele/sensação de dormência nas extremidades/sensação de choque elétrico

Caso experimente qualquer uma dessas sensações, é importante que você procure o médico, já que as possíveis causas são inúmeras, podendo ser de origem endocrinológica ou resultantes de uma doença autoimune, de um déficit nutricional, de uma hérnia de disco ou de algum outro problema que exija tratamento. A melhor forma de tratar vai depender da causa subjacente.

Embora o vínculo entre mudanças hormonais e neuropatia periférica esteja se tornando mais evidente, o papel da terapia hormonal na menopausa no alívio dos sintomas ainda precisa ser mais pesquisado.

Síndrome da fadiga crônica, *ver* **Fadiga**

Síndrome do intestino irritável, *ver* **Problemas gastrointestinais**

Síndrome geniturinária

O sistema geniturinário engloba os órgãos genitais e urinários. Na menopausa, quando desenvolvemos sintomas que afetam a vagina, a vulva e/ou a bexiga, os médicos se referem a esse problema como a síndrome geniturinária da menopausa. Ela causa diversos sintomas e, apesar de bastante comum, muitas vezes não é tratada porque as mulheres *não os relatam aos médicos por vergonha ou desconhecimento* sobre as várias opções de tratamento eficazes existentes. Vamos nos debruçar sobre cada órgão e as diversas alterações que podem sofrer com a perda do estrogênio na menopausa.

Na bexiga, os tecidos conjuntivos podem ficar mais fracos, causando incontinência urinária. E o revestimento da bexiga e da uretra podem acabar mais suscetíveis a irritações e infecções. A falta de estrogênio é a causa mais provável de infecção urinária crônica em mulheres na menopausa.

No clitóris, a diminuição do fluxo de sangue e a saúde debilitada dos tecidos pode reduzir a sensibilidade e a reatividade clitorianas. Ambas as consequências levam a menos excitação e prazer sexual.

Na vulva (abertura e partes externas da vagina, inclusive os lábios vaginais), a pele e as membranas mucosas podem afinar e perder a elasticidade. Também pode haver falta de lubrificação. O efeito conjunto dessas mudanças pode causar irritação, desconforto e ressecamento na vulva, mais perceptível durante relações sexuais.

Na vagina, o tecido pode afinar e perder a elasticidade, e a lubrificação vaginal pode diminuir. Isso pode gerar ardência, coceira, ressecamento e dor vaginal durante as relações sexuais. Também é maior a propensão a infecções vaginais.

Estratégias para lidar com a síndrome geniturinária

Os sintomas da síndrome geniturinária podem impactar muito a qualidade de vida e as relações íntimas de uma mulher. A boa notícia é que é possível amenizá-los, uma vez que existem muitos tratamentos que geram alívio e reestabelecem o prazer sexual, caso esse seja seu objetivo. Como os sintomas da síndrome geniturinária também podem ser causados por infecções, é importante que você procure um ginecologista o mais rápido possível caso seja acometida por algum deles. Durante a consulta, seja franca e relate tudo para garantir que seu tratamento será eficaz. Dito isso, o tratamento mais eficaz a longo prazo contra infecções urinárias em mulheres na menopausa é o estrogênio vaginal, não o uso de antibióticos.

Algumas das *opções farmacológicas* são:

- ESTROGÊNIO VAGINAL: o uso de estrogênio vaginal de baixa dosagem é o padrão ouro no tratamento da síndrome geniturinária. É seguro, oferece um bom custo-benefício e é eficaz para a maioria das pacientes com o problema. Está disponível sob as formas de comprimido, gel e anel. Veja no Capítulo 7 uma discussão mais aprofundada sobre as opções de estrogênio vaginal.

- DESIDROEPIANDROSTERONA INTRAVAGINAL (DHEA): geralmente usada na forma de um supositório que é inserido na vagina, já demonstrou potencial para melhorar a saúde vaginal e aliviar os sintomas. É uma boa alternativa para pacientes que tomam inibidores de aromatase como tratamento para o câncer de mama.

- OSPEMIFENO ORAL: o ospemifeno, um modulador seletivo do receptor de estrogênio (SERM), é uma opção para mulheres que preferem tratamentos orais.

- LUBRIFICANTES E HIDRATANTES: podem ser comprados sem receita médica e aliviam o ressecamento. Alguns contêm aditivos que podem causar irritação, mas existem tantas opções no mercado que sem dúvida você conseguirá achar algum que não lhe faça mal (leia o destaque a seguir para saber mais detalhes).

- LIDOCAÍNA TÓPICA: em caso de dores muito fortes durante as relações sexuais (dispareunia), a lidocaína tópica aplicada às áreas da vulva afetadas antes da atividade sexual pode diminuir a dor.

Lubrificantes e hidratantes vaginais

Se você já examinou as prateleiras de produtos femininos de uma farmácia ou olhou na internet as inúmeras opções da categoria de saúde sexual, sabe que existe uma quantidade acachapante de produtos (e todos prometem mundos e fundos em termos de prazer sexual). Não estou em posição de falar da legitimidade de todas as alegações que esses rótulos fazem, mas entender a diferença entre os dois tipos de produto (lubrificantes e hidratantes) pode ajudá-la a escolher o que mais atende às suas necessidades.

Os lubrificantes vaginais diminuem o atrito durante as relações sexuais. *Atrito*, nesse contexto, é a resistência encontrada quando uma superfície ou um objeto se movimenta contra o outro. Os lubrificantes fazem uma enorme diferença em situações em que há um alto grau de atrito, tornando o sexo mais confortável e prazeroso. Também ajuda na excitação. Para aumentar o bem-estar, reduzir a dor e intensificar o prazer, use no começo do ato sexual (nesse tipo de situação, existe um momento em que já é "tarde demais").

Os hidratantes vaginais devem ser usados com regularidade ao longo do tempo e não especificamente no calor do momento, durante as relações sexuais. Assim como os hidratantes que passamos no rosto ou nas pernas, são feitos para criar uma barreira protetora à mucosa vaginal. A barreira aumenta a umidade e reduz o incômodo decorrente do ressecamento.

Para escolher entre um lubrificante ou um hidratante vaginal, leia os rótulos com muita atenção para garantir que está comprando o tipo de produto desejado.

Nem os hidratantes nem os lubrificantes vaginais tratam a verdadeira causa do ressecamento vaginal, sobretudo as mudanças celulares nos tecidos vaginais. Para combatê-lo, a reposição de estrogênio e outros medicamentos aprovados pela FDA serão mais eficazes. No entanto, embora não resolvam a origem do problema, os lubrificantes e hidratantes são essenciais na sua Caixa de Ferramentas da Menopausa caso você esteja enfrentando ressecamento vaginal e queira aumentar seu bem-estar e prazer sexual.

Suor noturno, *ver* **Ondas de calor**

Tonturas, *ver* **Vertigem**

Unhas frágeis

Tem dias em que fico irritada sem nenhuma razão evidente. Um segundo depois, eu me esqueço do que alguém me falou ou no que eu estava pensando. Fico achando que é um sinal de demência! A falta de qualidade e de tempo de sono está cobrando seu preço. Eu adormeço rápido, mas o problema é continuar dormindo. Estou sempre EXTREMAMENTE cansada. Os cochilos viraram algo normal na minha vida. Eu me tornei uma pessoa reclusa. Sinto a pele coçar, minhas unhas estão quebradiças, as articulações doem e parece que as gorduras mudaram de lugar no meu corpo! Eu malho muito, mas desejo e consumo AÇÚCAR como se ele fosse a cura de todos os males! Estou mais rabugenta (e olha que jurei que não viraria uma velha ranzinza!). O escape de urina durante os exercícios é um horror. As palpitações cardíacas surgem do nada, e algumas comidas têm gosto melhor/pior. Menstruações irregulares! EU QUERO QUE ISSO ACABE DE UMA VEZ POR TODAS!

— Lorrie G.

Unhas frágeis são aquelas que estão fracas, secas e/ou mais propensas a quebrar ou descascar. Mulheres na pós-menopausa são especialmente suscetíveis a esse problema por conta das mudanças químicas que acontecem nas unhas; a força da lâmina ungueal depende de uma molécula chamada sulfato de colesterol, que, por sua vez, diminui quando passamos pelas mudanças hormonais da menopausa.

A tendência a ter unhas frágeis também é maior em casos de anemia ou doenças de tireoide, em quem lava as mãos com muita frequência e em quem se expõe com frequência a substâncias químicas muito fortes.

Estratégias para fortalecer unhas frágeis

Uma forma de cuidar bem das unhas é evitar substâncias químicas fortes e mantê-las sempre limpas e secas. Mas caso desenvolva unhas frágeis, outras estratégias podem ser incorporadas para melhorar a força e a hidratação delas.

Veja algumas estratégias de *nutrição e suplementação*:

- TOMAR MAIS BIOTINA, TAMBÉM CONHECIDA COMO VITAMINA B7. A biotina é uma vitamina solúvel em água que ajuda a manter a saúde da pele, do cabelo e das unhas. Ela está presente em alimentos como ovos, oleaginosas e grãos integrais, e também está disponível na forma de suplemento.

- AUMENTE O CONSUMO DE MICROELEMENTOS OU OLIGOELEMENTOS. Oligoelementos são minerais necessários em pequenas quantidades para que várias funções fisiológicas sejam executadas. Ferro, zinco e cobre são alguns dos microelementos vendidos como suplementos que já se mostraram bons para unhas frágeis.

- ACRESCENTE AMINOÁCIDOS. Em grande medida, suas unhas são formadas pela proteína queratina, feita de aminoácidos, sobretudo de cisteína. A saúde de suas unhas se beneficiará da ingestão de alimentos ricos em cisteína, como aves, ovos, carne bovina e grãos integrais.

Como opção farmacológica, a reposição de estrogênio pode ajudar. Por ser um hormônio com um efeito benéfico sobre o colágeno, ele pode melhorar a textura das unhas, mas ainda não existem estudos conclusivos sobre o assunto.

Vertigem

Estou com 52 anos, e estou numa boa, dando conta de tudo. Minha menstruação é irregular desde 2018, que foi quando comecei a ter muita queda de cabelo e ficar ansiosa com tudo, a dormir muito mal e a sofrer de uma fadiga insuportável. Nessa época também fiquei bem irritadiça. Pulando para 2022, além da queda de cabelo, da ansiedade e do ganho de peso (apesar de ter melhorado minha alimentação), da falta de sono, que tal ainda somar a isso umas palpitações, só para completar a diversão? Na época, por causa da minha ignorância sobre a peri/menopausa, acabei fazendo uma visita ao pronto-socorro e passando 72 horas sob observação, mas o médico disse que eu estava ótima e não me ofereceu explicação alguma. Em agosto de 2022, fiquei menstruada por doze dias e notei que estava começando a ter ondas de calor e de frio, e elas vieram com força total. Em setembro de 2023, passei a sentir vertigem e tonturas todos os dias. Depois que li o livro sobre a Dieta Galveston e a adotei, as ondas de calor e de frio pararam e meu sono melhorou bastante, mas a tontura continua.

— Alayna H.

A vertigem, inclusive a posicional paroxística benigna (VPPB), apresenta-se sob a forma de crises de tontura ou da sensação de que o ambiente está girando, muitas vezes causada por movimentos específicos da cabeça. Essas crises são desnorteantes e angustiantes, e afetam o equilíbrio e a orientação espacial de quem as tem. A prevalência de VPPB é bem maior nas mulheres do que nos homens, e a experiência clínica sugere que a menopausa pode contribuir para isso, uma vez que as oscilações hormonais influenciam o ouvido interno, responsável pelo equilíbrio e pela orientação espacial. A menopausa também pode causar vertigem das seguintes formas:

- DESALOJAMENTO DA OTOCONIA: Dentro do ouvido interno, pequenos cristais de cálcio chamados otoconias exercem um papel vital no equilíbrio da pessoa. Durante a menopausa, as oscilações hormonais podem afetar a estabilidade do ouvido interno, desencadeando o desalojamento desses cristais de cálcio e causando a VPPB.

- METABOLIZAÇÃO DA OTOCONIA: A queda do nível de estrogênio durante a menopausa pode prejudicar a metabolização da otoconia e levar a uma diminuição dos cristais de cálcio essenciais para o equilíbrio e a orientação do indivíduo.

- VISCOSIDADE E VOLUME DE LÍQUIDO NO OUVIDO INTERNO: As mudanças hormonais da menopausa podem alterar a viscosidade e o volume de líquido no ouvido interno. Essas transformações podem desorganizar os delicados mecanismos de equilíbrio, agravando os sintomas da vertigem.

Como nem todas as mulheres sofrem de VPPB durante a menopausa, é lógico que não são apenas as mudanças hormonais que a causam. A idade, a genética e o estilo de vida também influenciam seu desenvolvimento. Pesquisas recentes também sugerem que existe uma relação entre VPPB e densidade óssea: pacientes com a doença, tanto mulheres quanto homens, exibiram uma densidade óssea mais baixa em comparação com os participantes de grupos de controle. Ainda não se sabe direito qual é o vínculo entre as duas coisas, mas a ligação suscita preocupação sobre o possível impacto da VPPB sobre a saúde óssea. Também está evidente que, em pacientes com vertigem, a densidade óssea deve ser monitorada com regularidade e muita atenção.

Estratégias para lidar com a vertigem

Estudos já mostraram que níveis baixos de *vitamina D* contribuem para o surgimento da VPPB. Sua suplementação, seja sozinha ou com o cálcio, reduz crises em pessoas que sofrem de VPPB.

A *terapia hormonal* se saiu melhor do que o placebo na redução da incidência de vertigem em mulheres na menopausa. Talvez isso aconteça porque a reposição de estrogênio ajuda a corrigir a metabolização de otoconias, restabelecendo o número de otoconias de que o ouvido interno precisa para haver estabilidade e equilíbrio.

Unir reposição hormonal e administração de vitamina D pode ser uma estratégia mais eficaz para a prevenção de crises.

A *manobra de Epley* é a versão mais conhecida do reposicionamento canalicular, tratamento usado em portadores de VPPB. O médico faz movimentos específicos para aliviar a sensação de tontura. Trata-se de um truque para botar os cristais de cálcio em seu respectivo lugar, restaurando a orientação e reduzindo tonturas. É importante ressaltar que esse método não funciona para todos os tipos de tontura. Pergunte ao seu médico se ele seria indicado para o seu caso.

Zumbido no ouvido

Sou uma mulher de 55 anos, mãe de gêmeos de 19 anos. Estou com o peso controlado e minha saúde é boa. Sou nutricionista formada, tenho uma alimentação saudável e atividade física faz parte do meu planejamento diário. Eu diria que entrei na menopausa oficialmente por volta dos 51 anos. O principal sintoma que tive foi o fogacho! Minhas ondas de calor foram pavorosas. Meu ginecologista perguntou se eram mais de cinco por dia e eu achei cômico! Não dá nem para contar de tantas que são. Passei alguns anos sofrendo com esses e outros sintomas. Achei que conseguiria combatê-los levando uma vida saudável. Ledo engano! Que desperdício de tempo! Acabei indo a um ginecologista especializado em menopausa, comecei a usar adesivos de estradiol e progesterona e os resultados foram ótimos!

Mais tarde, descobri que meus outros sintomas de menopausa eram a vertigem e o zumbido no ouvido! Só que na época não liguei os pontos, nem eu nem meus médicos. Cheguei a marcar consulta com um otorrino. Ele nunca cogitou a menopausa como um fator que pudesse ter a ver com os meus problemas. Ele achava que o zumbido era por causa de um show a que fui em que me sentei na primeira fila. Minha vertigem nunca foi explicada. No entanto, mais tarde, naquele mesmo ano, comecei a terapia hormonal e esses sintomas melhoraram bastante! Estou feliz pelo pior já ter passado!

— Debbi H.

O zumbido é um problema auditivo que cria a sensação de som constante nos ouvidos. Esse barulho fantasma pode ser de levemente incômodo a extremamente aflitivo, afetando a qualidade de vida de seu portador. Embora possa ser decorrente de vários fatores, como perda auditiva, exposição a sons altos, medicamentos e estresse psicológico, pesquisas recentes indicam a possibilidade de haver uma conexão entre o zumbido e a menopausa, e revelaram que *22% das mulheres na pós-menopausa declaram ter tido zumbidos.*

Alguns estudos sugerem que os hormônios reprodutivos podem ter relação com esse sintoma. Não surpreende, pois como o nível baixo de estrogênio na menopausa já foi associado à perda auditiva, sabemos que ele tem seu papel no funcionamento da audição. O estrogênio influencia o fluxo sanguíneo que vai para o ouvido e reduz a inflamação do nervo coclear e os danos aos neurônios essenciais às vias auditivas. Na menopausa, quando o estrogênio diminui, questões como o zumbido e a perda auditiva se tornam mais comuns. Infelizmente, precisamos de mais pesquisas para entender como o estrogênio age em tais mudanças auditivas.

Estratégias para lidar com o zumbido no ouvido

O zumbido pode ser incômodo à beça e muito nocivo. Espero que, com o passar do tempo, se desenvolvam tratamentos mais específicos e eficazes, e a gente compreenda melhor a relação entre o zumbido e a menopausa. Caso esteja enfrentando o zumbido, não deixe de discutir o problema com o médico ou consultar um otorrinolaringologista para receber mais opções de tratamento ou protocolos que aliviem o sintoma.

OPÇÕES FARMACOLÓGICAS

Em um estudo, descobriu-se que usuárias da *terapia hormonal* têm um *risco 50,5% mais baixo de ter zumbido em comparação com as não usuárias.* Esse resultado sugere que a terapia hormonal pode ser benéfica para o controle e prevenção do problema, mas precisamos de mais evidências para confirmar sua eficácia.

Torço para que esta Caixa de Ferramentas tenha sido útil e que você divida estes recursos com outras pessoas. No futuro, à medida que nosso conhecimento e nossa compreensão da menopausa for se expandindo, esperamos acrescentar mais sintomas e soluções. Você pode fazer parte desse movimento ao ter conversas francas sobre suas vivências — e, juntas, podemos continuar a normalizar a menopausa e acabar com o estigma que há em torno dela.

Fontes de informações sobre a menopausa

Como já mencionei algumas vezes, mantenho um "registro de médicos recomendados" no meu site. Caso você tenha um médico excelente especialista em menopausa, espero que cogite a possibilidade de visitar <thepauselife.com>, onde pode recomendá-lo ao nosso programa de referências imparcial. Assim, outras mulheres da sua região que estejam procurando um bom profissional terão acesso à sua indicação.

- Dieta Galveston: <galvestondiet.com>
- Pause Life: <thepauselife.com>
- Evernow: <start.evernow.com>
- Alloy Health: <myalloy.com>
- Menopause Society: <www.menopause.org>
- Midi Health: <joinmidi.com>

APÊNDICE A

Dados e estatísticas atualizados sobre o uso da terapia hormonal na menopausa

Talvez você considere útil levar as conclusões oficiais mais recentes sobre o uso da terapia hormonal na menopausa para a sua próxima consulta médica. Ofereça esses dados com um espírito colaborativo, quem sabe dizendo: "aqui estão algumas informações tiradas de fontes confiáveis sobre o uso da terapia hormonal em mulheres que estão na menopausa. Podemos nos basear nisso para decidir qual é a melhor linha de tratamento para os meus sintomas."

Em 2022, a North American Menopause Society (NAMS), agora Menopause Society, divulgou uma posição atualizada sobre a terapia hormonal, em documento intitulado "The 2022 Hormone Therapy Position Statement of the North American Menopause Society", e o consenso é de que para pessoas saudáveis nascidas com o sexo feminino e com menos de 60 anos, por até dez anos após o início da menopausa, os benefícios da terapia hormonal superam os riscos. Essa atualização foi uma mudança drástica das recomendações anteriores, que diziam que a terapia hormonal era recomendada apenas para sintomas muito fortes e na menor dosagem pelo mínimo de tempo possível.

Em 2020, a American Heart Association (AHA) publicou "Menopause Transition and Cardiovascular Disease Risk: Implications for Timing of Early Prevention: A Scientific Statement from the American Heart Association". A declaração reconheceu o aumento vertiginoso do risco cardiovascular gerado pela transição da menopausa e enfatizou a importância de estratégias de intervenção precoce para reduzir tal risco.

Os resultados mostraram que mulheres tratadas com a terapia hormonal e que também adotavam mudanças no estilo de vida e em sua alimentação corriam menos riscos cardiovasculares. Quando adoeciam, elas eram menos propensas a sofrer de circunstâncias adversas.

A Food and Drug Administration (FDA), agência regulatória dos Estados Unidos equivalente à Anvisa, aprovou a terapia hormonal como tratamento para quatro problemas associados à menopausa:

1. *Sintomas vasomotores:* ondas de calor, suor noturno, palpitações cardíacas e problemas de sono.

2. *Perda de densidade óssea:* enfraquecimento dos ossos e osteoporose.

3. *Hipoestrogenismo prematuro (deficiência de estrogênio):* em decorrência da menopausa ou da menopausa prematura resultante de cirurgias como ooforectomia (com ou sem histerectomia), radiação ou quimioterapia.

4. *Sintomas geniturinários:* inclui urinação frequente, urinação acompanhada de ardência, infecções recorrentes do trato urinário, ressecamento vaginal, dor durante o sexo.

Além de tudo isso, pesquisas apontam que a terapia hormonal pode melhorar e aliviar sintomas relacionados às seguintes condições:

- SARCOPENIA (PERDA DE MASSA MUSCULAR): A terapia hormonal neutraliza a sarcopenia ligada ao envelhecimento, à queda da produção de estrogênio e à transição da menopausa.

- COGNIÇÃO: Quando iniciada imediatamente após a histerectomia com ooforectomia bilateral, a reposição de estrogênio pode beneficiar as funções cognitivas da paciente.

- PROBLEMAS DE PELE E CAPILARES: Incluem a queda de cabelo e o afinamento da pele, maior incidência de hematomas e a perda da elasticidade da pele.

- DORES ARTICULARES: As participantes de diversos estudos declararam sentir menos dores articulares e enrijecimento com a terapia hormonal.

- DIABETES: Embora não seja aprovada pela FDA para tratar diabetes tipo 2, a terapia hormonal em mulheres saudáveis com diabetes tipo 2 preexistente melhora o controle glicêmico quando usada para combater os sintomas da menopausa.

- DEPRESSÃO: Embora não sejam aprovadas pela FDA para tratar depressão, as terapias baseadas no estrogênio podem reforçar a reação clínica a antidepressivos em mulheres na meia-idade e na terceira idade quando prescritas como tratamento para os sintomas da menopausa.

APÊNDICE B

Questionário sobre sintomas da menopausa (Escala de Greene)

Junto às informações atualizadas sobre a terapia hormonal que acabou de ver, você também pode preencher o questionário da Escala de Greene antes da consulta com um especialista em menopausa.

Atribua uma pontuação a cada um dos sintomas. As notas devem ser: 1 para leve, 2 para moderado, 3 para intenso e 0 caso você não tenha o sintoma. Depois disso, some tudo.

Em geral, um total igual ou superior a 15 indica que a deficiência de estrogênio está contribuindo para seus sintomas, e pela minha experiência isso significa que devemos começar a discutir a terapia hormonal imediatamente. A pontuação entre 20 e 50 é comum em mulheres sintomáticas, e de três a seis meses depois de iniciado um tratamento feito sob medida para você, sua pontuação deve cair para 10 pontos ou menos.

SINTOMA	PONTUAÇÃO
Ondas de calor	_____
Sensação de tontura	_____
Dores de cabeça	_____
Irritabilidade	_____
Depressão	_____
Sensação de não ser amada	_____
Ansiedade	_____
Mudanças de humor	_____
Insônia	_____
Cansaço anormal	_____
Dores nas costas	_____
Dores articulares	_____
Dores musculares	_____
Surgimento de pelos faciais	_____
Pele ressecada	_____
Sensação de formigamento	_____
Falta de libido	_____
Vagina ressecada	_____
Desconforto durante o sexo	_____
Frequência urinária	_____
TOTAL	_____

Adaptado de Greene JG. *Constructing a standard climacteric standard*. Maturitas 1998;29:25-31.

APÊNDICE C

Diário de ondas de calor/Diário de sintomas

Recomendo muito que você comece a fazer um diário de sintomas para registrar quaisquer mudanças que notar na sua saúde. Comece utilizando o espaço abaixo para anotar qualquer dor nova, aumento da fadiga, questões gastrointestinais, mudanças na pele ou no cabelo, ganho ou perda de peso, problemas de saúde mental ou de memória, entre outras coisas. Escreva com o máximo de detalhes possível — seu médico vai querer saber há quanto tempo você tem esses sintomas e se eles pioraram ou melhoraram com o tempo. Caso papel e caneta não façam seu estilo, use o aplicativo de notas no seu celular!

_____
_____
_____
_____
_____
_____
_____
_____
_____
_____
_____
_____
_____
_____
_____
_____

Referências Selecionadas

CAPÍTULO 1

Chen EH, Shofer FS, Dean AJ, et al. Gender disparity in analgesic treatment of emergency department patients with acute abdominal pain. *Academic Emergency Medicine*. 2008;15(5):414-418. doi: 10.1111/j.1553-2712.2008.00100.x.

Christianson MS, Ducie JA, Altman K, Khafagy AM, Shen W. Menopause education: needs assessment of American obstetrics and gynecology residents. *Menopause*. 2013;20(11):1120-1125. doi: 10.1097/GME.0b013e31828ced7f.

Dorr B. Contributor: in the misdiagnosis of menopause, what needs to change? AJMC.com. 14 set. 2022. Disponível em: <https://www.ajmc.com/view/contributor-in-the-misdiagnosis-of-menopause-what-needs-to-change->. Acesso em: 20 nov. 2023.

Eyster KM. The estrogen receptors: an overview from different perspectives. *Methods in Molecular Biology*. 2016;1366:1-10. doi: 10.1007/978-1-4939-3127-9_1.

Farquhar CM, Sadler L, Harvey SA, Stewart AW. The association of hysterectomy and menopause: a prospective cohort study. *BJOG: An International Journal of Obstetrics and Gynaecology*. 2005;112(7):956-9 62. doi: 10.1111/j.1471-0528.2005.00696.x.

Hill K. The demography of menopause. *Maturitas*. 1996;23(2):113-1 27. doi: 10.1016/0378-5122(95)00968-x.

Kling JM, MacLaughlin KL, Schnatz PF, et al. Menopause management knowledge in postgraduate family medicine, internal medicine, and obstetrics and gynecology residents: a cross-sectional survey. *Mayo Clinic Proceedings*. 2019;94(2):242-253. doi: 10.1016/j.mayocp.2018.08.033.

Lee P, Le Saux M, Siegel R, et al. Racial and ethnic disparities in the management of acute pain in US emergency departments: meta-analysis and systematic review. *American Journal of Emergency Medicine*. 2019;37(9):1770-1777. doi: 10.1016/j.ajem. 2019.06.014.

O'Neill S, Eden J. The pathophysiology of menopausal symptoms. *Obstetrics, Gynecology and Reproductive Medicine*. 2017; 27(10):303-310. doi: 10.1016/j.ogrm .2017.07.002.

Richardson MK, Coslov N, Woods NF. Seeking health care for perimenopausal symptoms: observations from the Women Living Better Survey. *Journal of Women's Health* (Larchmont). 2023;32(4):434-444. doi: 10.1089/jwh.2022.0230.

Samulowitz A, Gremyr I, Eriksson E, Hensing H. "Brave men" and "emotional women": a theory-guided literature review on gender bias in health care and 270 gendered norms towards patients with chronic pain. *Pain Research and Management*. 2018;2018:6358624. doi: 10.1155/2018/6358624.

Shetty SA, Chandini S, Fernandes SL, Safeekh AT. Hysteria: a historical perspective. *Archives of Medicine and Health Sciences*. 2020;8(2):312-315. doi: 10.4103/amhs.amhs_220_20.

Sözen T, Özışık L, Başaran NÇ. An overview and management of osteoporosis. *European Journal of Rheumatology.* 2017;4(1):46-56. doi: 10.5152/eurjrheum.2016.048.

Tasca C, Rapetti M, Carta MG, Fadda B. Women and hysteria in the history of mental health. *Clinical Practice and Epidemiology in Mental Health.* 2012;8:110-119. doi: 10.2174/1745017901208010110.

Watkins A. Reevaluating the grandmother hypothesis. *History and Philosophy of the Life Sciences.* 2021;43:103. doi: 10.1007/s40656-021-00455-x.

Wolff J. "Doctors don't know how to treat menopause symptoms". *AARP magazine.* 20 jul. 2018. Disponível em: <https://www.aarp.org/health/conditions-treatments/info-2018/menopause-symptoms-doctors-relief-treatment.html>. Acesso em: 20 nov. 2023.

CAPÍTULO 2

Cagnacci A, Venier M. The controversial history of hormone replacement therapy. *Medicina* (Kaunas). 2019;55(9):602. doi: 10.3390/medicina55090602.

Hersh AL, Stefanick ML, Stafford RS. National use of postmenopausal hormone therapy: annual trends and response to recent evidence. *JAMA.* 2004;291(1):47-53. doi: 10.1001/jama.291.1.47.

Kohn GE, Rodriguez KM, Hotaling J, Pastuszak AW. The history of estrogen therapy. *Sexual Medicine Reviews.* 2019;7(3):416-421. doi: 10.1016/j.sxmr.2019.03.006.

Pollycove R, Naftolin F, Simon JA. The evolutionary origin and significance of menopause. *Menopause.* 2011;18(3):336-342. doi: 10.1097/gme.0b013e3181ed957a.

Singh A, Kaur S, Walia I. A historical perspective on menopause and menopausal age. *Bulletin of the Indian Institute of History of Medicine Hyderabad.* 2002;32(2):121-135.

Smith DC, Prentice R, Thompson DJ, Herrmann WL. Association of exogenous estrogen and endometrial carcinoma. *New England Journal of Medicine.* 1975;293(23):1164- 1167. doi: 10.1056/NEJM197512042932302.

Smith K. Women's health research lacks funding—in a series of charts. *Nature.* 2023;617(7959):28-29. doi: 10.1038/d41586-023-01475-2.

Stefanick ML. Estrogens and progestins: background and history, trends in use, and guidelines and regimens approved by the US Food and Drug Administration. *American Journal of Medicine.* 2005;118(suppl. 12B):64-73. doi: 10.1016/j.ammed.2005.09.059.

Woods J, Warner E. The history of estrogen. *menoPAUSE blog.* Fev. 2016. Obstetrics and Gynecology, University of Rochester Medical Center. Disponível em: <https://www.urmc.rochester.edu/ob-gyn/ur-medicine-menopause-and-womens-health/menopause-blog/february-2016/the-history-of-estrogen.aspx>. Acesso em: 2 nov. 2023.

Wren B. The history and politics of menopause. Em: Panay N, Briggs P, Kovacs G (orgs.). *Managing the Menopause: 21st Century Solutions.* Cambridge: Cambridge University Press; 2015:20-28. doi: 10.1017/CBO9781316091821.005.

CAPÍTULO 3

American College of Obstetricians and Gynecologists. Hormone therapy and heart disease. Committee Opinion Nº. 565. *Obstetrics and Gynecology.* 2013;121:1407-1410.

Brown S. Shock, terror and controversy: how the media reacted to the Women's Health Initiative. *Climacteric.* 2012;15(3):275-280. doi: 10.3109/13697137.2012.660048.

El Khoudary SR, Aggarwal B, Beckie TM, *et al*. Menopause transition and cardiovascular disease risk: implications for timing of early prevention: a scientific statement from the American Heart Association. *Circulation*. 2020;142(25):e506-e532. doi: 10.1161/CIR.0000000000000912.

Hodis HN, Mack WJ. Menopausal hormone replacement therapy and reduction of all-cause mortality and cardiovascular disease: it is about time and timing. *Cancer Journal*. 2022;28(3):208-223. doi: 10.1097/PPO.0000000000000591.

Hodis HN, Mack WJ, Henderson VW, *et al*. Vascular effects of early versus late postmenopausal treatment with estradiol. *New England Journal of Medicine*. 2016;374(13):1221-1231. doi: 10.1056/NEJMoa1505241.

MacLennan AH. HRT: a reappraisal of the risks and benefits. *Medical Journal of Australia*. 2007;186(12):643-646. doi: 10.5694/j.1326-5377.2007.tb01084.x.

Manson JE, Chlebowski RT, Stefanick ML, *et al*. Menopausal hormone therapy and health outcomes during the intervention and extended poststopping phases of the Women's Health Initiative randomized trials. *JAMA*. 2013;310(13):1353-1368. doi: 10.1001/jama.2013.278040.

North American Menopause Society. Advisory Panel. The 2022 hormone therapy position statement of the North American Menopause Society. *Menopause*. 2022;29(7):767-794. doi: 10.1097/GME.0000000000002028.

Sarrel PM, Njike VY, Vinante V, Katz DL. The mortality toll of estrogen avoidance: an analysis of excess deaths among hysterectomized women aged 50 to 59 years. *American Journal of Public Health*. 2013;103(9):1583-1588. doi: 10.2105/AJPH.2013.301295.

Stefanick ML, Anderson GL, Margolis KL, *et al*. Effects of conjugated equine estrogens on breast cancer and mammography screening in postmenopausal women with hysterectomy. *JAMA*. 2006;295(14):1647-1657. doi: 10.1001/jama.295.14.1647.

Sturmberg JP, Pond DC. Impacts on clinical decision making: changing hormone therapy management after the WHI. *Australian Family Physician*. 2009;38(4):249-251, 253-255. PMID: 19350076.

Writing Group for the Women's Health Initiative Investigators. Risks and benefits of estrogen plus progestin in healthy postmenopausal women: principal results from the Women's Health Initiative Randomized Controlled Trial. *JAMA*. 2002;288(3):321-333. doi: 10.1001/jama.288.3.321.

Xiangyan R, Mueck AO. Optimizing menopausal hormone therapy: for treatment and prevention, menstrual regulation, and reduction of possible risks. *Global Health Journal*. 2022;6(2):61-69. doi: 10.1016/j.glohj.2022.03.003.

CAPÍTULO 4

Burden L. Menopause symptoms: women are leaving workforce for little-talked-about reason. Bloomberg.com. 18 jun. 2021. Disponível em: <https://www.bloomberg.com/news/articles/2021-06-18/women-are-leaving-the-workforce-for-a-little-talked-about-reason?embedded-checkout=true>. Acesso em: 20 nov. 2023.

Castrillon C. Why it's time to address menopause in the workplace.
Forbes. 22 mar. 2023. Disponível em: <https://www.forbes.com/sites/carolinecastrillon/2023/03/22/why-its-time-to-address-menopause-in-the-workplace/?sh=32d717a11f72&utm_source=newsletter&utm_medium=email&utm_campaign=forbeswomen&cdlcid=5fdca243b52f2e83d719194b>. Acesso em: 20 nov. 2023.

H.R.8774. 117th Congress (2021-2022): Menopause Research Act of 2022. Disponível em: <https://www.congress.gov/bill/117th-congress/house-bill/8774?s=1&r=13>. Acesso em: 2 nov. 2023.

Landi H. Menopause care is still a largely untapped market. Here's why investors and startups should dive in. Fierce Healthcare. 28 jun. 2023. Disponível em: <https://www.fiercehealthcare.com/health-tech/menopause-care-market-remains-largely-untapped-heres-why-investors-and-startups-should>. Acesso em: 2 dez. 2023.

Landry DA, Yakubovich E, Cook DP, Fasih S, Upham J, Vanderhyden BC. Metformin prevents age-associated ovarian fibrosis by modulating the immune landscape in female mice. *Science Advances*. 2022;8(35):eabq1475. doi: 10.1126/sciadv.abq1475.

Mosconi L, Berti V, Quinn C, et al. Sex differences in Alzheimer risk: brain imaging of endocrine *vs* chronologic aging. *Neurology*. 2017;89(13):1382-1390. doi: 10.1212/WNL.0000000000004425.

Robinton D. Funding women's health research can impact the economy by $150 billion. Fast Company. 21 mar. 2023. Disponível em: <https://www.fastcompany.com/90868245/global-economic-impact-of-ignoring-this-aspect-of-womens-health-is-150-billion-we-can-do-better>. Acesso em: 20 nov. 2023.

Saleh RNM, Hornberger M, Ritchie CW, Minihane AM. Hormone replacement therapy is associated with improved cognition and larger brain volumes in at-risk APOE4 women: results from the European Prevention of Alzheimer's Disease (EPAD) cohort. *Alzheimer's Research and Therapy*. 2023;15(1):10. doi: 10.1186/s13195-022-01121-5.

Study of menopause in the workplace, A. *Health Hub* blog. 19 fev. 2019. Forth. Disponível em: <https://www.forthwithlife.co.uk/blog/menopause-in-the-workplace/>. Acesso em: 20 nov. 2023.

Tang WY, Grothe D, Keshishian A, Morgenstern D, Haider S. Pharmacoeconomic and associated cost savings among women who were prescribed systemic conjugated estrogens therapy compared with those without menopausal therapy. *Menopause*. 2018;25(5):493-499. doi: 10.1097/GME.0000000000001028.

Temkin SM, Barr E, Moore H, Caviston JP, Regensteiner JG, Clayton JA. Chronic conditions in women: the development of a National Institutes of Health framework. *BMC Women's Health*. 2023;23(1):162. doi: 10.1186/s12905-023-02319-x.

Women's health: end the disparity in funding. *Nature*. 2023;617(8). doi: 10.1038/d41586-023-01472-5.

CAPÍTULO 5

Avis NE, Crawford SL, Greendale G, et al. Duration of menopausal vasomotor symptoms over the menopause transition. *JAMA Internal Medicine*. 2015;175(4):531-539. doi: 10.1001/jamainternmed.2014.8063.

Bae H, Lunetta KL, Murabito JM, et al. Genetic associations with age of menopause in familial longevity. *Menopause*. 2019;26(10):1204-1 212. doi: 10.1097/GME.0000000000001367.

Colditz GA, Willett WC, Stampfer MJ, Rosner B, Speizer FE, Hennekens CH. Menopause and the risk of coronary heart disease in women. *New England Journal of Medicine*. 1987;316(18):1105-10. doi: 10.1056/NEJM198704303161801.

Common misdiagnoses. The Menopause Charity. 21 out. 2021. Disponível em: <https://www.themenopausecharity.org/2021/10/21/common-misdiagnoses/>. Acesso em: 20 nov. 2023.

Delamater L, Santoro N. Management of the perimenopause. *Clinical Obstetrics and Gynecology.* 2018;61(3):419-432. doi: 10.1097/GRF.0000000000000389.

Ebong IA, Wilson MD, Appiah D, *et al.* Relationship between age at menopause, obesity, and incident heart failure: the Atherosclerosis Risk in Communities study. *Journal of the American Heart Association.* 2022;11(8):e024461. doi: 10.1161/JAHA.121.024461.

Farquhar CM, Sadler L, Harvey SA, Stewart AW. The association of hysterectomy and menopause: a prospective cohort study. *BJOG: An International Journal of Obstetrics and Gynaecology.* 2005;112(7):956-962. doi: 10.1111/j.1471-0528.2005.00696.x.

Faubion SS, Kuhle CL, Shuster LT, Rocca WA. Long-term health consequences of premature or early menopause and considerations for management. *Climacteric.* 2015;18(4):483-491. doi: 10.3109/13697137.2015.1020484.

Foster H, Hagan J, Brooks-Gunn J, Garcia J. Association between intergenerational violence exposure and maternal age of menopause. *Menopause.* 2022;29(3):284-292. doi: 10.1097/GME.0000000000001923.

Gold EB. The timing of the age at which natural menopause occurs. *Obstetrics and Gynecology Clinics of North America.* 2011;38(3):425-440. doi: 10.1016/j.ogc.2011.05.002.

Gottschalk MS, Eskild A, Hofvind S, Bjelland EK. The relation of number of childbirths with age at natural menopause: a population study of 310147 women in Norway. *Human Reproduction.* 2022;37(2):333-3 40. doi: 10.1093/humrep/deab246.

Hall JE. Endocrinology of the menopause. *Endocrinology and Metabolism Clinics of North America.* 2015;44(3):485-4 96. doi: 10.1016/j.ecl.2015.05.010.

Kok H, van Asselt K, van der Schouw Y, *et al.* Heart disease risk determines menopausal age rather than the reverse. *Journal of the American College of Cardiology.* 2006;47(10):1976-1983. doi: 10.1016/j.jacc.2005.12.066.

Langton CR, Whitcomb BW, Purdue-Smithe AC, *et al.* Association of oral contraceptives and tubal ligation with risk of early natural menopause. *Human Reproduction.* 2021;36(7):1989-1998. doi: 10.1093/humrep/deab054.

Li S, Ma L, Huang H, *et al.* Loss of muscle mass in women with premature ovarian insufficiency as compared with healthy controls. *Menopause.* 2023;30(2):122-127. doi: 10.1097/GME.0000000000002120.

Mishra GD, Pandeya N, Dobson AJ, *et al.* Early menarche, nulliparity and the risk for premature and early natural menopause. *Human Reproduction.* 2017;32(3):679-686. doi: 10.1093/humrep/dew350.

Newson L, Lewis R. Delayed diagnosis and treatment of menopause is wasting NHS appointments and resources. Artigo apresentado em: Royal College of General Practitioners Annual Conference; 2021; Londres.

Parente RC, Faerstein E, Celeste RK, Werneck GL. The relationship between smoking and age at the menopause: a systematic review. *Maturitas.* 2008;61:287-298. doi: 10. 1016/j.maturitas.2008.09.021.

Rosendahl M, Simonsen MK, Kjer JJ. The influence of unilateral oophorectomy on the age of menopause. *Climacteric.* 2017;20(6):540-544. doi: 10.1080/13697137.2017.1369512.

Sarnowski C, Kavousi M, Isaacs S, *et al.* Genetic variants associated with earlier age at menopause increase the risk of cardiovascular events in women. *Menopause.* 2018;25(4):451-457.

Secoșan C, Balint O, Pirtea L, Grigoraș D, Bălulescu L, Ilina R. Surgically induced menopause: a practical review of literature. *Medicina* (Kaunas). 2019;55(8):482. doi: 10.3390/medicina55080482.

Shadyab AH, Macera CA, Shaffer RA, et al. Ages at menarche and menopause and reproductive lifespan as predictors of exceptional longevity in women: the Women's Health Initiative. *Menopause*. 2017;24(1):35-44. doi: 10.1097/GME.0000000000000710.

Shared decision-making. National Learning Consortium. Dez. 2013. Disponível em: <https://www.healthit.gov/sites/default/files/nlc_shared_decision_making_fact_sheet.pdf>. Acesso em: 2 nov. 2023.

CAPÍTULO 6

Abildgaard J, Tingstedt J, Zhao Y, et al. Increased systemic inflammation and altered distribution of T-cell subsets in postmenopausal women. *PLoS One*. 2020;15(6):e0235174. doi: 10.1371/journal.pone.0235174.

Bermingham KM, Linenberg I, Hall WL, et al. Menopause is associated with postprandial metabolism, metabolic health and lifestyle: the ZOE PREDICT study. *EBioMedicine*. 2022;85:104303. doi: 10.1016/j.ebiom.2022.104303.

Brinton RD, Yao J, Yin F, Mack WJ, Cadenas E. Perimenopause as a neurological transition state. *Nature Reviews Endocrinology*. 2015;11(7):393-4 05. doi: 10.1038/nrendo.2015.82.

Buckinx F, Aubertin-Leheudre M. Sarcopenia in menopausal women: current perspectives. *International Journal of Women's Health*. 2022;14:805-819. doi: 10. 2147/IJWH.S340537.

Cheng CH, Chen LR, Chen KH. Osteoporosis due to hormone imbalance: an overview of the effects of estrogen deficiency and glucocorticoid overuse on bone turnover. *International Journal of Molecular Sciences*. 2022;23(3):1376. doi: 10.3390/ijms23031376.

Cui W, Zhao L. The influence of 17β-estradiol plus norethisterone acetate treatment on markers of glucose and insulin metabolism in women: a systematic review and meta-analysis of randomized controlled trials. *Frontiers in Endocrinology* (Lausanne). 2023;14:1137406. doi: 10.3389/fendo.2023.1137406.

Dam V, van der Schouw YT, Onland-Moret NC, et al. Association of menopausal characteristics and risk of coronary heart disease: a pan-European case-cohort analysis. *International Journal of Epidemiology*. 2019;48(4):1275-1285. doi:10.1093/ije/dyz016.

De Paoli M, Zakharia A, Werstuck GH. The role of estrogen in insulin resistance: a 276 review of clinical and preclinical data. *American Journal of Pathology*. 2021;191(9):1490-1498. doi: 10.1016/j.ajpath.2021.05.011.

Geraci A, Calvani R, Ferri E, Marzetti E, Arosio B, Cesari M. Sarcopenia and menopause: the role of estradiol. *Frontiers in Endocrinology* (Lausanne). 2021;12:682012. doi: 10.3389/fendo.2021.682012.

Giannos P, Prokopidis K, Candow DG, et al. Shorter sleep duration is associated with greater visceral fat mass in US adults: findings from NHANES, 2011-2014. *Sleep Medicine*. 2023;105:78-84. doi: 10.1016/j.sleep.2023.03.013.

Gibson CJ, Shiozawa A, Epstein AJ, Han W, Mancuso S. Association between vasomotor symptom frequency and weight gain in the Study of Women's Health Across the Nation. *Menopause*. 2023;30(7):709-716. doi: 10.1097/GME.0000000000002198.

Gosset A, Pouillès JM, Trémollieres F. Menopausal hormone therapy for the management of osteoporosis. *Best Practice and Research Clinical Endocrinology and Metabolism*. 2021;35(6):101551. doi: 10.1016/j.beem.2021.101551.

Herrera AY, Mather M. Actions and interactions of estradiol and glucocorticoids in cognition and the brain: implications for aging women. *Neuroscience and Biobehavioral Reviews*. 2015;55:36-52. doi: 10.1016/j.neubiorev.2015.04.005.

Hettchen M, von Stengel S, Kohl M, et al. Changes in menopausal risk factors in early postmenopausal osteopenic women after 13 months of high-intensity exercise: the randomized controlled ACTLIFE-R CT. *Clinical Interventions in Aging.* 2021;16:83-96. doi: 10.2147/CIA.S283177.

Hou Q, Guan Y, Yu W, et al. Associations between obesity and cognitive impairment in the Chinese elderly: an observational study. *Clinical Interventions in Aging.* 2019;14:367-373. doi: 10.2147/CIA.S192050.

Juppi HK, Sipilä S, Fachada V, et al. Total and regional body adiposity increases during menopause: evidence from a follow-up study. *Aging Cell.* 2022;21(6):e13621. doi: 10.1111/acel.13621.

Katsoulis M, Benetou V, Karapetyan T, et al. Excess mortality after hip fracture in elderly persons from Europe and the USA: the CHANCES project. *Journal of Internal Medicine.* 2017;281(3):300-310. doi: 10.1111/joim.12586.

Ko S-H , Kim H-S. Menopause-associated lipid metabolic disorders and foods beneficial for postmenopausal women. *Nutrients.* 2020;12(1):202. Disponível em: <https://doi.org/10.3390/nu12010202>.

Kodoth V, Scaccia S, Aggarwal B. Adverse changes in body composition during the menopausal transition and relation to cardiovascular risk: a contemporary review. *Women's Health Reports* (New Rochelle). 2022;3(1):573-581. doi: 10.1089/whr.2021.0119.

Maki PM, Jaff NG. (2022) Brain fog in menopause: a health-care professional's guide for decision-making and counseling on cognition. *Climacteric.* 2022;25:6:570-578. doi: 10.1080/13697137.2022.2122792.

Marsh ML, Oliveira MN, Vieira-Potter VJ. Adipocyte metabolism and health after the menopause: the role of exercise. *Nutrients.* 2023;15(2):444. doi: 10.3390/nu15020444.

Mauvais-Jarvis F, Manson JE, Stevenson JC, Fonseca VA. Menopausal hormone therapy and type 2 diabetes prevention: evidence, mechanisms, and clinical implications. *Endocrine Reviews.* 2017;38(3):173-188. doi: 10.1210/er.2016-1146.

McCarthy M, Raval AP. The peri-menopause in a woman's life: a systemic inflammatory phase that enables later neurodegenerative disease. *Journal of Neuroinflammation.* 2020;17(317). doi: 10.1186/s12974-020-01998-9.

Menopause and bone loss. Endocrine Society. 22 ago. 2023. Disponível em: <https://www.endocrine.org/patient-engagement/endocrine-library/menopause-and-bone-loss>. Acesso em: 21 nov. 2023.

Miller AP, Chen YF, Xing D, Feng W, Oparil S. Hormone replacement therapy and inflammation: interactions in cardiovascular disease. *Hypertension.* 2003;42(4):657- 663. doi: 10.1161/01.HYP.0000085560.02979.0C.

Panula J, Pihlajamäki H, Mattila VM, et al. Mortality and cause of death in hip fracture patients aged 65 or older: a population-based study. *BMC Musculoskeletal Disorders.* 2011;12:105. doi: 10.1186/1471-2474-12-105.

Papadakis GE, Hans D, Rodriguez EG, et al. Menopausal hormone therapy is associated with reduced total and visceral adiposity: the OsteoLaus cohort. *Journal of Clinical Endocrinology and Metabolism.* 2018;103(5):1948-1957. doi: 10.1210/jc.2017-02449.

Pertesi S, Coughlan G, Puthusseryppady V, Morris E, Hornberger M. Menopause, cognition and dementia: a review. *Post Reproductive Health.* 2019;25(4):200-206. doi: 10.1177/2053369119883485.

Porchia LM, Vazquez-Marroquin G, Ochoa-Précoma R, Pérez-Fuentes R, Gonzalez-Mejia ME. Probiotics' effect on visceral and subcutaneous adipose tissue: a systematic review of randomized controlled trials. *European Journal of Clinical Nutrition*. 2022;76(12):1646-1656. doi: 10.1038/s41430-022-01135-0.

Pu D, Tan R, Yu Q, Wu J. Metabolic syndrome in menopause and associated factors: a meta-analysis. *Climacteric*. 2017;20(6):583-591. doi: 10.1080/13697137.2017.1386649.

Santoro N, Randolph JF Jr. Reproductive hormones and the menopause transition. *Obstetrics and Gynecology Clinics of North America*. 2011;38(3):455-466. doi: 10.1016/j.ogc.2011.05.004.

Schelbaum E, Loughlin L, Jett S, et al. Association of reproductive history with brain MRI biomarkers of dementia risk in midlife. *Neurology*. 2021;97(23):e2328-e2339. doi: 10.1212/WNL.0000000000012941.

Shanmugan S, Epperson CN. Estrogen and the prefrontal cortex: towards a new understanding of estrogen's effects on executive functions in the menopause transition. *Human Brain Mapping*. 2014;35(3):847-8 65. doi: 10.1002/hbm.22218.

Williamson L. Hormones are key in brain health differences between men and women. American Heart Association. 1º fev. 2021. Disponível em: <https://www.heart.org/en/news/2021/02/01/hormones-are-key-in-brain-health-differences-between-men-and-women>. Acesso em: 4 ago. 2021.

Yasui T, Maegawa M, Tomita J, et al. Changes in serum cytokine concentrations during the menopausal transition. *Maturitas*. 2007;56(4):396-403. doi: 10.1016/j.maturitas.2006.11.002.

Zeydan B, Atkinson EJ, Weis DM, et al. Reproductive history and progressive multiple sclerosis risk in women. *Brain Communications*. 2020;2(2):fcaa185. doi: 10.1093/braincomms/fcaa185.

Zhang H, Ma K, Li RM, et al. Association between testosterone levels and bone mineral density in females aged 40–60 years from NHANES 2011–2016. *Science Reports*. 30 set. 2022;12(1):16426. Disponível em: <https://doi.org/10.1038/s41598-022-21008-7>.

CAPÍTULO 7

American College of Obstetricians and Gynecologists. Postmenopausal estrogen therapy: route of administration and risk of venous thromboembolism. Committee Opinion Nº. 556. *Obstetrics and Gynecology*. 2013;121:887-890.

Bianchi VE, Bresciani E, Meanti R, Rizzi L, Omeljaniuk RJ, Torsello A. The role of androgens in women's health and wellbeing. *Pharmacological Research*. 2021;171:105758. doi: 10.1016/j.phrs.2021.105758.

Cold S, Cold F, Jensen MB, Cronin-Fenton D, Christiansen P, Ejlertsen B. Systemic or vaginal hormone therapy after early breast cancer: a Danish observational cohort study. *Journal of the National Cancer Institute*. 2022;114(10):1347-1354. doi: 10 .1093/jnci/djac112.

DiSilvestro JB, Haddad J, Robison K, et al. Barriers to hormone therapy following prophylactic bilateral salpingo-oophorectomy in BRCA1/2 mutation carriers. *Menopause*. 2023;30(7):732-737. doi: 10.1097/GME.0000000000002201.

FDA takes action against compounded menopause hormone therapy drugs. Fierce Biotech, 10 jan. 2008. Disponível em: <https://www.fiercebiotech.com/biotech/fda-takes-action-against-compounded-menopause-hormone-therapy-drugs>. Acesso em: 21 nov. 2023.

Hamoda H, Panay N, Pedder H, Arya R, Savvas M. The British Menopause Society and Women's Health Concern 2020 recommendations on hormone replacement therapy in menopausal women. *Post Reproductive Health.* 2020;26(4):181-209. doi: 10.1177/2053369120957514.

Huber D, Seitz S, Kast K, Emons G, Ortmann O. Hormone replacement therapy in BRCA mutation carriers and risk of ovarian, endometrial, and breast cancer: a systematic review. *Journal of Cancer Research and Clinical Oncology.* 2021;147(7):2035-2045. doi: 10.1007/s00432-021-03629-z.

North American Menopause Society. Advisory Panel. The 2022 hormone therapy position statement of the North American Menopause Society. *Menopause.* 2022;29(7):767-794. doi: 10.1097/GME.0000000000002028.

Pinkerton JV. Concerns about compounded bioidentical menopausal hormone therapy. *Cancer Journal.* 2022;28(3):241-245. doi: 10.1097/PPO.0000000000000597.

Tang J, Chen LR, Chen KH. The utilization of dehydroepiandrosterone as a sexual hormone precursor in premenopausal and postmenopausal women: an overview. *Pharmaceuticals* (Basileia). 2021;15(1):46. doi: 10.3390/ph15010046.

CAPÍTULO 8

Brigden ML. Clinical utility of the erythrocyte sedimentation rate. *American Family Physician.* 1999;60(5):1443-1450.

Dwyer JB, Aftab A, Radhakrishnan R, et al. Hormonal Treatments for Major Depressive Disorder: State of the Art [correção publicada em *American Journal of Psychiatry.* 1º jul. 2020;177(7):642] [correção publicada em *American Journal of Psychiatry.* 1º out. 2020;177(10):1009]. *American Journal of Psychiatry.* 2020;177(8):686-705. doi:10.1176/appi.ajp.2020.19080848.

Evron JM, Herman WH, McEwen LN. Changes in screening practices for prediabetes and diabetes since the recommendation for hemoglobin A1c testing [correção publicada em *Diabetes Care.* 2020;43(9):2323]. *Diabetes Care.* 2019;42(4):576-584. doi: 10.2337/dc17-1726.

Freeman AM, Rai M, Morando DW. Anemia screening. [Atualização: 25 jul. 2023]. Em: StatPearls [Internet]. Treasure Island, FL: StatPearls Publishing; 2023. Disponível em: <https://www.ncbi.nlm.nih.gov/books/NBK499905/>. Acesso em: 21 nov. 2023.

Gervais NJ, Au A, Almey A, Duchesne A, Gravelsins L, Brown A, Reuben R, Baker-Sullivan E, Schwartz DH, Evans K, Bernardini MQ, Eisen A, Meschino WS, Foulkes WD, Hampson E, Einstein G. Cognitive markers of dementia risk in middle-aged women with bilateral salpingo-oophorectomy prior to menopause. *Neurobiol Aging.* Out. 2020;94:1-6. doi: 10.1016/j.neurobiolaging.2020.04.019. Epub 29 abr. 2020. PMID: 32497876.

Greene JG. Constructing a standard climacteric scale. *Maturitas.* 1998;29(1):25-31. doi: 10.1016/s0378-5122(98)00025-5.

Greene JG. A factor analytic study of climacteric symptoms. *Journal of Psychosomatic Research.* 1976;20:425-430.

Heaney RP. Vitamin D in health and disease. *Clinical Journal of the American Society of Nephrology.* 2008;3(5):1535-41. doi: 10.2215/CJN.01160308.

Mauvais-Jarvis F, Manson JE, Stevenson JC, Fonseca VA. Menopausal hormone therapy and type 2 diabetes prevention: evidence, mechanisms, and clinical implications. *Endocr Rev.* 1º jul. 2017;38(3):173-188. Disponível em: <https://doi.org/10.1210/er.2016-1146>.

Maxfield L, Shukla S, Crane JS. Zinc deficiency. [Atualização: 28 jun. 2023]. Em: StatPearls [Internet]. Treasure Island, FL: StatPearls Publishing; 2023. Disponível em: <https://www.ncbi.nlm.nih.gov/books/NBK493231/>. Acesso em: 21 nov. 2023.

Mei Y, Williams JS, Webb EK, Shea AK, MacDonald MJ, Al-Khazraji BK. Roles of hormone replacement therapy and menopause on osteoarthritis and cardiovascular disease outcomes: a narrative review. *Front Rehabil Sci*. 28 mar. 2022;3:825147. doi: 10.3389/fresc.2022.825147. PMID: 36189062; PMCID: PMC9397736.

Onambélé-Pearson GL, Tomlinson DJ, Morse CI, Degens H. A prolonged hiatus in postmenopausal HRT does not nullify the therapy's positive impact on ageing related sarcopenia. *PLoS One*. 5 mai. 2021;16(5):e0250813. doi: 10.1371/journal.pone.0250813. PMID: 33951065; PMCID: PMC8099084.

Parva NR, Tadepalli S, Singh P, et al. Prevalence of vitamin D deficiency and associated risk factors in the US population (2011–2012). *Cureus*. 2018;10(6):e2741. doi: 10.7759/cureus.2741.

Prasad M, Sara J, Widmer RJ, Lennon R, Lerman LO, Lerman A. Triglyceride and triglyceride/HDL (high density lipoprotein) ratio predict major adverse cardiovascular outcomes in women with non-obstructive coronary artery disease. *Journal of the American Heart Association*. 2019;8(9):e009442. doi: 10.1161/JAHA.118.009442.

Ridker PM. High-sensitivity C-reactive protein and cardiovascular risk: rationale for screening and primary prevention. *American Journal of Cardiology*. 2003;92(4B):17K- 22K. doi: 10.1016/s0002-9149(03)00774-4.

Schwalfenberg GK, Genuis SJ. The importance of magnesium in clinical healthcare. *Scientifica* (Cairo). 2017;2017:4179326. doi: 10.1155/2017/4179326.

Watson J, Round A, Hamilton W. Raised inflammatory markers. *BMJ*. 2012;344:e454. doi: 10.1136/bmj.e454.

CAPÍTULO 9

Cowan S, Dordevic A, Sinclair AJ, Truby H, Sood S, Gibson S. Investigating the efficacy and feasibility of using a whole-of-diet approach to lower circulating levels of C-reactive protein in postmenopausal women: a mixed methods pilot study. *Menopause*. 2023;30(7):738-749. doi: 10.1097/GME.0000000000002188.

Hao S, Tan S, Li J, et al. Dietary and exercise interventions for perimenopausal women: a health status impact study. *Frontiers in Nutrition*. 2022;8:752500. doi: 10. 3389/fnut.2021.752500.

Hao S, Tan S, Li J, et al. The effect of diet and exercise on climacteric symptomatology. *Asia Pacific Journal of Clinical Nutrition*. 2022;31(3):362-370. doi: 10.6133/apjcn.202209_31(3).0004.

Mishra N, Mishra VN, Devanshi. Exercise beyond menopause: dos and don'ts. *Journal of Midlife Health*. 2011;2(2):51-56. doi: 10.4103/0976-7800.92524.

Olson EJ. Can lack of sleep make you sick? Mayo Clinic, 28 nov. 2018. Disponível em: <https://www.mayoclinic.org/diseases-conditions/insomnia/expert-answers/lack-of-sleep/faq-20057757>. Acesso em: 21 nov. 2023.

CAPÍTULO 10

Abe RAM, Masroor A, Khorochkov A, et al. The role of vitamins in non-alcoholic fatty liver disease: a systematic review. *Cureus*. 2021;13(8):e16855. doi: 10.7759/cureus.16855.

Abildgaard J, Ploug T, Al-Saoudi E, et al. Changes in abdominal subcutaneous adipose tissue phenotype following menopause is associated with increased visceral fat mass. *Scientific Reports*. 2021;11:14750. Disponível em: <https://doi.org/10.1038/s41598-021-94189-2>.

Agostini D, Zeppa Donati S, Lucertini F, et al. Muscle and bone health in postmenopausal women: role of protein and vitamin D supplementation combined with exercise training. *Nutrients.* 2018;10(8):1103. doi: 10.3390/nu10081103.

Alcohol and the immune system: what you should know. Gateway Foundation, 16 dez. 2022. Disponível em: <https://www.gatewayfoundation.org/addiction-blog/alcohol-immune-system/>. Acesso em: 8 set. 2023.

Angum F, Khan T, Kaler J, Siddiqui L, Hussain A. The prevalence of autoimmune disorders in women: a narrative review. *Cureus.* 2020;12(5):e8094. doi: 10.7759/cureus.8094.

Arab A, Rafie N, Amani R, Shirani F. The role of magnesium in sleep health: a systematic review of available literature. *Biological Trace Element Research.* 2023;201(1):121-128. doi: 10.1007/s12011-022-03162-1.

Baan EJ, de Roos EW, Engelkes M, et al. Characterization of asthma by age of onset: a multi-database cohort study. *Journal of Allergy and Clinical Immunology in Practice.* 2022;10(7):1825-1834.e8. doi: 10.1016/j.jaip.2022.03.019.

Baker FC, Lampio L, Saaresranta T, Polo-Kantola P. Sleep and sleep disorders in the menopausal transition. *Sleep Medicine Clinics.* 2018;13(3):443-456. doi: 10.1016/j.jsmc.2018.04.011.

Barnard ND, Kahleova H, Holtz DN, et al. A dietary intervention for vasomotor symptoms of menopause: a randomized, controlled trial. *Menopause.* 2023;30(1):80-87. doi: 10.1097/GME.0000000000002080.

Behrman S, Crockett C. Severe mental illness and the perimenopause. *BJPsych Bulletin.* 2023:1-7. doi:10.1192/bjb.2023.89.

Beaumont M, Goodrich JK, Jackson MA, et al. Heritable components of the human fecal microbiome are associated with visceral fat. *Genome Biology.* 2016;17(1):189. doi: 10.1186/s13059-016-1052-7.

Boneva RS, Lin J-MS, Unger ER. Early menopause and other gynecologic risk indicators for chronic fatigue syndrome in women. *Menopause.* 2015;22(8):826-834. doi: 10.1097/GME.0000000000000411.

Boneva RS, Maloney EM, Lin JM, et al. Gynecological history in chronic fatigue syndrome: a population-based case-control study. *Journal of Women's Health* (Larchmont). 2011;20(1):21-28. doi: 10.1089/jwh.2009.1900.

Calvani R, Picca A, Coelho-Júnior HJ, Tosato M, Marzetti E, Landi F. Diet for the prevention and management of sarcopenia. *Metabolism.* 2023;146:155637. doi: 10.1016/j.metabol.2023.155637.

Carpenter JS, Sheng Y, Pike C, et al. Correlates of palpitations during menopause: a scoping review. *Women's Health* (Londres). 2022;18:17455057221112267. doi: 10.1177/17455057221112267.

Chacko SA, Song Y, Manson JE, et al. Serum 25-hydroxyvitamin D concentrations in relation to cardiometabolic risk factors and metabolic syndrome in postmenopausal women. *American Journal of Clinical Nutrition.* 2011;94(1):209-217. doi: 10.3945/ajcn.110.010272.

Chen C, Gong X, Yang X, et al. The roles of estrogen and estrogen receptors in gastrointestinal disease. *Oncology Letters.* 2019;18(6):5673-5680. doi: 10.3892/ol.2019.10983.

Chen HC, Chung CH, Chen VCF, Wang YC, Chien WC. Hormone replacement therapy decreases the risk of tinnitus in menopausal women: a nationwide study. *Oncotarget.* 2018;9(28):19807-19816. doi: 10.18632/oncotarget.24452.

Chen Y, Zhang Y, Zhao G, et al. Difference in leukocyte composition between women before and after menopausal age, and distinct sexual dimorphism. *PLoS One.* 2016;11(9):e0162953. doi: 10.1371/journal.pone.0162953.

Chessa MA, Iorizzo M, Richert B, et al. Pathogenesis, clinical signs and treatment recommendations in brittle nails: a review [correção publicada em *Dermatology and Therapy* (Heidelberg). 2020;10(1):231-232]. *Dermatology and Therapy* (Heidelberg). 2020;10(1):15-27. doi: 10.1007/s13555-019-00338-x.

Chilibeck PD, Candow DG, Landeryou T, Kaviani M, Paus-Jenssen L. Effects of creatine and resistance training on bone health in postmenopausal women. *Medicine and Science in Sports and Exercise*. 2015;47(8):1587-1595. doi: 10.1249/MSS.0000000000000571.

Chimenos-Kustner E, Marques-Soares MS. Burning mouth and saliva. *Medicina Oral*. 2002;7(4):244-253. PMID: 12134125.

Cicero AFG, Colletti A, Bellentani S. Nutraceutical approach to non-alcoholic fatty liver disease (NAFLD): the available clinical evidence. *Nutrients*. 2018;10(9):1153. doi: 10.3390/nu10091153.

Davis SR. Androgen therapy in women, beyond libido. *Climacteric*. 2013;16 Suppl 1:18- 24. doi: 10.3109/13697137.2013.801736.

da Costa Hime LFC, Carvalho Lopes CM, Roa CL, et al. Is there a beneficial effect of gamma-linolenic acid supplementation on body fat in postmenopausal hypertensive women? a prospective randomized double-blind placebo-controlled trial. *Menopause*. 2021;28(6):699-705. doi: 10.1097/GME.0000000000001740.

Decandia D, Landolfo E, Sacchetti S, Gelfo F, Petrosini L, Cutuli D. 2022. n-3 PUFA improve emotion and cognition during menopause: a systematic review. *Nutrients*. 2022;14(9):1982. doi: 10.3390/nu14091982.

Deecher DC, Dorries K. Understanding the pathophysiology of vasomotor symptoms (hot flushes and night sweats) that occur in perimenopause, menopause, and postmenopause life stages. *Archives of Women's Mental Health*. 2007;10(6):247-257. doi: 10.1007/s00737-007-0209-5.

de Koning L, Merchant AT, Pogue J, Anand SS. Waist circumference and waist-to-hip ratio as predictors of cardiovascular events: meta-regression analysis of prospective studies. *European Heart Journal*. 2007;28(7):850-856. doi: 10.1093/eurheartj/ehm026.

Desai MK, Brinton RD. Autoimmune disease in women: endocrine transition and risk across the lifespan. *Frontiers in Endocrinology* (Lausanne). 2019;10:265. doi: 10.3389/fendo.2019.00265.

DiStefano JK. NAFLD and NASH in postmenopausal women: implications for diagnosis and treatment. *Endocrinology*. 2020;161(10):bqaa134. doi: 10.1210/endocr/bqaa134.

Doshi SB, Agarwal A. The role of oxidative stress in menopause. *Journal of Midlife Health*. 2013;4(3):140-146. doi: 10.4103/0976-7800.118990.

Dutt P, Chaudhary S, Kumar P. Oral health and menopause: a comprehensive review on current knowledge and associated dental management. *Annals of Medical and Health Science Research*. 2013;3(3):320-323. Disponível em: <http://www.ncbi.nlm.nih.gov/pmc/articles/pmc3793432/>.

Elffers TW, de Mutsert R, Lamb HJ, et al. Body fat distribution, in particular visceral fat, is associated with cardiometabolic risk factors in obese women. *PLoS One*. 2017;12(9):e0185403. doi: 10.1371/journal.pone.0185403.

Epstein JB, Marcoe JH. Topical application of capsaicin for treatment of oral neuropathic pain and trigeminal neuralgia. *Oral Surgery, Oral Medicine, Oral Pathology, and Oral Radiology*. 1994;77(2):135-140. doi: 10.1016/0030-4220(94)90275-5.

Florentino GS, Cotrim HP, Vilar CP, Florentino AV, Guimarães GM, Barreto VS. Nonalcoholic fatty liver disease in menopausal women. *Arquivos de Gastroenterologia*. 2013;50(3):180-185. doi: 10.1590/S0004-28032013000200032.

Fong C, Alesi S, Mousa A, et al. Efficacy and safety of nutrient supplements for glycaemic control and insulin resistance in type 2 diabetes: an umbrella review and hierarchical evidence synthesis. *Nutrients.* 2022;14(11):2295. doi: 10.3390/ nu14112295.

Forabosco A, Criscuolo M, Coukos G, et al. Efficacy of hormone replacement therapy in postmenopausal women with oral discomfort. *Oral Surgery, Oral Medicine, Oral Pathology, and Oral Radiology.* 1992;73(5):570-574. doi: 10.1016/0030-4220(92)90100-5.

Galhardo APM, Mukai MK, Baracat MCP, et al. Does temporomandibular disorder correlate with menopausal symptoms? *Menopause.* 2022;29(6):728-733. doi: 10.1097/GME.0000000000001962.

Gava G, Orsili I, Alvisi S, Mancini I, Seracchioli R, Meriggiola MC. Cognition, mood and sleep in menopausal transition: the role of menopause hormone therapy. *Medicina* (Kaunas). 2019;55(10):668. doi: 10.3390/medicina55100668.

Geller SE, Studee L. Botanical and dietary supplements for mood and anxiety in menopausal women. *Menopause.* 2007;14(3 Pt 1):541-549. doi: 10.1097/01.gme.0000236934.43701.c5.

Gibson CJ, Shiozawa A, Epstein AJ, Han W, Mancuso S. Association between vasomotor symptom frequency and weight gain in the Study of Women's Health Across the Nation. *Menopause.* 2023;30(7):709-716. doi: 10.1097/GME.0000000000002198.

Gregersen I, Høibraaten E, Holven KB, et al. Effect of hormone replacement therapy on atherogenic lipid profile in postmenopausal women. *Thrombosis Research.* 2019;184:1-7. doi: 10.1016/j.thromres.2019.10.005.

Gremeau-Richard C, Woda A, Navez ML, et al. Topical clonazepam in stomatodynia: a randomised placebo-controlled study. *Pain.* 2004;108(1-2):51-57. doi: 10.1016/j.pain.2003.12.002.

Gualano B, Macedo AR, Alves CR, et al. Creatine supplementation and resistance training in vulnerable older women: a randomized double-blind placebo-controlled clinical trial. *Experimental Gerontology.* 2014;53:7-15. doi: 10.1016/j.exger.2014.02.003.

Hansen ESH, Aasbjerg K, Moeller AL, Gade EJ, Torp-Pedersen C, Backer V. Hormone replacement therapy and development of new asthma. *Chest.* 2021;160(1):45-52. doi: 10.1016/j.chest.2021.01.054.

Hatzichristou D, Kirana PS, Banner L, et al. Diagnosing sexual dysfunction in men and women: sexual history taking and the role of symptom scales and questionnaires. *Journal of Sexual Medicine.* 2016;13(8):1166-1182.

Hatzichristou D, Rosen RC, Broderick G, et al. Clinical evaluation and management strategy for sexual dysfunction in men and women. *Journal of Sexual Medicine.* 2004;1(1):49-57.

Heckmann SM, Kirchner E, Grushka M, Wichmann MG, Hummel T. A double-blind study on clonazepam in patients with burning mouth syndrome. *Laryngoscope.* 2012;122(4):813-816. doi: 10.1002/lary.22490.

Herrera AY, Hodis HN, Mack WJ, Mather M. Estradiol therapy after menopause mitigates effects of stress on cortisol and working memory. *Journal of Clinical Endocrinology and Metabolism.* 2017;102(12):4457-4466. doi: 10.1210/jc.2017-00825.

Herrera AY, Mather M. Actions and interactions of estradiol and glucocorticoids in cognition and the brain: implications for aging women. *Neuroscience and Biobehavioral Reviews.* 2015;55:36-52. doi: 10.1016/j.neubiorev.2015.04.005.

Hunter GR, Singh H, Carter SJ, Bryan DR, Fisher G. Sarcopenia and its implications for metabolic health. *Journal of Obesity.* 2019;2019:8031705. doi: 10.1155/2019/8031705.

Hyon JY, Han SB. Dry eye disease and vitamins: a narrative literature review. *Applied Sciences.* 2022;12(9):4567. doi: 10.3390/app12094567.

Illescas-Montes R, Melguizo-Rodríguez L, Ruiz C, Costela-Ruiz VJ. Vitamin D and autoimmune diseases. *Life Sciences*. 2019;233:116744. doi: 10.1016/j.lfs.2019.116744.

Institute of Medicine (US) and National Research Council (US) Committee on the Framework for Evaluating the Safety of Dietary Supplements. *Dietary Supplements: A Framework for Evaluating Safety*. Washington, DC: National Academies Press (US); 2005. Appendix K, Prototype Focused Monograph: Review of Antiandrogenic Risks of Saw Palmetto Ingestion by Women. Disponível em: <https://www.ncbi.nlm.nih.gov/books/NBK216069/>. Acesso em: 21 nov. 2023.

Janssen I, Powell LH, Kazlauskaite R, Dugan SA. Testosterone and visceral fat in midlife women: the Study of Women's Health Across the Nation (SWAN) fat patterning study. *Obesity* (Silver Spring). 2010;18(3):604-610. doi: 10.1038/oby.2009.251.

Jaroenlapnopparat A, Charoenngam N, Ponvilawan B, Mariano M, Thongpiya J, Yingchoncharoen P. Menopause is associated with increased prevalence of nonalcoholic fatty liver disease: a systematic review and meta-analysis. *Menopause*. 2023;30(3):348- 354. doi: 10.1097/GME.0000000000002133.

Jeong SH. Benign paroxysmal positional vertigo risk factors unique to perimenopausal women. *Frontiers in Neurology*. 2020;11:589605. doi: 10.3389/fneur.2020.589605.

Jett S, Malviya N, Schelbaum E, et al. Endogenous and exogenous estrogen exposures: how women's reproductive health can drive brain aging and inform Alzheimer's prevention. *Frontiers in Aging Neuroscience*. 2022;14:831807. doi: 10.3389/fnagi.2022.831807.

Kendall AC, Pilkington SM, Wray JR, et al. Menopause induces changes to the stratum corneum ceramide profile, which are prevented by hormone replacement therapy. *Science Reports*. 2022;12:21715. doi: 10.1038/s41598-022-26095-0.

Kendrick M. Should women be offered cholesterol lowering drugs to prevent cardiovascular disease? No. *BMJ*. 2007;334(7601):983. doi: 10.1136/bmj.39202.397488.AD.

Khadilkar SS. Musculoskeletal disorders and menopause. *Journal of Obstetrics and Gynaecology of India*. 2019;69(2):99-103. doi: 10.1007/s13224-019-01213-7.

Khunger N, Mehrotra K. Menopausal acne: challenges and solutions. *International Journal of Women's Health*. 2019;11:555-567. doi: 10.2147/IJWH.S174292.

Kim MS, Choi YJ, Lee YH. Visceral fat measured by computed tomography and the risk of breast cancer. *Translational Cancer Research*. 2019;8(5):1939-1949. doi: 10.21037/tcr.2019.09.16.

Kim SE, Min JS, Lee S, et al. Different effects of menopausal hormone therapy on non-alcoholic fatty liver disease based on the route of estrogen administration. *Science Reports*. 2023;13:15461. Disponível em: <https://doi.org/10.1038/s41598-023-42788-6>.

Kingsberg SA, Faubion SS. Clinical management of hypoactive sexual desire disorder in postmenopausal women. *Menopause*. 2022;29(9):1083-1085. doi: 10.1097/GME.0000000000002049.

Klempel MC, Kroeger CM, Bhutani S, Trepanowski JF, Varady KA. Intermittent fasting combined with calorie restriction is effective for weight loss and cardio-protection in obese women. *Nutrition Journal*. 2012;11:98. doi: 10.1186/1475-2891-11-98.

Ko J, Park YM. Menopause and the loss of skeletal muscle mass in women. *Iranian Journal of Public Health*. 2021;50(2):413-414. doi: 10.18502/ijph.v50i2.5362.

Kodoth V, Scaccia S, Aggarwal B. Adverse changes in body composition during the menopausal transition and relation to cardiovascular risk: a contemporary review. *Women's Health Reports* (New Rochelle). 2022;3(1):573-581. doi: 10.1089/ whr.2021.0119.

Koppen LM, Whitaker A, Rosene A, Beckett RD. Efficacy of berberine alone and in combination for the treatment of hyperlipidemia: a systematic review. *Journal of Evidence Based Complementary Alternative Medicine*. 2017;22(4):956-968. doi: 10.1177/2156587216687695.

Kroenke CH, Caan BJ, Stefanick ML, et al. Effects of a dietary intervention and weight change on vasomotor symptoms in the Women's Health Initiative. *Menopause*. 2012;19(9):980-988. doi: 10.1097/gme.0b013e31824f606e.

Krüger M, Obst A, Ittermann T, et al. Menopause is associated with obstructive sleep apnea in a population-based sample from Mecklenburg-Western Pomerania, Germany. *Journal of Clinical Medicine*. 2023;12(6):2101. doi: 10.3390/jcm12062101.

Lakhan SE, Vieira KF. Nutritional therapies for mental disorders. *Nutrition Journal*. 2008;7:2. doi: 10.1186/1475-2891-7-2.

Lambeau KV, McRorie JW Jr. Fiber supplements and clinically proven health benefits: how to recognize and recommend an effective fiber therapy. *Journal of the American Association of Nurse Practitioners*. 2017;29(4):216-223. doi: 10.1002/2327-6924.12447.

Leon-Ferre RA, Novotny P, Faubion SS, et al. A randomized, double-blind, placebo-controlled trial of oxybutynin for hot flashes: ACCRU study SC-1603. Artigo apresentado em: 2018 San Antonio Breast Cancer Symposium; San Antonio, TX; 7 dez. 2018. Abstract GS6-02.

Lephart ED, Naftolin F. Menopause and the skin: old favorites and new innovations in cosmeceuticals for estrogen-deficient skin. *Dermatology and Therapy* (Heidelberg). 2021;11(1):53-69. doi: 10.1007/s13555-020-00468-7.

Leslie MA, Cohen DJA, Liddle DM, et al. A review of the effect of omega-3 polyunsaturated fatty acids on blood triacylglycerol levels in normolipidemic and borderline hyperlipidemic individuals. *Lipids in Health and Disease*. 2015;14:53. doi: 10.1186/s12944-015-0049-7.

Lim S, Moon JH, Shin CM, Jeong D, Kim B. Effect of *Lactobacillus sakei*, a probiotic derived from kimchi, on body fat in Koreans with obesity: a randomized controlled study. *Endocrinology and Metabolism* (Seul). 2020;35(2):425-434. doi: 10.3803/EnM.2020.35.2.425.

Lin CM, Davidson TM, Ancoli-Israel S. Gender differences in obstructive sleep apnea and treatment implications. *Sleep Medicine Reviews*. 2008;12(6):481-496. doi: 10.1016/j.smrv.2007.11.003.

Liu Y, Alookaran JJ, Rhoads JM. Probiotics in autoimmune and inflammatory disorders. *Nutrients*. 2018;10(10):1537. doi: 10.3390/nu10101537.

Lu CB, Liu PF, Zhou YS, et al. Musculoskeletal pain during the menopausal transition: a systematic review and meta-analysis. *Neural Plasticity*. 2020;2020:8842110. doi: 10.1155/2020/8842110.

Lufkin EG, Wahner HW, O'Fallon WM, et al. Treatment of postmenopausal osteoporosis with transdermal estrogen. *Annals of Internal Medicine*. 1992;117(1):1-9. doi: 10.7326/0003-4819-117-1-1.

Maki PM, Jaff NG. (2022) Brain fog in menopause: a health-care professional's guide for decision-making and counseling on cognition. *Climacteric*. 2022;25(6):570-578. doi: 10.1080/13697137.2022.2122792.

Maki PM, Rubin LH, Savarese A, et al. Stellate ganglion blockade and verbal memory in midlife women: evidence from a randomized trial. *Maturitas*. 2016;92:123-129. doi: 10.1016/j.maturitas.2016.07.009.

Mannucci C, Casciaro M, Sorbara EE, et al. Nutraceuticals against oxidative stress in autoimmune disorders. *Antioxidants* (Basileia). 2021;10(2):261. doi: 10.3390/antiox10020261.

Manson JE, Chlebowski RT, Stefanick ML, et al. Menopausal hormone therapy and health outcomes during the intervention and extended poststopping phases of the Women's Health Initiative randomized trials. *JAMA*. 2013;310(13):1353-1368. doi: 10.1001/jama.2013.278040.

Mao T, Huang F, Zhu X, Wei D, Chen L. (2021). Effects of dietary fiber on glycemic control and insulin sensitivity in patients with type 2 diabetes: a systematic review and meta-analysis. *Journal of Functional Foods*. 2021;82:104500. doi: 10.1016/j.jff.2021.104500.

Mitchell ES, Woods NF. Pain symptoms during the menopausal transition and early postmenopause. *Climacteric*. 2010;13(5):467-478. doi: 10.3109/13697137.2010.483025.

Momin ES, Khan AA, Kashyap T, et al. The effects of probiotics on cholesterol levels in patients with metabolic syndrome: a systematic review. *Cureus*. 2023;15(4):e37567. doi: 10.7759/cureus.37567.

Morozov S, Isakov V, Konovalova M. Fiber-enriched diet helps to control symptoms and improves esophageal motility in patients with non-erosive gastroesophageal reflux disease. *World Journal of Gastroenterology*. 2018;24(21):2291-2299. doi: 10.3748/wjg.v24.i21.2291.

Mosconi L, Berti V, Dyke J, et al. Menopause impacts human brain structure, connectivity, energy metabolism, and amyloid-beta deposition. *Science Reports*. 2021;11:10867. doi: 10.1038/s41598-021-90084-y.

Nie G, Yang X, Wang Y, et al. The effects of menopause hormone therapy on lipid profile in postmenopausal women: a systematic review and meta-analysis. *Frontiers in Pharmacology*. 2022;13:850815. doi: 10.3389/fphar.2022.850815.

North American Menopause Society. Management of osteoporosis in postmenopausal women: the 2021 position statement of the North American Menopause Society. *Menopause*. 2021;28(9):973-997. doi: 10.1097/GME.0000000000001831.

North American Menopause Society. Advisory Panel. The 2023 nonhormone therapy position statement of the North American Menopause Society. *Menopause*. 2023;30(6):573-590. doi: 10.1097/GME.0000000000002200.

Ogun OA, Büki B, Cohn ES, Janky KL, Lundberg YW. Menopause and benign paroxysmal positional vertigo. *Menopause*. 2014;21(8):886-889. doi: 10.1097/GME.0000000000000190.

Papadakis GE, Hans D, Gonzalez Rodriguez E, et al. Menopausal hormone therapy is associated with reduced total and visceral adiposity: the OsteoLaus cohort. *Journal of Clinical Endocrinology and Metabolism*. 2018;103(5):1948-1957. doi: 10.1210/jc.2017-02449.

Parish SJ, Kling JM. Testosterone use for hypoactive sexual desire disorder in postmenopausal women. *Menopause*. 2023;30(7):781-783. doi: 10.1097/GME.0000000000002190.

Park Y, Sinn DH, Kim K, et al. Associations of physical activity domains and muscle strength exercise with non-alcoholic fatty liver disease: a nation-wide cohort study. *Science Reports*. 2023;13:4724. doi: 10.1038/s41598-023-31686-6.

Pasiakos SM, Lieberman HR, Fulgoni VL 3rd. Higher-protein diets are associated with higher HDL cholesterol and lower BMI and waist circumference in US adults. *Journal of Nutrition*. 2015;145(3):605-614. doi: 10.3945/jn.114.205203.

Peters BA, Lin J, Qi Q, et al. Menopause is associated with an altered gut microbiome and estrobolome, with implications for adverse cardiometabolic risk in the Hispanic Community Health Study/Study of Latinos. *mSystems*. 2022;7(3):e0027322. doi: 10.1128/msystems.00273-22.

Peters BA, Santoro N, Kaplan RC, Qi Q. Spotlight on the gut microbiome in menopause: current insights. *International Journal of Women's Health*. 2022;14:1059-1072. doi: 10.2147/IJWH.S340491.

Proksch E, Schunck M, Zague V, Segger D, Degwert J, Oesser S. Oral intake of specific bioactive collagen peptides reduces skin wrinkles and increases dermal matrix synthesis. *Skin Pharmacology and Physiology.* 2014;27(3):113-119. doi: 10.1159/000355523.

Robinson JL, Johnson PM, Kister K, Yin MT, Chen J, Wadhwa S. Estrogen signaling impacts temporomandibular joint and periodontal disease pathology. *Odontology.* 2020;108(2):153-165. doi: 10.1007/s10266-019-00439-1.

Sanchez M, Darimont C, Drapeau V, et al. Effect of *Lactobacillus rhamnosus* CGMCC1.3724 supplementation on weight loss and maintenance in obese men and women. *British Journal of Nutrition.* 2014;111(8):1507-1519. doi: 10.1017/S0007114513003875.

Sardella A, Lodi G, Demarosi F, Tarozzi M, Canegallo L, Carrassi A. *Hypericum perforatum* extract in burning mouth syndrome: a randomized placebo-controlled study. *Journal of Oral Pathology and Medicine.* 2008;37(7):395-401. doi: 10.1111/j.1600-0714.2008.00663.x.

Shah SA, Tibble H, Pillinger R, et al. Hormone replacement therapy and asthma onset in menopausal women: national cohort study. *Journal of Allergy and Clinical Immunology.* 2021;147(5):1662-1670. doi: 10.1016/j.jaci.2020.11.024.

Sheng Y, Carpenter JS, Elomba CD, et al. Effect of menopausal symptom treatment options on palpitations: a systematic review. *Climacteric.* 2022;25(2):128-140. doi: 10.1080/13697137.2021.1948006.

Sheng Y, Carpenter JS, Elomba CD, et al. Review of menopausal palpitations measures. *Women's Midlife Health.* 2021;7(1):5. doi: 10.1186/s40695-021-00063-6.

Shibli F, El Mokahal A, Saleh S, Fass R. Menopause is an important risk factor for GERD and its complications in women. *American Journal of Gastroenterology.* 2021;116:S168- S169. doi: 10.14309/01.ajg.0000774008.23848.49.

Shulman LP. Transdermal hormone therapy and bone health. *Clinical Interventions in Aging.* 2008;3(1):51-54. doi: 10.2147/cia.s937.

Siddle N, Sarrel P, Whitehead M. The effect of hysterectomy on the age at ovarian failure: identification of a subgroup of women with premature loss of ovarian function and literature review. *Fertility and Sterility.* 1987;47(1):94-100. doi: 10.1016/s0015-0282(16)49942-5.

Silva TR, Spritzer PM. Skeletal muscle mass is associated with higher dietary protein intake and lower body fat in postmenopausal women: a cross-sectional study. *Menopause.* 2017;24(5):502-509. doi: 10.1097/GME.0000000000000793.

Singh A, Asif N, Singh PN, Hossain MM. Motor nerve conduction velocity in postmenopausal women with peripheral neuropathy. *Journal of Clinical and Diagnostic Research.* 2016;10(12):CC13-CC16. doi: 10.7860/JCDR/2016/23433.9004.

Stevenson J, Medical Advisory Council of the British Menopause Society. Prevention and treatment of osteoporosis in women. *Post Reproductive Health.* 2023;29(1):11-14. doi: 10.1177/20533691221139902.

Studd J. Ten reasons to be happy about hormone replacement therapy: a guide for patients. *Menopause International.* 2010;16(1):44-46. doi: 10.1258/mi.2010.010001.

Tarhuni M, Fotso MN, Gonzalez NA, et al. Estrogen's tissue-specific regulation of the SLC26A6 anion transporter reveal a phenotype of kidney stone disease in estrogen-deficient females: a systematic review. *Cureus.* 2023;15(9):e45839. doi: 10.7759/cureus.45839.

Taylor-Swanson L, Wong AE, Pincus D, et al. The dynamics of stress and fatigue across menopause: attractors, coupling, and resilience. *Menopause.* 2018;25(4):380-390. doi: 10.1097/GME.0000000000001025.

Thaung Zaw JJ, Howe PRC, Wong RHX. Long-term resveratrol supplementation improves pain perception, menopausal symptoms, and overall well-being in postmenopausal women: findings from a 24-month randomized, controlled, crossover trial. *Menopause*. 2020;28(1):40-49. doi: 10.1097/GME.0000000000001643.

Tijerina A, Barrera Y, Solis-Pérez E, et al. Nutritional risk factors associated with vasomotor symptoms in women aged 40-65 years. *Nutrients*. 2022;14(13):2587. doi: 10.3390/nu14132587.

Triebner K, Johannessen A, Puggini L, et al. Menopause as a predictor of new-onset asthma: a longitudinal northern European population study. *Journal of Allergy and Clinical Immunology*. 2016;137(1):50-57.e6. doi: 10.1016/j.jaci.2015.08.019.

Turek J, Gąsior Ł. Estrogen fluctuations during the menopausal transition are a risk factor for depressive disorders. *Pharmacology Reports*. 2023;75:32-43. Disponível em: <https://doi.org/10.1007/s43440-022-00444-2>.

Volpe A, Lucenti V, Forabosco A, et al. Oral discomfort and hormone replacement therapy in the post-menopause. *Maturitas*. 1991;13(1):1-5. doi: 10.1016/0378-5122(91)90279-y.

Wardrop RW, Hailes J, Burger H, Reade PC. Oral discomfort at menopause. *Oral Surgery, Oral Medicine, Oral Pathology, and Oral Radiology*. 1989;67(5):535-40. doi: 10.1016/0030-4220(89)90269-7.

Waxman J, Zatzkis SM. (1986) Fibromyalgia and menopause. *Postgraduate Medicine*. 1986;80(4):165-171. doi: 10.1080/00325481.1986.11699544.

Wesström J, Ulfberg J, Nilsson S. Sleep apnea and hormone replacement therapy: a pilot study and a literature review. *Acta Obstetricia et Gynecologica Scandinavica*. 2005;84(1):54-57. doi: 10.1111/j.0001-6349.2005.00575.x.

Whalley LJ, Starr JM, Deary IJ. Diet and dementia. *Journal of the British Menopause Society*. 2004;10(3):113-117. doi: 10.1258/1362180043654575.

Wong RHX, Evans HM, Howe PRC. Resveratrol supplementation reduces pain experience by postmenopausal women. *Menopause*. 2017;24(8):916-922. doi: 10.1097/GME.0000000000000861.

Yan H, Yang W, Zhou F, et al. Estrogen improves insulin sensitivity and suppresses gluconeogenesis via the transcription factor Foxo1. *Diabetes*. 2019;68(2):291-304. doi: 10.2337/db18-0638.

Yoo SZ, No MH, Heo JW, et al. Role of exercise in age-related sarcopenia. *Journal of Exercise Rehabilitation*. 2018;14(4):551-558. doi: 10.12965/jer.1836268.134.

Zdzieblik D, Oesser S, König D. Specific bioactive collagen peptides in osteopenia and osteoporosis: long-term observation in postmenopausal women. *Journal of Bone Metabolism*. 2021;28(3):207-213. doi: 10.11005/jbm.2021.28.3.207.

Zhang S, Hu J, Fan W, et al. Aberrant cerebral activity in early postmenopausal women: a resting-state functional magnetic resonance imaging study. *Frontiers in Cellular Neuroscience*. 2018;12:454. doi: 10.3389/fncel.2018.00454.

Zhu D, Chung HF, Dobson AJ, et al. Vasomotor menopausal symptoms and risk of cardiovascular disease: a pooled analysis of six prospective studies. *American Journal of Obstetrics and Gynecology*. 2020;223(6):898.e1-898.e16. doi: 10.1016/j.ajog.2020.06.039.

Agradecimentos

Ao exprimir minha gratidão pela jornada incrível que foi a escrita de *A nova menopausa*, fico embevecida com o apoio e a inspiração inabaláveis das pessoas que tiveram um papel fundamental nesta empreitada.

Meu maior agradecimento é à minha família — minha fortaleza ao longo deste processo. Ao meu marido, Christopher Haver; minhas filhas, Katherine Haver que é minha lua e estrelas, e Madeline Haver que é meu sol; e minha irmã, Leah Lynn Pastor — seu incentivo contínuo, suas ideias inestimáveis e a fé inabalável na minha capacidade foram a força motriz por trás deste projeto.

Em memória dos meus irmãos que estão no céu — Jep, Bob e Jude Pastor —, a morte precoce deles continua sendo um lembrete doloroso dos motivos pelos quais embarquei nesta jornada e me ajudou a não perder o rumo.

Ao meu pai no céu, Patrick J. Pastor — que teve uma vida bem vivida e foi muito amado. À minha mãe, Mary Marguerite Landry Pastor — o fato de ela ter sobrevivido ao impensável sempre será uma inspiração para mim.

Um agradecimento especial a Gretchen Lees por sua colaboração preciosa. Suas ideias e sua amizade transformaram minha prosa científica seca em uma narrativa coerente, repleta de humor, inteligência e sentimento.

À minha agente, Heather Jackson — obrigada por ficar do meu lado durante o processo de dar vida a dois livros, por sempre ouvir minhas ideias e, acima de tudo, por ser uma amiga maravilhosa.

Estendo minha gratidão à editora Marnie Cochran e à equipe excepcional da Harmony Rodale, em especial a Jonathan Sung, pelas contribuições na diagramação e na produção deste livro.

Agradeço de todo coração à equipe interna do Pause Life — a incomparável Jen Pearson —, pessoas sem as quais eu trabalharia na escuridão; a Jamie Hadley, que administra meu tempo e todas as oportunidades que me aparecem; a Margaret Walsh, que representa a alma da nossa empresa; a Dawn Drogash, cuja capacidade de organização é ímpar; e a Gabi Anderson, Zach Toth, Jackie Schaiper, Kristen Lewis, Victoria Thomas e Sara Joseph — por não deixarem o barco afundar e administrarem incontáveis mensagens nas redes sociais e e-mails, centenas de milhares de estudantes nos nossos programas, milhares de encomendas mensais dos nossos produtos, tudo isso enquanto mantêm a minha sanidade para eu ter mais tempo para pesquisar e escrever.

Agradeço demais a Donna Gately, meu braço direito e esquerdo. Obrigada por chamar a minha atenção quando era necessário e cobrar que eu assuma a responsabilidade pelas coisas que importam de verdade. Eu não conseguiria escrever este livro sem você.

À minha equipe na Mary Claire Wellness Clinic — Joan Moss, Stacy Lord, Ciara Madigan, Kennedy Harrington e Mary Turner —, obrigada pela dedicação às minhas pacientes e pela constante colaboração.

Devo muito às outras vozes que falam de menopausa nas redes sociais — um grupo incrível de profissionais brilhantes, motivados e em sincronia que inclui: a dra. Sharon Malone, a dra. Kelly Casperson, a dra. Corinne Menn, o dr. Avrum Bluming e a equipe da Estrogen Matters, a dra. Suzanne Gilberg-Lenz, a dra. Alicia Jackson, Tamsen Fadal, Alisa Volkman, a dra. Heather Hirsh, a dra. Lisa Mosconi, a dra. Vonda Wright, a dra. Gabrielle Lyon, Alicia Jackson, Anne Fulenwider e Monica Molenaar. O apoio constante, o interesse e o engajamento no compartilhamento de ideias, além da celebração dos sucessos alheios, têm sido inestimáveis.

À minha tribo da Ilha de Galveston — Heidi Seigel, Cara Koza, Pamela Gabriel, Emily Root, a dra. Erica Kelly, a dra. Lisa Farmer, Stephanie Vasut, Le Bergin, Tysh Mefferd, Amy Gaido e Paige Cook —, obrigada pela amizade inabalável, pelos filhos que fazem do meu mundo um lugar melhor, pelas milhares de risadas que damos juntas e pelos abraços para aplacar minhas lágrimas.

Um agradecimento especial às minhas primas (que na verdade são irmãs) Marla Fowler, Lizette Thompson e Gerryl Krilic, pelo amor e pelo apoio inesgotáveis.

Minha imensa gratidão à dra. Sharon McCloskey, à dra. Kate White, à dra. Belinda Schwertner, ao dr. Russel Snyder, a Deb Millard, à dra. Jen Ashton, a Naomi Watts, a Ani Hadjinian, a Amy Griffin, a Brené Brown e ao dr. Anthony (Tony) Youn, a Stephannie Haver Castex e a Rosemary Haver, pelas colaborações e pela influência que exerceram sobre essa jornada.

E por fim, a todo mundo que me segue e fala comigo pelas redes sociais: sua busca por conhecimento e orientação a respeito da menopausa me tornou uma médica e educadora melhor, e dou muito valor à confiança que vocês depositam em mim para lutar a nosso favor. Obrigada por alimentar minha paixão pela pesquisa e direcioná-la a buscar respostas — e por ser uma parte integral de *A nova menopausa*. Este livro para vocês.

Índice remissivo

A

A revolução dos músculos (Lyon), 169
abusos, histórico de, 77
acetato de medroxiprogesterona, 37, 45
acne, 263-265
adenomiose, 134, 180
afinamento da pele, 152, 226-230
Allen, Edgar, 34
Alloy Health, 56, 299
amamentação, 31
American Board of Obstetrics and Gynecology (ABOG), 51, 165-166
American College of Physicians, 38
American Heart Association (AHA), 47, 54, 71, 151, 300-301
amparo corporativo, 58-59
andrógenos, 112, 124-129, 130
androstenediona, 112, 127-128
antiandrógenos, 265
apneia obstrutiva do sono, 182-184
Apolipoproteína B [Lp(a)], 157
asma, 184-186
atividade física. *Ver* cardio (treino aeróbico); exercício (atividade física); treino de resistência
ATM (articulação temporomandibular), 193-194
avanços na medicina especializada em menopausa, 52-61
   acesso à assistência médica, 56
   amparo no ambiente de trabalho, 58-59
   caminhos futuros, 59-61
   ciência e pesquisas, 53-56
   custos com saúde, 57-58
   normalizando a conversa, 59-60
   opções de produtos e oportunidades para startups, 57
   sobre, 52-53

B

batimento cardíaco irregular, 151, 248-250
bazedoxifeno, 122
BiEST, 117
bioimpedância, 105, 106
Bluming, Avrum, 42
boca, sensação de ardência na, 285-287
bolinhas (terapia hormonal), 119, 126-127
bolinhas Biote, 126-127
British Menopause Society, 136

C

caixa de ferramentas
   como usar, 178
   hábitos diários, 165-176. *Ver também* hábitos diários em prol da saúde durante a menopausa
   sintomas e soluções, 177-298
câncer
   contraindicação do uso de terapia hormonal, 132
   do trato gastrointestinal, 258
   menopausa induzida cirurgicamente como tratamento de, 79-80
   probióticos para, 260-261
   riscos do uso da terapia hormonal, 36-38, 40-49, 121-122
   uso de terapia hormonal pós-tratamento de, 121-122, 135-137
câncer de cólon, 258
câncer de mama
   contraindicação do uso de terapia hormonal, 132
   menopausa induzida cirurgicamente como tratamento de, 79-80
   probióticos para, 260-261
   riscos do uso da terapia hormonal, 42-44

uso de terapia hormonal pós-tratamento de, 121-122, 135-137
câncer de mama receptor de estrogênio positivo, 121-122, 132
câncer de ovário, 79, 136-137
câncer endometrial, 36-37, 113, 136
câncer receptor de progesteronas, 132
cápsulas de progesterona oral micronizada, 45
cardio (treino aeróbico), 169, 175, 232, 281-282. *Ver também* exercício (atividade física)
Castrillon, Caroline, 59
certificação do conselho, para médicos, 49-51
cheiro de suor, 178, 265-267
ciclo menstrual, 73-74, 86-87, 115, 178-182
ciência e pesquisas, 38, 39-51, 53-56
Cleghorn, Elinor, 23
coágulos, 120, 134
cognição, 55, 152, 158
colesterol alto. *Ver* taxas de colesterol
comunidade on-line, 174
consumo de álcool, 76, 168, 176, 245, 228
Contracep, 37
contraceptivos orais, 77-78, 114-115, 123
costeletas. *Ver* crescimento de pelos indesejados
crescimento de pelos indesejados, 261-262, 270-271

D

danos ao fígado e disfunção, 120, 126, 133, 156, 199-202
deficiência de ferro, 160
demência (doença de Alzheimer), 55, 99-102, 158, 232
densitometria óssea, 93, 105, 106. *Ver também* osteoporose
depleção folicular (disfunção), 80-81
depressão, 75, 140, 152, 158-159, 251-255
"desequilíbrio hormonal", 89-90
desidroepiandrosterona (DHEA), 112, 127-128, 263, 290
DEXA, 93, 105, 106
DHEA (desidroepiandrosterona), 112, 127-128, 263, 290
diabetes, 97-99, 152, 158, 172, 274-275, 279
diabetes tipo 2, 97-99, 152, 158, 172, 274-275, 279
diário de sintomas, 148, 305-306

didrogesterona, 37
dieta. *Ver* nutrição e dieta
Dieta Galveston, 223, 224, 276-277, 299
diindolilmetano, 128-129
disestesias, 288-289
disfunção da articulação temporomandibular (DTM), 193-194
disfunção metabólica, 97
disfunção sexual, 127, 194-199
distúrbios do sono, 208-212
DIUs contendo progestina, 124
doença arterial coronariana, 94-96
doença de Alzheimer, 55, 99-102, 158, 232
doença hepática gordurosa não alcoólica (DHGNA), 199-202. *Ver também* danos ao fígado e disfunção
doença hepática, 199-202. *Ver também* danos ao fígado e disfunção
doença tromboembólica, 120, 132-133
doenças autoimunes, 202-204
doenças da tireoide, 84
Doisy, Edward, 34
"dominância de estrogênio", 89-90
dor musculoesquelética, 152, 204-208
dores articulares, 152, 204-208
dores de cabeça, 134-135, 138-140, 212-215
Duavive, 122, 140

E

embolia pulmonar, 120, 133
encefalomielite miálgica, 217-219
endometriose, 79, 133-134
engajamento comunitário, 174
envelhecimento
    após o período reprodutivo, 33-34
    da pele, 228
    definição de, 27-28
    do cérebro, 55-56, 99-100
    do sistema reprodutivo, 27-29. *Ver também* menopausa e medicina voltada para a menopausa
    ganho de gordura visceral e, 102-103
envelhecimento cerebral, 55, 99-100
envelhecimento endocrinológico, 27-29. *Ver também* menopausa e medicina voltada para a menopausa

enxaquecas, 134-135, 138-140, 212-215
escore de cálcio coronariano, 48-49, 95-96
estigma emocional da menopausa, 22-25
estradiol
    custos, 131
    DHEA e, 127-128
    formulações, 117
    para depressão, 253-254
    para osteoporose, 248
    sobre, 111, 116
    vias de administração, 118-119
estriol, 111, 117, 229
Estrogen Matters (Bluming & Tavris), 42
estrogênio equino conjugado, 34-35, 37, 45, 233, 248
estrogênio vaginal, 120-121
estrógenos. *Ver também* terapia hormonal na menopausa
    contexto histórico como terapia, 34-38
    contraindicações, 132-135
    declínio dos ovários e, 31-32, 88-90
    efeito anti-inflamatório de, 168
    efeitos colaterais, 137-140
    em pílulas anticoncepcionais, 114-115
    fases do ciclo menstrual e, 86-87
    fórmulas e dosagens, 130
    lactação e queda de, 31-32
    risco de câncer e uso de, 36-37, 40-49, 132
    riscos à saúde com a queda de, 90-107
    saúde cardiovascular e, 46-49, 54
    sintéticos *versus* bioidênticos, 115-117
    sobre, 111
    uso no tratamento pós-câncer, 121-122, 135-137
    vias de administração, 118-121
estrona, 111
etnia como fator que predispõe à menopausa prematura, 74-75
Evernow, 56, 299
exame baseado em saliva, 117
exame de anemia, 160
exame de inflamação crônica, 160-161
exame de rastreamento para a menopausa, 22
exame de sangue, 155-161
exame de urina, 67, 117
exame DUTCH, 67, 117

exercício (atividade física)
    como autocuidado, 161
    como prevenção para sarcopenia, 280-281
    fadiga e, 217
    idade do início da menopausa e, 76
    otimização do sono e, 173
    para doença hepática gordurosa não alcoólica, 201-202
    para dor musculoesquelética, 207
    para mudanças corporais, 224
    para prevenção de osteoporose, 247
    recomendações, 168-169, 175
    resistência à insulina e, 98-99, 278

F

fadiga, 159, 160, 215-219
falência ovariana, 31, 34, 80-82, 88-90, 112
fases de mudança reprodutiva, 65-82
    fatores da menopausa natural, 73-78
    histerectomia e, 78, 79
    insuficiência ovariana prematura, 80-82
    menopausa, 71. *Ver também* menopausa e medicina voltada para a menopausa
    menopausa induzida cirurgicamente, 79-80, 101
    menopausa induzida quimicamente, 80
    panorama, 30-32, 65-67
    perimenopausa, 66, 67-70. *Ver também* perimenopausa
    pós-menopausa, 66, 72, 113-114
    retirada do ovário e, 78-79
fatores do estilo de vida, 76-77, 161. *Ver também* hábitos diários em prol da saúde durante a menopausa
FDA (Food and Drug Administration)
    andrógenos aprovados pela, 124-125, 127-128
    dados e estatísticas atualizados da, 150-152, 301-302
    estrogênios aprovados pela, 35, 118-119, 121
    fontes de formulações de terapia hormonal, 129
    progestógenos aprovados pela, 123-124
    terapia hormonal bioidêntica aprovada pela, 116-117
Feminine Forever (Wilson), 35-36

fibroides, 179, 180
fibromialgia, 205, 206
força da pegada, 106
formação em Medicina e falhas na educação, 25-27, 49-51, 165-167
formigamento nas extremidades, 288-289
fraturas do quadril, 92

G

ganho de gordura visceral
    Caixa de Ferramentas para, 219-226
    doença hepática gordurosa não alcoólica e, 199
    medição de, 93
    ondas de calor e, 240
    panorama, 102-105
    resistência à insulina e, 98
    timing da menopausa e, 75-76
ganho de peso. *Ver* ganho de gordura visceral
gene APOE4, 55, 101
gene HNPCC, 79
glicose em jejum, 98
globulina ligadora de hormônios sexuais, 261-262
gordura abdominal. *Ver* ganho de gordura visceral
gravidez como contraindicação à terapia hormonal, 133
GynPro (progesterona oral micronizada), 45

H

hábitos diários em prol da saúde durante a menopausa, 165-176
    engajamento comunitário, 174
    exercício, 168-169, 175. *Ver também* exercício (atividade física)
    nutrição anti-inflamatória, 168, 174-176. *Ver também* nutrição e dieta
    otimização do sono, 161, 173, 176
    redução de estresse, 161, 172, 176
    sobre, 165-168
    suplementos, 170-172, 175-176, 260
    tratamentos farmacológicos, 169-170, 175. *Ver também* terapia hormonal na menopausa
hemoglobina glicada (HbA1c), 98, 158
hemograma completo, 156, 160
hiperlipidemia. *Ver* níveis de colesterol
Hipócrates, 22-23
hipoestrogenismo prematuro (deficiência de estrogênio), 151
hipótese da avó, 33
hipótese da "economia de oócitos", 77
hipótese das células saudáveis (do timing), 46-49, 96
hipótese do timing (células saudáveis), 46-49, 96
hirsutismo (crescimento de pelos indesejados), 261-262, 270-271
histerectomia, 78, 79, 134, 151-152, 182, 218
histeria, 22-23, 33
histórico familiar, 134, 147-148
hormônio folículo-estimulante (FSH), 87, 89
hormônio liberador de gonadotrofina (GnRH), 88
hormônio luteinizante (LH), 87, 89
hormônios, 110-113. *Ver também* andrógenos; estrogênios; progesterona; terapia hormonal na menopausa; testosterona
hormônios sintéticos, 115-116

I

inchaço, 138-139, 257
índice de HOMA, 98, 158
infecções do trato urinário. *Ver* síndrome geniturinária
inflamação, 90-91, 99-102, 160-161, 233-234
inflamação cerebral, 99-102, 233-234
inflamação da medula espinhal, 99-102
inibidores de aromatase, 136, 243, 290
insuficiência ovariana prematura, 80-82
insulina em jejum, 98
Intrarosa (prasterona), 128

L

lactação, 31
legislação, para pesquisas sobre menopausa, 54
levonorgestrel, 37
língua, sensação de queimação na, 285-287
lipoproteína (a), 157
loucura da menopausa, 22-23, 33
Lp(a) (Apolipoproteína B), 157-158
lubrificantes e hidratantes vaginais, 291-292
Lyon, Gabrielle, 169

M

mantra médico "é tudo coisa da cabeça dela", 24
massa corporal, 75-76. *Ver também* ganho de gordura visceral; sarcopenia
médico especializado em menopausa, 109
médicos
    certificação do conselho de, 49-51
    como encontrar, 143-146, 299
    fontes para, 149-152, 300-302
    maus sinais, 154-155
    perguntas para, 148-149
menopausa e medicina voltada para a menopausa
    contexto histórico, 22-24, 32-38
    critérios de diagnóstico, 21-22
    evolução e, 33-34
    formação em Medicina e falhas na educação, 25-27, 49-51, 165-167
    mudanças corporais, 83-107. *Ver também* mudanças corporais
    preparação para primeira consulta, 142-161. *Ver também* preparação para consulta
    progresso, 52-61
    riscos à saúde, 90-107. *Ver também* riscos da menopausa à saúde
    sintomas e soluções, 35-38, 108-141, 177-298. *Ver também* terapia hormonal na menopausa
    sistema reprodutivo e, 30-32, 65-82, 101. *Ver também* fases de mudança reprodutiva
    sobre, 66-67, 71
    tratamento inadequado, 15-29. *Ver também* tratamento inadequado
    Women's Health Initiative, 38, 39-51
menopausa induzida cirurgicamente, 79-80, 101
menorragia, 115
microbiota intestinal, 258-259
Midi Health, 56, 67, 299
modulador seletivo do receptor de estrogênio (SERM), 121-122, 140, 257, 291, 229
Mosconi, Lisa, 55, 99, 101
mudanças corporais, 83-107
    associadas ao estrogênio, 90-107. *Ver também* riscos da menopausa à saúde
    dos ovários, 85-90
    fases do ciclo menstrual, 86-87
    sobre, 83-85
mudanças de humor, 74-75, 138-140, 152, 251-255
mudanças hormonais, sintomas devidos às, 15-20, 177-298
mudanças na pele, 152, 226-230
mulher reclamona, 23-24
mutações em BRCA1 ou BRCA2, 79, 137

N

National Institute of Health (NIH), 37, 52, 54
náusea, 138, 140
neuroinflamação, 99-102. *Ver também* doença de Alzheimer
névoa mental, 100, 230-234
níveis de colesterol
    controle de, 188-193
    doença arterial coronariana e, 94-96
    efeito da menopausa sobre, 94, 186-188
    efeito da testosterona sobre, 126
    exames de, 156-158, 186-188
    panorama, 186-188
    probióticos e, 260-261
    síndrome metabólica e, 98
níveis de magnésio, 159, 277, 282, 211
níveis de triglicerídeos, 98, 156-158, 186-193
níveis de vitamina B12, 160
níveis de vitamina D, 159
níveis de zinco, 159, 277
noretindrona, 37
North American Menopause Society (NAMS), 150. *Ver também* The Menopause Society (TMS)
nutrição anti-inflamatória. *Ver* nutrição e dieta
nutrição e dieta
    anti-inflamatórias, 76, 161, 168, 174-175, 222-224
    ricas em fibras, 259-260

O

O cérebro e a menopausa (Mosconi), 101
obesidade. *Ver* ganho de gordura visceral
olhos (secos ou irritados), 234-236
ombro congelado, 236-239

ondas de calor, 67, 239-244, 305-306
ooforectomia, 78-80, 101
ooforectomia eletiva, 79
ooforectomia unilateral, 78-79
ospemifeno, 122, 291
osteoporose, 91-93, 127, 244-248
otimização do sono, 161, 173, 176
ovários, 78-80, 85-90, 101, 110-112
Oviva, 56

P

painel metabólico abrangente, 156
palpitação, 151, 248-250
palpitações (batimento cardíaco irregular), 151, 248-250
parestesias, 288-289
parto, e começo da menopausa, 73-74
partos, número de, 73-74
pastilhas, 119, 123
'Pause Life Community, 174
pedra nos rins, 250-251
perda de massa muscular. *Ver* sarcopenia
perfil da tireoide, 158-159
perfil lipídico, 156-158
perimenopausa
    diagnósticos, 67-68, 69-70
    imprevisibilidade de, 21-22
    mudanças corporais e, 88-89
    nível de andrógenos durante, 261-262
    sobre, 66, 68
    terapia hormonal durante, 113-115
pesquisa. *Ver* ciência e pesquisas
pílula anticoncepcional (contraceptivo combinado), 77-78, 114-115, 123
pós-menopausa, 48, 72, 113-114
pré-diabetes, 97, 223-224
Prempro, 37
preparação para consulta, 142-161
    exame anual, 155-161
    informações para, 147-148
    maus sinais, 154-155
    médicos, como encontrar, 143-146
    médicos, fontes para, 149-152, 300-302
    médicos, perguntas para, 148-149
    questionário da Escala de Greene, 152-154, 303-304
    sobre, 142-143
    timing da consulta, 146-147
preparação para exame anual, 155-161
primeira menstruação, 74
priorização do autocuidado, 76, 161
probióticos, 260-261
problemas capilares, 152, 158, 261-262, 267-271
problemas de concentração, 100, 230-234
problemas de memória. *Ver* doença de Alzheimer; névoa mental
problemas de saúde mental, 74-75, 138-140, 152, 251-255
problemas induzidos por andrógenos, 261-271
problemas odontológicos, 271-273
progesterona
    contraindicações, 132-135
    declínio ovariano e, 88-90
    efeitos colaterais, 137-140
    em pílulas anticoncepcionais, 114-115
    fases do ciclo menstrual e, 86-87
    formulações, 130
    opções alternativas, 121-122
    risco de câncer e uso de, 43-44, 45
    sintética *versus* bioidêntica, 115-117
    sobre, 111-112
    vias de administração, 123-124
progesterona bioidêntica transdérmica, 124
progestina, 37
progestógenos, 111-112, 121-122, 123-124. *Ver também* progesterona
proporção entre cintura e quadril, 104-105
proteína C-reativa ultrassensível, 160-161

Q

queda de cabelo, 261-262, 267-270
questionário da Escala de Greene, 152-154, 303-304
questões gastrointestinais, 255-261
quimioterapia, 80, 151

R

raça, como fator que predispõe à menopausa prematura, 74-75
racismo estrutural, 74-75

radioterapia, 80-81, 151
raloxifeno, 121-122
redes sociais, 59-60, 174
redução de estresse, 161, 172, 176
refluxo gastroesofágico, 256-257
remoção do útero, 78, 79, 134, 151-152, 182, 218
resistência à insulina
    declarações e estatísticas mais atuais sobre, 152
    estratégias para corrigir, 275-278
    exame de, 158
    redução de estresse e, 172
    sarcopenia e, 279
    sobre, 96-99, 273-275
ressecamento vaginal. *Ver* síndrome geniturinária
retenção de líquido nas extremidades, 138-139
riscos da menopausa à saúde
    doença arterial coronariana, 94-96. *Ver também* saúde cardiovascular
    ganho de gordura visceral, 75-76, 93, 102-105, 199, 219-226, 240
    neuroinflamação, 99-102
    osteoporose, 91-93, 127, 244-248
    resistência à insulina, 96-99, 158, 172, 274-275, 279
    sarcopenia, 105-107, 127, 152, 278-283
    sobre, 90-91, 107
Robinton, Daisy, 56
rugas. *Ver* mudanças na pele

S

salpingo-ooforectomia redutora de risco (SORR), 137
sangramento genital anormal, 132
sangramento uterino inesperado, 138-139, 140
sangue (coágulos), 120, 134
sarcopenia, 105-107, 127, 152, 278-283
saúde cardiovascular
    após menopausa induzida cirurgicamente, 79
    contraindicação da terapia hormonal para a, 132
    declarações e estatísticas mais atuais sobre, 151
    efeitos colaterais de estrogênio oral, 120-121
    ganho de gordura visceral e, 102-103
    panorama, 94-96
    pré-menopáusica, 76
    terapia hormonal como benéfica para, 46-49, 54, 96
seios doloridos, 138-139, 283-285
sensação de formigamento na pele, 288-289
sensações de choque elétrico, 288-289
síndrome da fadiga crônica, 158, 160, 217-219
síndrome de ardência bucal, 285-287
síndrome do intestino irritável, 257-258
síndrome geniturinária, 250-251, 289-292
síndrome metabólica, 97
sintomas e soluções
    Caixa de Ferramentas para, 177-298.
    reconhecimento da FDA de, 151-152
    terapia hormonal, 108-141. *Ver também* terapia hormonal na menopausa
suores noturnos. *Ver* ondas de calor
suplementos, 170-172, 175-176, 260

T

tabagismo, 77, 221, 228, 245, 280
tamoxifeno, 121, 243
Tavris, Carol, 42
telemedicina, 56
terapia (de reposição) hormonal. *Ver* terapia hormonal na menopausa
terapia contínua de progesterona, 122-123
terapia de reposição hormonal. *Ver* terapia hormonal na menopausa
terapia de supressão hormonal, 80
terapia hormonal bioidêntica manipulada, 116-117
terapia hormonal bioidêntica, 115-117
terapia hormonal na menopausa, 108-141
    benefícios cognitivos, 55
    contexto histórico, 35-38
    contraindicações, 132-135
    custos, 130-131
    dados e estatísticas atualizados sobre, 150-152, 300-302
    definição de, 112-113
    efeitos colaterais, 120, 137-140

estudo de, 38, 39-51, 134-135. *Ver também* Women's Health Initiative
expectativa de vida e, 17
formulações e dosagens, 129-131
idade para pensar em começar a, 46-49, 113-114
nomes para, 28
para gordura visceral, 105
para insuficiência ovariana prematura, 81-82
para menopausa induzida cirurgicamente, 79-80
para neuroinflamação, 101
para prevenção de sarcopenia, 107
para prevenir osteoporose, 93
para resistência à insulina, 98-99
para saúde cardiovascular, 96
pílula anticoncepcional *versus*, 114-115
proporção entre benefícios e riscos da, 113-114
sobre, 108-112, 140-141, 169-170. *Ver também* andrógenos; estrogênios; progesterona
tipos de, 115-117
uso no tratamento pós-câncer, 121-122, 135-137
vias de administração, 118-129
terapia hormonal. *Ver* terapia hormonal na menopausa
terapia sequencial com progesterona, 123
testosterona, 93, 112, 115-117, 130, 262, 263
The Menopause Society (TMS)
    certificação, 109
    dados e estatísticas atualizados da, 43-44, 150, 300
    fontes sobre terapia hormonal, 56, 129, 299
    sobre, 27, 54
The XX Brain (Mosconi), 101
tolerância ao álcool, 176
transtorno do desejo sexual hipoativo, 127
tratamento inadequado, 15-29
    definição de envelhecimento e, 27-29
    falhas na formação de médicos, 25-27, 49-51, 165-167
    falta de consciência dos sintomas, 18-20
    falta de regularidade dos sintomas, 20-21
    inexistência de exames padronizados para diagnóstico, 21-22
    viés de gênero e estereotipagem, 22-25
tratamento. *Ver* caixa de ferramentas; terapia hormonal na menopausa; tratamento inadequado
treino aeróbico (cardio), 169, 175, 232, 281-282
treino de resistência, 82, 168-169, 175, 224, 226, 247, 280, 281-282. *Ver também* exercício (atividade física)
TriEST, 117
tromboembolismo venoso, 120, 133
trombose arterial, 132
trombose venosa profunda, 120

U

unhas frágeis, 292-293
Unwell Women (Cleghorn), 23

V

velocidade da sedimentação de eritrócitos, 160-161
vertigem, 294-296
viés de gênero e estereotipagem, 22-25
viscosidade do plasma, 160

W

Wilson, Robert, 35-36
Women's Health Initiative (WHI), 39-51
    formulação de medicamentos, 45
    idade e, 46-49
    metodologia de pesquisa, 40-41
    orientações médicas antiquadas, 49-51
    resultados, 41-42
    risco de câncer e terapia hormonal, 40-49
    saúde cardiovascular e, 46-49
    sobre risco de coagulação, 134
    sobre, 38, 39-40

Z

zumbido no ouvido, 296-297

1ª edição	MARÇO DE 2025
impressão	LIS GRÁFICA
papel de miolo	HYLTE 60 G/M²
papel de capa	CARTÃO SUPREMO ALTA ALVURA 250 G/M²
tipografia	MINION PRO